Arbeitsbuch

ANATOMIE

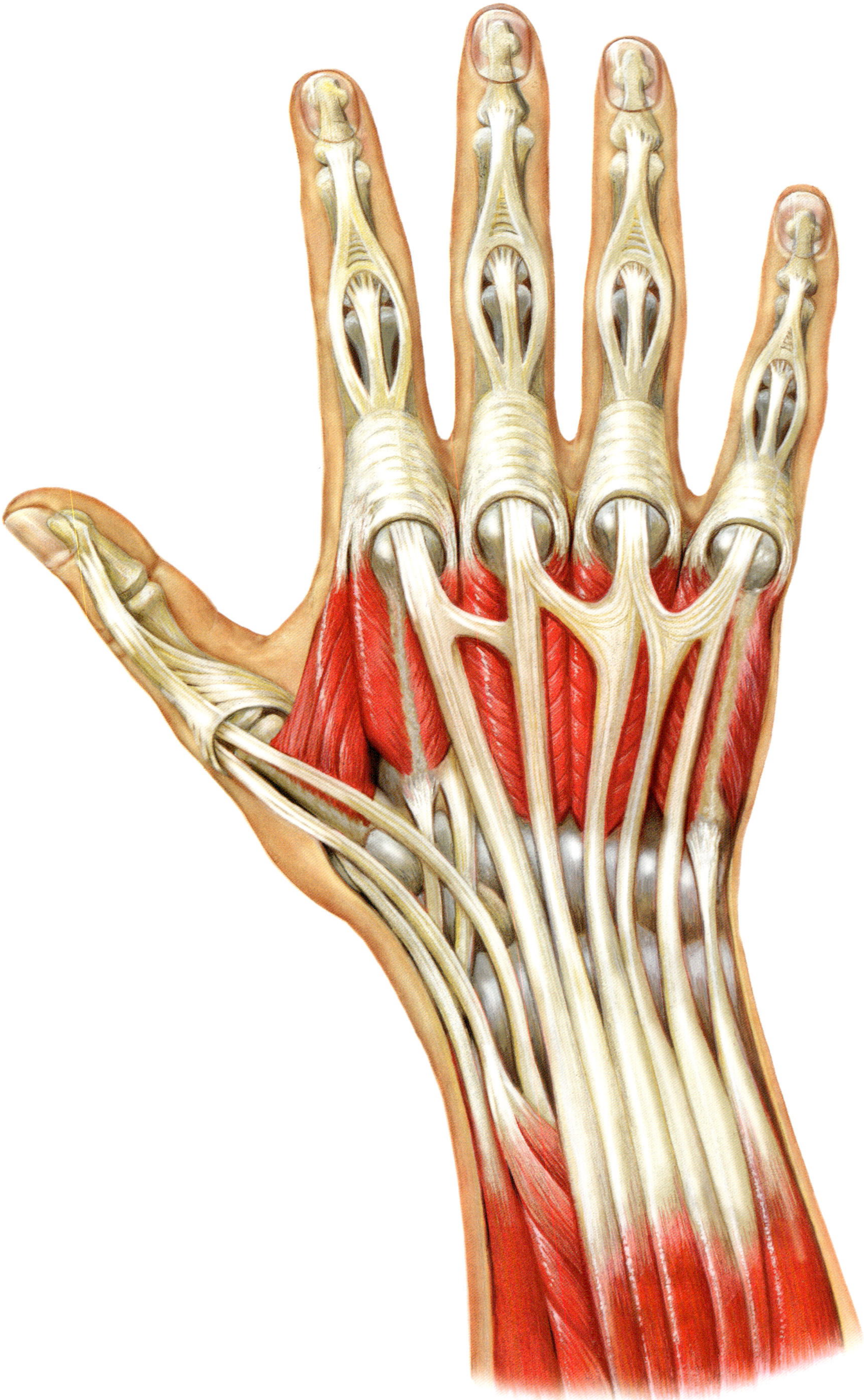

Arbeitsbuch

ANATOMIE

Lehr- und Ausmalbuch mit über 1200 Fragen und Übungen

Professor Ken Ashwell BMedSc, MBBS, PhD

Librero

Titel der Originalausgabe: *The Anatomy Student's Revision Workbook Volume One*

Postbus 72, 5330 AB Kerkdriel, Niederlande

Ursprünglich herausgegeben 2018 von Quad Books, einem Imprint von The Quarto Group

Design: Tony Seddon

Illustrationen: © Global Publishing Pty Ltd

Übersetzung aus dem Englischen:
Gotho Griesmeier, Wien
Redaktion und Satz der deutschen Ausgabe:
Print Company Verlagsges.m.b.H., Wien

Printed in China

ISBN: 978-90-8998-993-2

FSC www.fsc.org
MIX
Paper from responsible sources
FSC® C104723

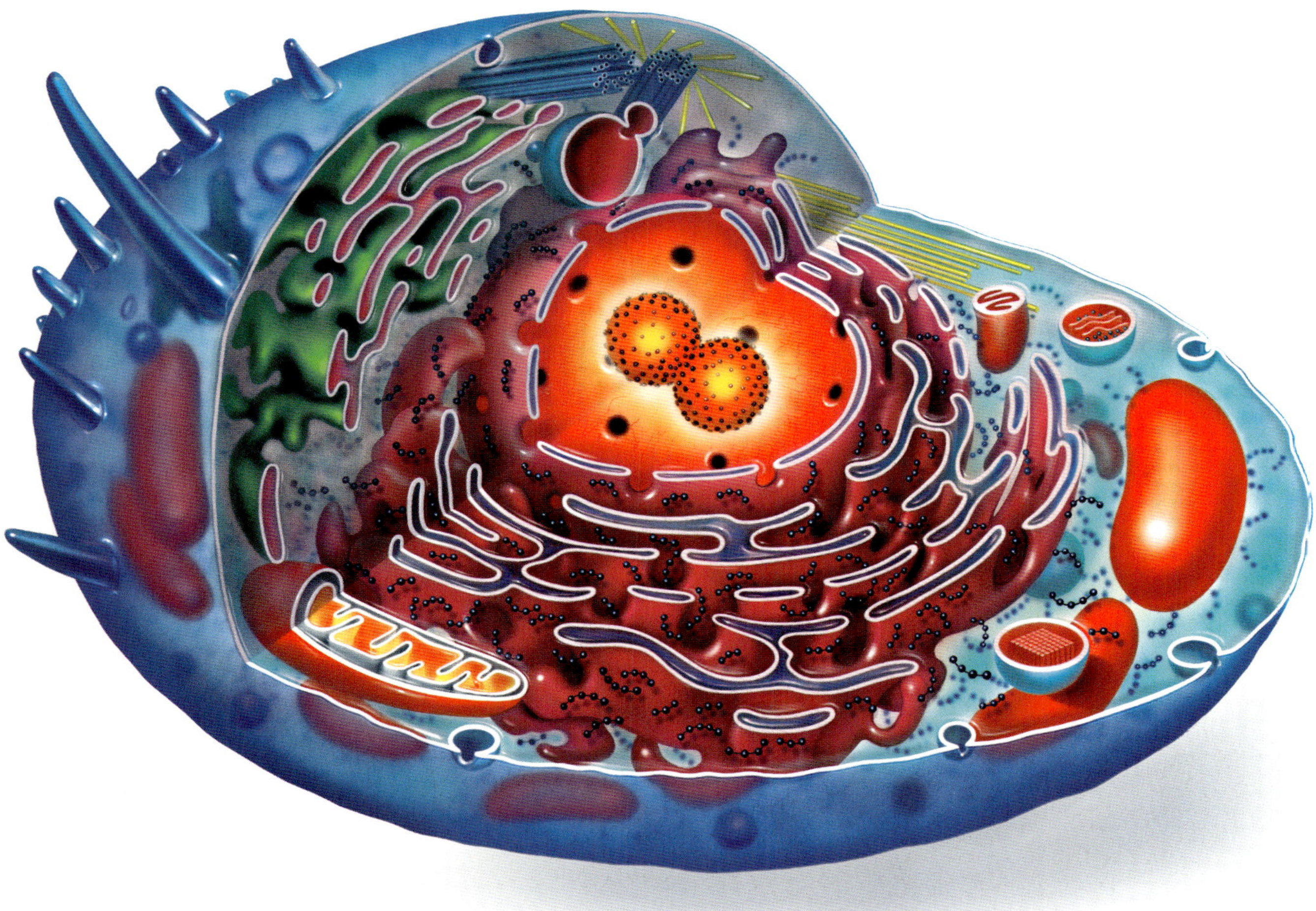

Inhalt

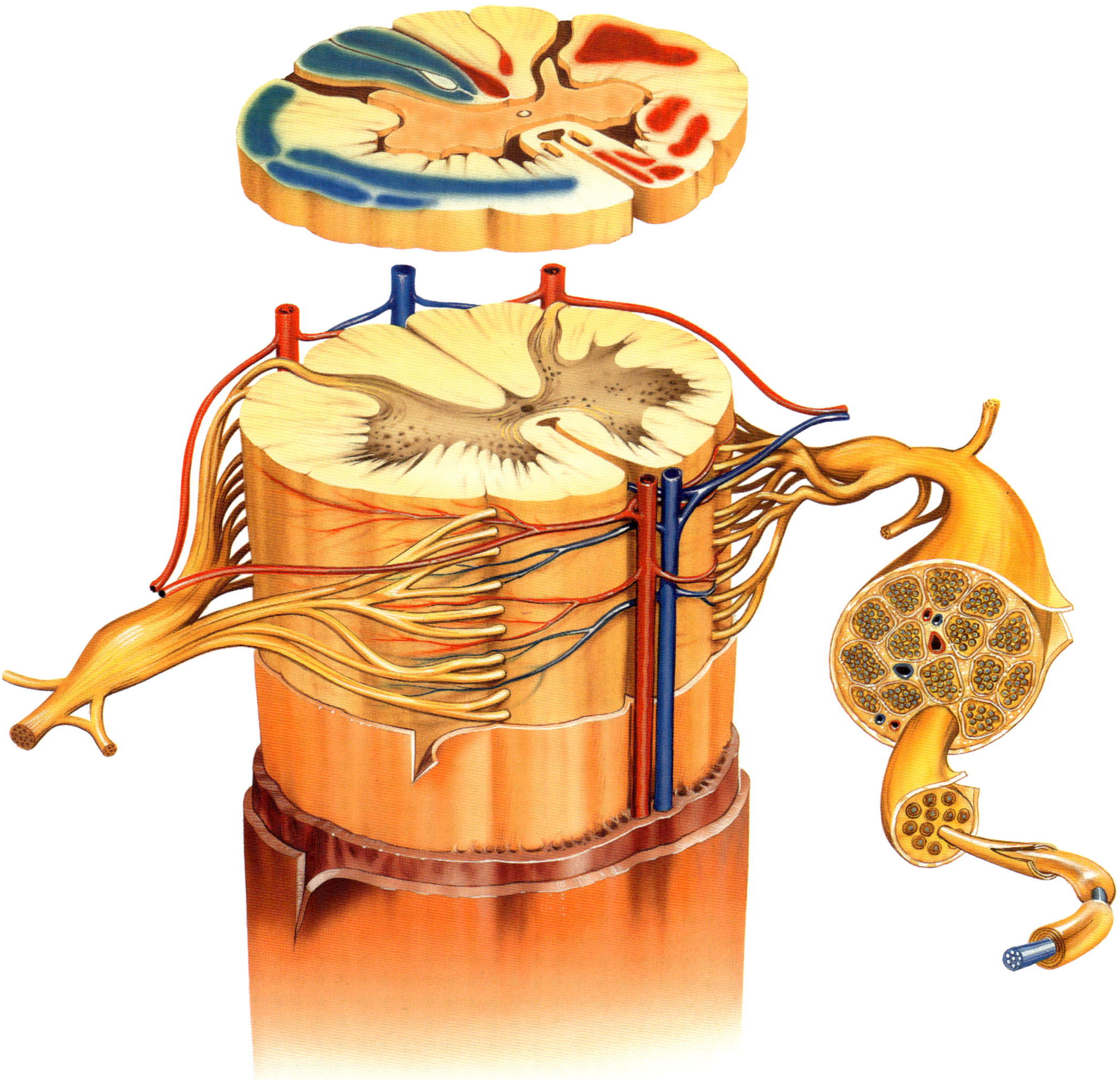

Zu diesem Buch

Die Anatomie ist ein komplexer Bereich, der nicht nur visuelles Wissen – wie das Erkennen von Körpermerkmalen, ihrer Formen und Positionen – beinhaltet, sondern auch deklarative Informationen und Fakten über Struktur und Funktion der Körperteile. Sobald ein Student oder eine Studentin die Unterlagen aus den Vorlesungen und praktischen Übungen vertieft hat, ist es an der Zeit, dieses Wissen anhand ausgewählter Fragen zu testen, Schwächen aufzudecken und die Aufmerksamkeit auf bestimmte Bereiche zu lenken, die weiter vertieft werden müssen. Nur durch wiederholendes Testen des Wissens und Durcharbeiten des Ausbildungsmaterials können Studenten und Studentinnen zu einem vollständigen Verständnis des Gebietes gelangen.

Dieses kompakte, und gleichzeitig detaillierte Buch kombiniert Tests für das visuelle Erkennen durch umfassende Bezeichnungsaufgaben mit der Überprüfung des Faktenwissens durch Multiple-Choice-Fragen, Wahr-oder-Falsch-Aufgaben und Vervollständigen von Sätzen. Es testet ebenso das tiefere Verständnis der Logik hinter Beziehungen von Struktur und Funktion in der Anatomie durch Aussage-mit-Grund-verbinden-Aufgaben.

Die Themenfelder sind in diesem Buch in Körpersysteme gegliedert, mit nützlichen Zusammenfassungen und präzisen Definitionen der Schlüsselwörter und -konzepte. Gezielte, informative Textboxen für jedes System unterstützen das Verstehen der klinischen Relevanz der Inhalte, so dass die Leser und Leserinnen auch die praktische Bedeutung der Informationen erkennen können.

Die Lösungen zu allen Aufgaben sind auf den Seiten 184–188.

Zusammenfassungen

Eine kurze Zusammenfassung des breiten Themas, und bezeichnete farbige Abbildungen werden mit der Definition von Schlüsselwörtern kombiniert.

Definitionen

Alphabetisch geordnete, präzise Einträge definieren die Körperteile, die in der Abbildung auf der gegenüberliegenden Seite bezeichnet sind. Jeder Term, der Fett geschrieben ist, bezieht sich auf eine Bezeichnung.

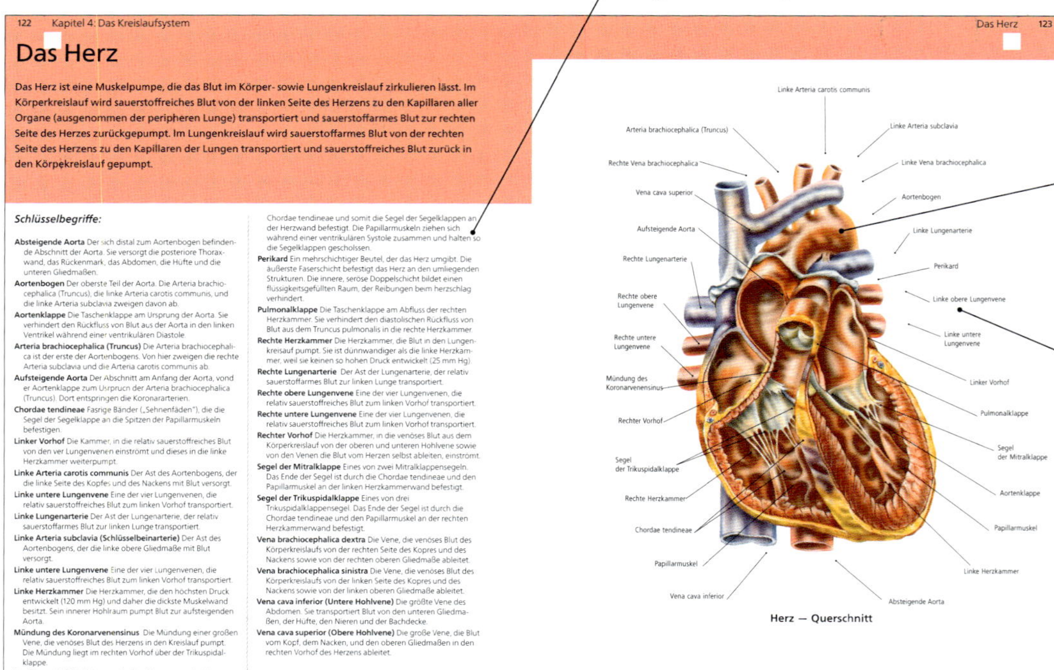

122 Kapitel 4: Das Kreislaufsystem

Das Herz

Das Herz ist eine Muskelpumpe, die das Blut im Körper- sowie Lungenkreislauf zirkulieren lässt. Im Körperkreislauf wird sauerstoffreiches Blut von der linken Seite des Herzens zu den Kapillaren aller Organe (ausgenommen der peripheren Lunge) transportiert und sauerstoffarmes Blut zur rechten Seite des Herzes zurückgepumpt. Im Lungenkreislauf wird sauerstoffarmes Blut von der rechten Seite des Herzens zu den Kapillaren der Lungen transportiert und sauerstoffreiches Blut zurück in den Körpekreislauf gepumpt.

Schlüsselbegriffe:

Absteigende Aorta Der sich distal zum Aortenbogen befindende Abschnitt der Aorta. Sie versorgt die posteriore Thoraxwand, das Rückenmark, das Abdomen, die Hüfte und die unteren Gliedmaßen.

Aortenbogen Der oberste Teil der Aorta. Die Arteria brachiocephalica (Truncus), die linke Arteria carotis communis, und die linke Arteria subclavia zweigen davon ab.

Aortenklappe Die Taschenklappe am Ursprung der Aorta. Sie verhindert den Rückfluss von Blut aus der Aorta in den linken Ventrikel während einer ventrikulären Diastole.

Arteria brachiocephalica (Truncus) Die Arteria brachiocephalica ist der erste der Aortenbogens. Von hier zweigen die rechte Arteria subclavia und die Arteria carotis communis ab.

Aufsteigende Aorta Der Abschnitt am Anfang der Aorta, vond er Aortenklappe zum Usrprucn der Arteria brachiocephalica (Truncus). Dort entspringen die Koronararterien.

Chordae tendineae Fasrige Bänder („Sehnenfäden"), die die Segel der Segelklappe an die Spitzen der Papillarmuskeln befestigen.

Linker Vorhof Die Kammer, in die relativ sauerstoffreiches Blut von den ver Lungenvenen einströmt und dieses in die linke Herzkammer weiterpumpt.

Linke Arteria carotis communis Der Ast des Aortenbogens, der die linke Seite des Kopfes und des Nackens mit Blut versorgt.

Linke untere Lungenvene Eine der vier Lungenvenen, die relativ sauerstoffreiches Blut zum linken Vorhof transportiert.

Linke Lungenarterie Der Ast der Lungenarterie, der relativ sauerstoffarmes Blut zur linken Lunge transportiert.

Linke Arteria subclavia (Schlüsselbeinarterie) Der Ast des Aortenbogens, der die linke obere Gliedmaße mit Blut versorgt.

Linke untere Lungenvene Eine der vier Lungenvenen, die relativ sauerstoffreiches Blut zum linken Vorhof transportiert.

Linke Herzkammer Die Herzkammer, die den höchsten Druck entwickelt (120 mm Hg) und daher die dickste Muskelwand besitzt. Sein innerer Hohlraum pumpt Blut zur aufsteigenden Aorta.

Mündung des Koronarvenensinus Die Mündung einer großen Vene, die venöses Blut des Herzens in den Kreislauf pumpt. Die Mündung liegt im rechten Vorhof über der Trikuspidalklappe.

Papillarmuskel Ein kleiner muskulärer Vorsprung, der die Chordae tendineae und somit die Segel der Segelklappen an der Herzwand befestigt. Die Papillarmuskeln ziehen sich während einer ventrikulären Systole zusammen und halten so die Segelklappen geschlossen.

Perikard Ein mehrschichtiger Beutel, der das Herz umgibt. Die äußerste Faserschicht befestigt das Herz an den umliegenden Strukturen. Die innere, seröse Doppelschicht bildet einen flüssigkeitsgefüllten Raum, der Reibungen beim herzschlag verhindert.

Pulmonalklappe Die Taschenklappe am Abfluss der rechten Herzkammer. Sie verhindert den diastolischen Rückfluss von Blut aus dem Truncus pulmonalis in die rechte Herzkammer.

Rechte Herzkammer Die Herzkammer, die Blut in den Lungenkreisauf pumpt. Sie ist dünnwandiger als die linke Herzkammer, weil sie keinen so hohen Druck entwickelt (25 mm Hg).

Rechte Lungenarterie Der Ast der Lungenarterie, der relativ sauerstoffarmes Blut zur linken Lunge transportiert.

Rechte obere Lungenvene Eine der vier Lungenvenen, die relativ sauerstoffreiches Blut zum linken Vorhof transportiert.

Rechte untere Lungenvene Eine der vier Lungenvenen, die relativ sauerstoffreiches Blut zum linken Vorhof transportiert.

Rechter Vorhof Die Herzkammer, in die venöses Blut aus dem Körperkreislauf von der oberen und unteren Hohlvene sowie von den Venen die Blut vom Herzen selbst ableiten, einströmt.

Segel der Mitralklappe Eines von zwei Mitralklappensegeln. Das Ende der Segel ist durch die Chordae tendineae und den Papillarmuskel an der linken Herzkammerwand befestigt.

Segel der Trikuspidalklappe Eines von drei Trikuspidalklappensegel. Das Ende der Segel ist durch die Chordae tendineae und den Papillarmuskel an der rechten Herzkammerwand befestigt.

Vena brachiocephalica dextra Die Vene, die venöses Blut des Körperkreislaufs von der rechten Seite des Kopres und des Nackens sowie von der rechten oberen Gliedmaße ableitet.

Vena brachiocephalica sinistra Die Vene, die venöses Blut des Körperkreislaufs von der linken Seite des Kopres und des Nackens sowie von der linken oberen Gliedmaße ableitet.

Vena cava inferior (Untere Hohlvene) Die größte Vene des Abdomen. Sie transportiert Blut von den unteren Gliedmaßen, der Hüfte, den Nieren und der Bachdecke.

Vena cava superior (Obere Hohlvene) Die große Vene, die Blut vom Kopf, dem Nacken, und den oberen Gliedmaßen in den rechten Vorhof des Herzens ableitet.

Das Herz 123

Herz — Querschnitt

Abbildungen

Abbildungen können ein gesamtes Körpersystem, ein einzelnes Organ oder einen Körperteil darstellen.

Bezeichnungen

Bezeichnungen benennen die wichtigen Strukturen des dargestellten Körpersystems, Organs oder Teils. Jede Bezeichnung wird bei den Schlüsselwörtern gegenüber definiert.

Übungsseiten

Übungen beinhalten Wahr-oder-Falsch-Aufgaben, Multiple-Choice-Fragen, Lücken füllen und das Verbinden von Aussagen mit den korrekten Gründen. Auf jeder Seite sind Anleitungen zu finden, und die gesamten Lösungen sind auf den Seiten 184–188.

KAPITELNAME

Abschnitt

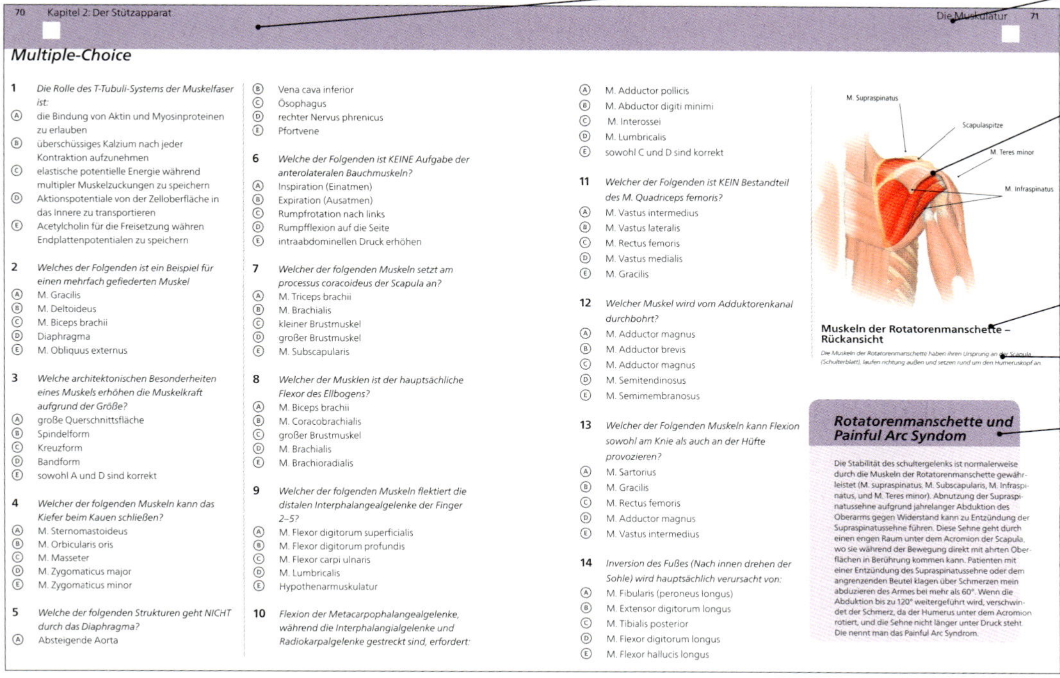

70 Kapitel 2: Der Stützapparat

Die Muskulatur 71

Multiple-Choice

1 *Die Rolle des T-Tubuli-Systems der Muskelfaser ist:*
Ⓐ die Bindung von Aktin und Myosinproteinen zu erlauben
Ⓑ überschüssiges Kalzium nach jeder Kontraktion aufzunehmen
Ⓒ elastische potentielle Energie während multipler Muskelzuckungen zu speichern
Ⓓ Aktionspotentiale von der Zelloberfläche in das Innere zu transportieren
Ⓔ Acetylcholin für die Freisetzung währen Endplattenpotentialen zu speichern

2 *Welches der Folgenden ist ein Beispiel für einen mehrfach gefiederten Muskel*
Ⓐ M. Gracilis
Ⓑ M. Deltoideus
Ⓒ M. Biceps brachii
Ⓓ Diaphragma
Ⓔ M. Obliquus externus

3 *Welche architektonischen Besonderheiten eines Muskels erhöhen die Muskelkraft aufgrund der Größe?*
Ⓐ große Querschnittsfläche
Ⓑ Spindelform
Ⓒ Kreuzform
Ⓓ Bandform
Ⓔ sowohl A und D sind korrekt

4 *Welcher der folgenden Muskeln kann das Kiefer beim Kauen schließen?*
Ⓐ M. Sternomastoideus
Ⓑ M. Orbicularis oris
Ⓒ M. Masseter
Ⓓ M. Zygomaticus major
Ⓔ M. Zygomaticus minor

5 *Welche der folgenden Strukturen geht NICHT durch das Diaphragma?*
Ⓐ Absteigende Aorta
Ⓑ Vena cava inferior
Ⓒ Ösophagus
Ⓓ rechter Nervus phrenicus
Ⓔ Pfortvene

6 *Welche der Folgenden ist KEINE Aufgabe der anterolateralen Bauchmuskeln?*
Ⓐ Inspiration (Einatmen)
Ⓑ Expiration (Ausatmen)
Ⓒ Rumpfrotation nach links
Ⓓ Rumpfflexion auf die Seite
Ⓔ intraabdominellen Druck erhöhen

7 *Welcher der folgenden Muskeln setzt am processus coracoideus der Scapula an?*
Ⓐ M. Triceps brachii
Ⓑ M. Brachialis
Ⓒ kleiner Brustmuskel
Ⓓ großer Brustmuskel
Ⓔ M. Subscapularis

8 *Welcher der Musklen ist der hauptsächliche Flexor des Ellbogens?*
Ⓐ M. Biceps brachii
Ⓑ M. Coracobrachialis
Ⓒ großer Brustmuskel
Ⓓ M. Brachialis
Ⓔ M. Brachioradialis

9 *Welcher der folgenden Muskeln flektiert die distalen Interphalangealgelenke der Finger 2–5?*
Ⓐ M. Flexor digitorum superficialis
Ⓑ M. Flexor digitorum profundis
Ⓒ M. Flexor carpi ulnaris
Ⓓ M. Lumbricalis
Ⓔ Hypothenarmuskulatur

10 *Flexion der Metacarpophalangealgelenke, während die Interphalangialgelenke und Radiokarpalgelenke gestreckt sind, erfordert:*
Ⓐ M. Adductor pollicis
Ⓑ M. Abductor digiti minimi
Ⓒ M. Interossei
Ⓓ M. Lumbricalis
Ⓔ sowohl C und D sind korrekt

11 *Welcher der Folgenden ist KEIN Bestandteil des M. Quadriceps femoris?*
Ⓐ M. Vastus intermedius
Ⓑ M. Vastus lateralis
Ⓒ M. Rectus femoris
Ⓓ M. Vastus medialis
Ⓔ M. Gracilis

12 *Welcher Muskel wird vom Adduktorenkanal durchbohrt?*
Ⓐ M. Adductor magnus
Ⓑ M. Adductor brevis
Ⓒ M. Adductor magnus
Ⓓ M. Semitendinosus
Ⓔ M. Semimembranosus

13 *Welcher der Folgenden Muskeln kann Flexion sowohl am Knie als auch an der Hüfte provozieren?*
Ⓐ M. Sartorius
Ⓑ M. Gracilis
Ⓒ M. Rectus femoris
Ⓓ M. Adductor magnus
Ⓔ M. Vastus intermedius

14 *Inversion des Fußes (Nach innen drehen der Sohle) wird hauptsächlich verursacht von:*
Ⓐ M. Fibularis (peroneus longus)
Ⓑ M. Extensor digitorum longus
Ⓒ M. Tibialis posterior
Ⓓ M. Flexor digitorum longus
Ⓔ M. Flexor hallucis longus

M. Supraspinatus
Scapulaspitze
M. Teres minor
M. Infraspinatus

Muskeln der Rotatorenmanschette – Rückansicht

Die Muskeln der Rotatorenmanschette haben ihren Ursprung an der Scapula (Schulterblatt), laufen richtung außen und setzen rund um den Humeruskopf an.

Rotatorenmanschette und Painful Arc Syndom

Die Stabilität des schultergelenks ist normalerweise durch die Muskeln der Rotatorenmanschette gewährleistet (M. supraspinatus, M. Subscapularis, M. Infraspinatus, und M. Teres minor). Abnutzung der Supraspinatussehne aufgrund jahrelanger Abduktion des Oberarms gegen Widerstand kann zu Entzündung der Supraspinatussehne führen. Diese Sehne geht durch einen engen Raum unter dem Acromion der Scapula, wo sie während der Bewegung direkt mit ahrten Oberflächen in Berührung kommen kann. Patienten mit einer Entzündung des Supraspinatussehne oder dem angrenzenden Beutel klagen über Schmerzen mein abduzieren des Armes bei mehr als 60°. Wenn die Abduktion bis zu 120° weitergeführt wird, verschwindet der Schmerz, da der Humerus unter dem Acromion rotiert, und die Sehne nicht länger unter Druck steht. Die nennt man das Painful Arc Syndrom.

Farbige Grafiken
Farbige, bezeichnete anatomische Grafiken bieten unterstützende Informationen zu den Aufgaben auf der Doppelseite.

Abbildungsbezeichnungen

Bildunterschriften

Textboxen
Boxen im gesamten Buch fassen einfache medizinische Konzepte zusammen und geben Informationen über häufige Verletzungen oder Störungen, die mit dem jeweiligen Körpersystem in Verbindung stehen.

Mal- und Bezeichnungsseiten

Sie beinhalten verschiedene Mal- und Bezeichnungsaufgaben, die dabei helfen, die Stellen verschiedener Körperteile zu erkennen und zu merken.

Leere Bezeichnungen
Nummerierte leere Bezeichnungsstellen beziehen sich auf Körperteile. Fülle diese Bezeichnungsstellen aus, um dein Wissen zu testen.

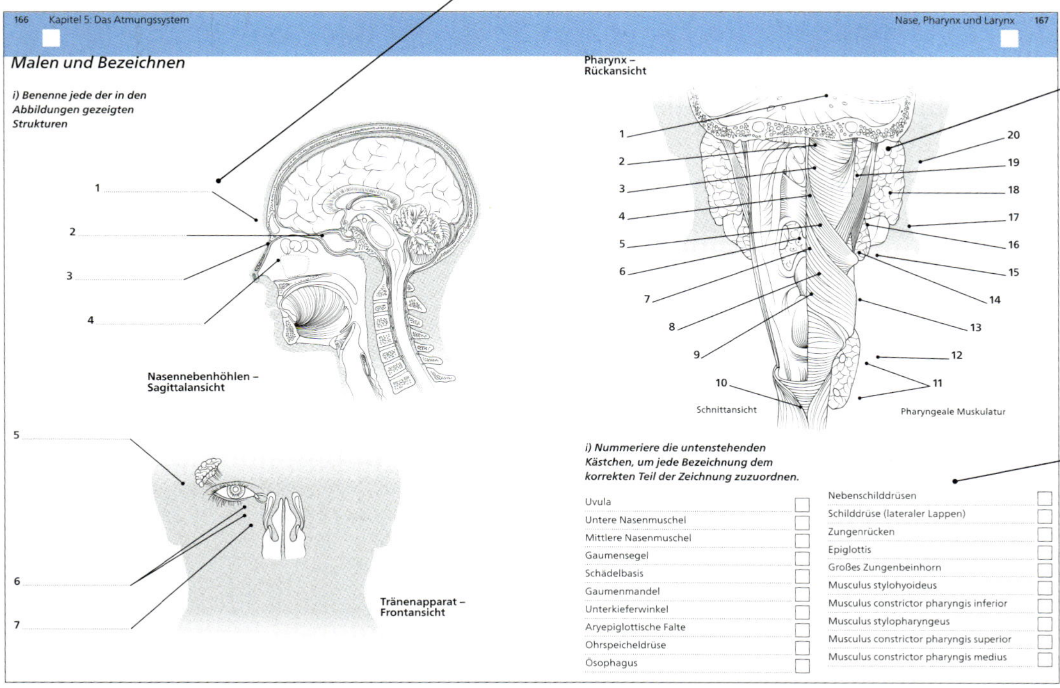

166 Kapitel 5: Das Atmungssystem

Nase, Pharynx und Larynx 167

Malen und Bezeichnen

i) Benenne jede der in den Abbildungen gezeigten Strukturen

1 ……
2 ……
3 ……
4 ……

Nasennebenhöhlen – Sagittalansicht

5 ……
6 ……
7 ……

Tränenapparat – Frontansicht

Pharynx – Rückansicht

1 2 3 4 5 6 7 8 9 10 11 12 13 14 15 16 17 18 19 20

Schnittansicht

Pharyngeale Muskulatur

i) Nummeriere die untenstehenden Kästchen, um jede Bezeichnung dem korrekten Teil der Zeichnung zuzuordnen.

Uvula	☐	Nebenschilddrüsen	☐
Untere Nasenmuschel	☐	Schilddrüse (lateraler Lappen)	☐
Mittlere Nasenmuschel	☐	Zungenrücken	☐
Gaumensegel	☐	Epiglottis	☐
Schädelbasis	☐	Großes Zungenbeinhorn	☐
Gaumenmandel	☐	Musculus stylohyoideus	☐
Unterkieferwinkel	☐	Musculus constrictor pharyngis inferior	☐
Aryepiglottische Falte	☐	Musculus stylopharyngeus	☐
Ohrspeicheldrüse	☐	Musculus constrictor pharyngis superior	☐
Ösophagus	☐	Musculus constrictor pharyngis medius	☐

Abbildungen
Indem du die Abbildungen anmalst, prägst du dir die Form und Stelle jedes Körperteils ein, und dadurch kannst du sie viel leichter visualisieren.

Bezeichnungen und Strukturen verbinden
Wenn Bezeichnungen in einer Tabelle angeführt sind, verbinde sie mit den Zahlen bei der Abbildung.

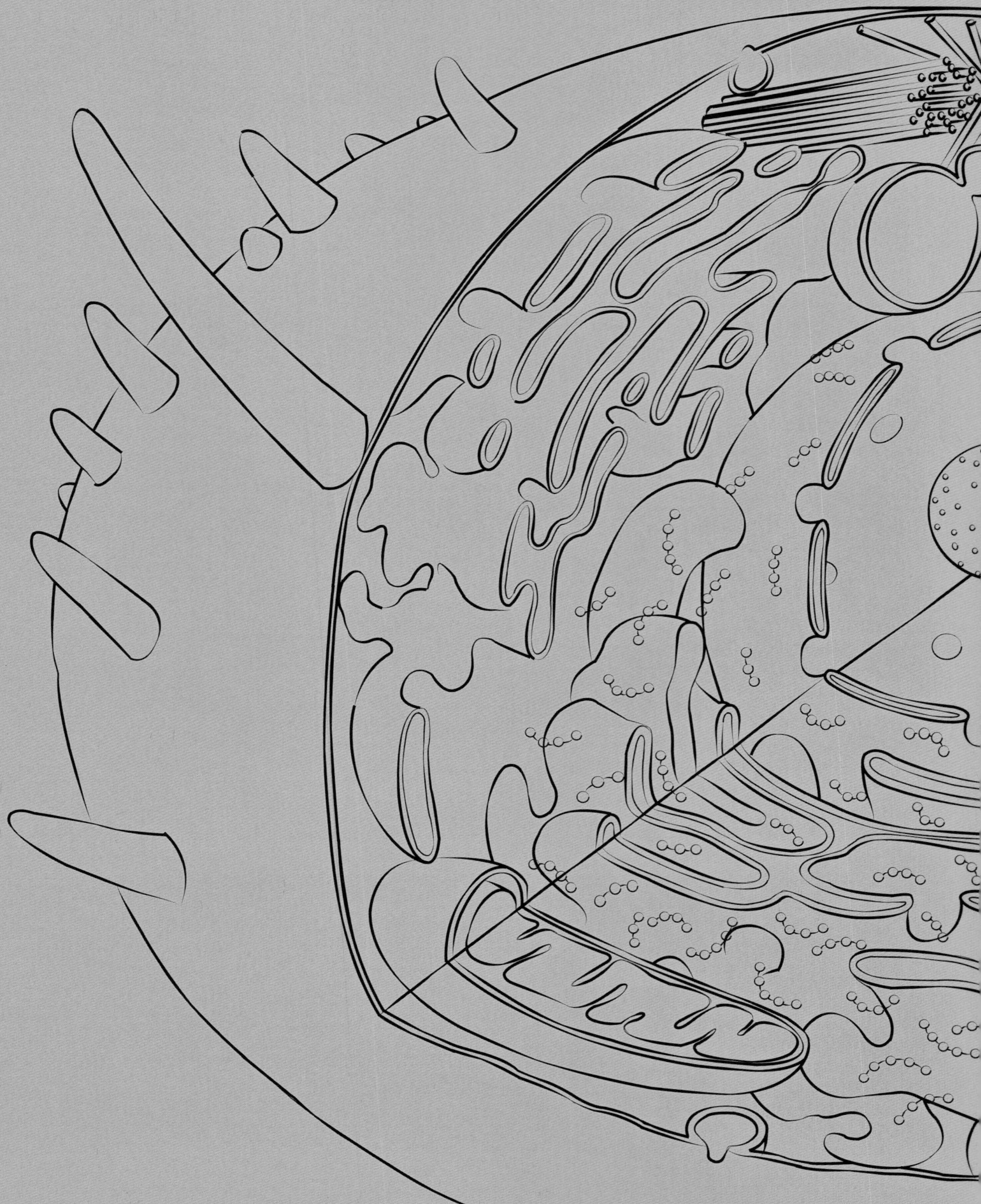

KAPITEL 1: KÖRPERSYSTEME UND GEWEBE

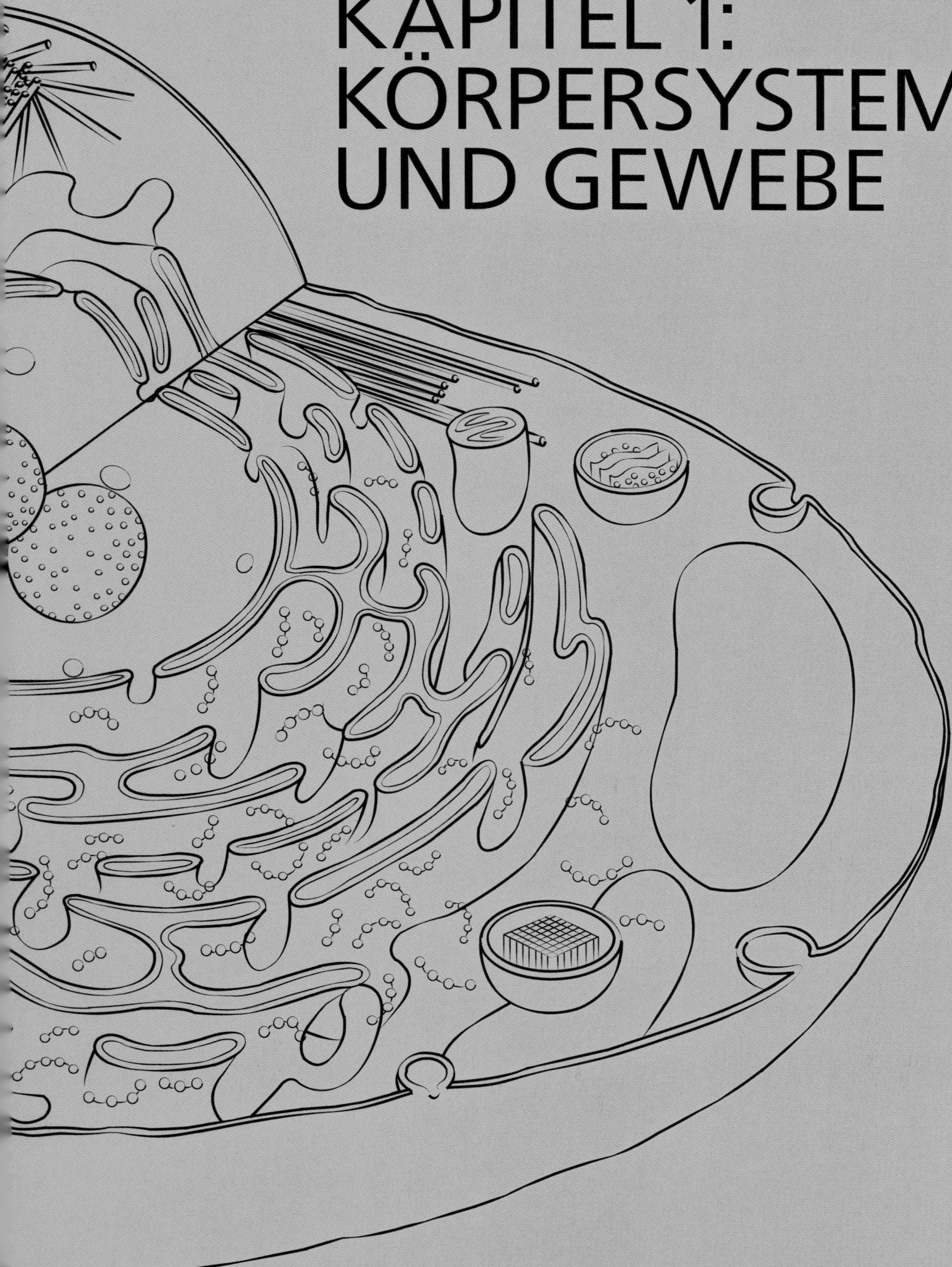

Überblick über die Körpersysteme

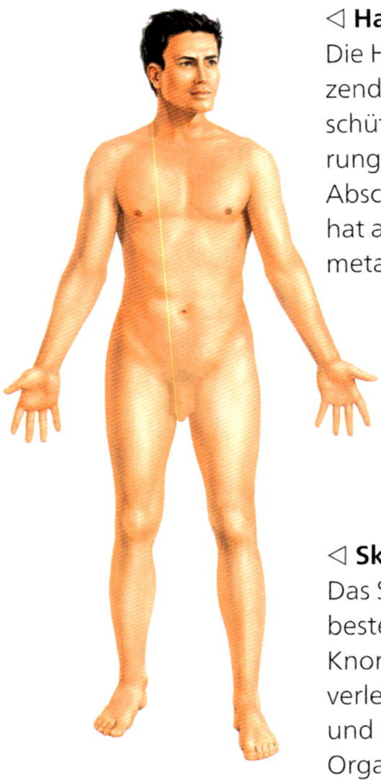

◁ **Haut**
Die Haut ist die äußere, schützende Schicht des Körpers. Sie schützt das Innere vor Dehydrierung, Mikroorganismen, Abschürfung und Strahlung, und hat auch sensorische und metabolische Funktionen.

◁ **Muskelsystem**
Das Muskelsystem, das für die Bewegung des Körpers verantwortlich ist, beinhaltet die willkürlichen Muskeln. Muskelfasern sind entweder durch eine Sehne an einen Knochen gebunden oder, im Falle der Gesichtsmuskeln, an die Haut.

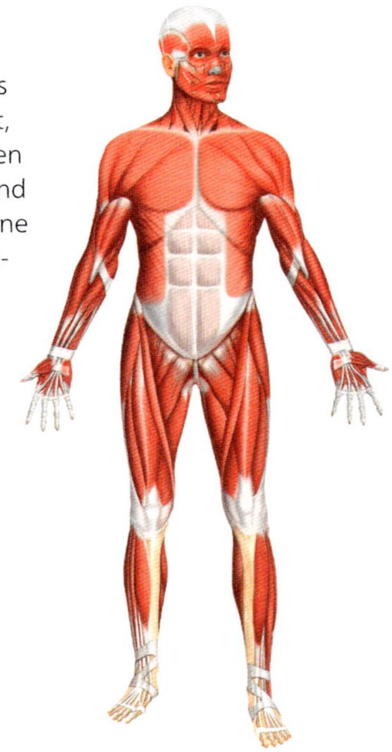

◁ **Skelett**
Das Skelett besteht aus den Knochen und Knorpeln des Körpers. Es verleiht dem Körper Festigkeit und Stabilität für die Inneren Organe, dient als Befestigungen für die Skelettmuskeln, ist ein Reservoir für Kalzium und Fettspeicherung, und ein Ort der Produktion der Blutzellen.

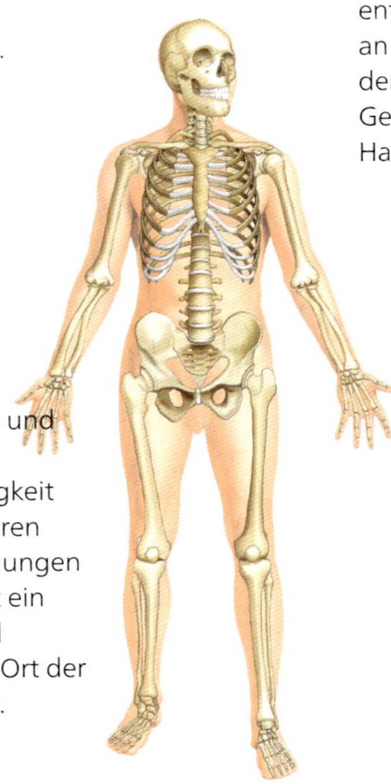

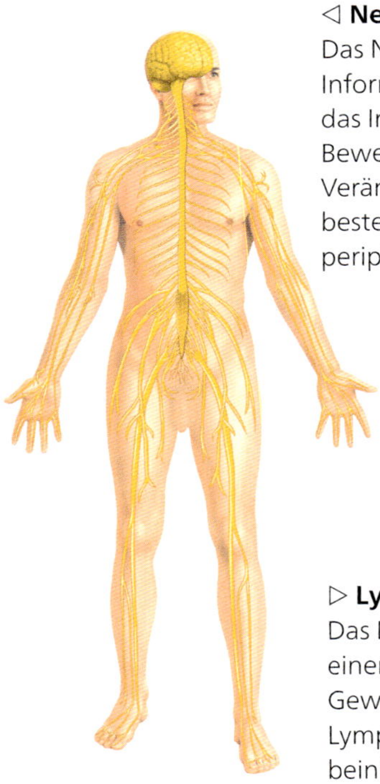

◁ **Nervensystem**
Das Nervensystem verarbeitet Informationen über die Umwelt und das Innere des Körpers, und löst Bewegungen der Gliedmaßen und Veränderungen im Körper aus. Es besteht aus Gehirn, Wirbelsäule, peripheren Nerven und Ganglien.

▷ **Kreislaufsystem**
Das Kreislaufsystem besteht aus dem Herzen, das Blut pumpt, und den Arterien, Arteriolen, Kapillaren, Venolen und Venen, die das Blut befördern.

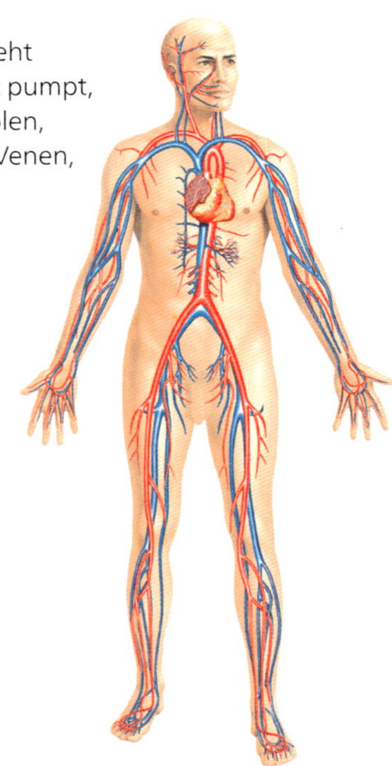

▷ **Lymphsystem**
Das Lymphsystem besteht aus einer Reihe feiner Kanäle, die Gewebsflüssigkeit durch Lymphknoten ablassen. Es beinhaltet Lymphozyten und Makrophagen um fremde Proteine, Mikroben oder Krebszellen zu entfernen.

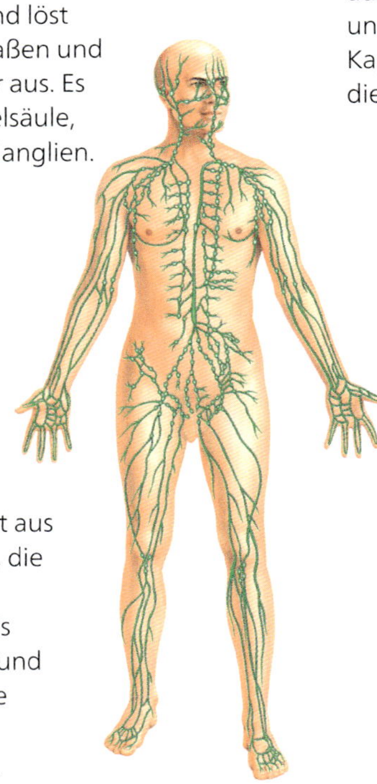

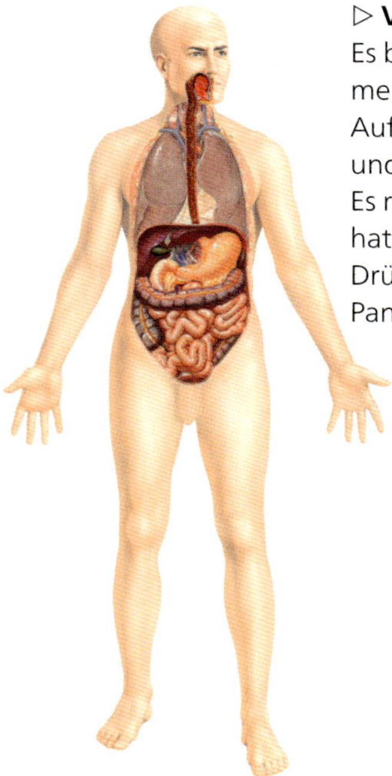

▷ **Verdauungssystem**
Es befasst sich mit der Nahrungsaufnahme (Ingestion) und Verdauung, und der Aufnahme von Nahrung und Wasser, und der Ausscheidung von Reststoffen. Es reicht vom Mund bis zum Anus und hat mit ihm in Verbindung stehende Drüsen (Speicheldrüse, exokrine Drüse, Pankreas, und Leber).

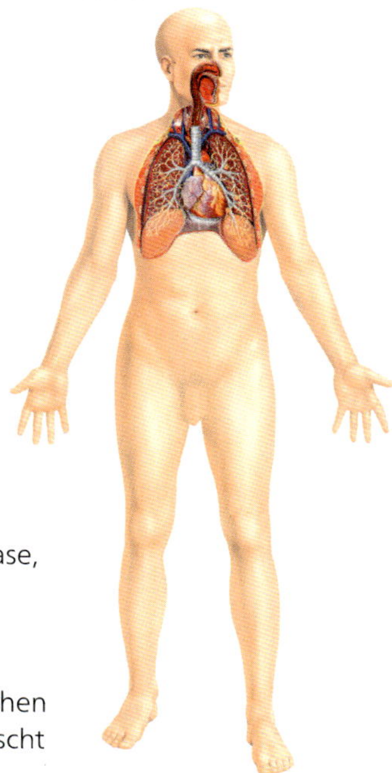

▷ **Atmungssystem**
Das Atmungssystem, das aus Nase, Larynx, Atemwegen und Lunge besteht, ist hauptsächlich dafür verantwortlich, dass Luft in den Körper gebracht wird, um zwischen Luftsäcken und dem Blut getauscht zu werden.

▷ **Harnwegssystem**
Es besteht aus Nieren, Uretern, Harnblase und der Urethra, und ist hauptsächlich damit befasst, die stickstoffhaltigen Abfallstoffe (Urea im Urin) auszuscheiden, aber ist ebenso wichtig für die Kontrolle des pH-Wertes und der Ionenkonzentrationen des Blutes.

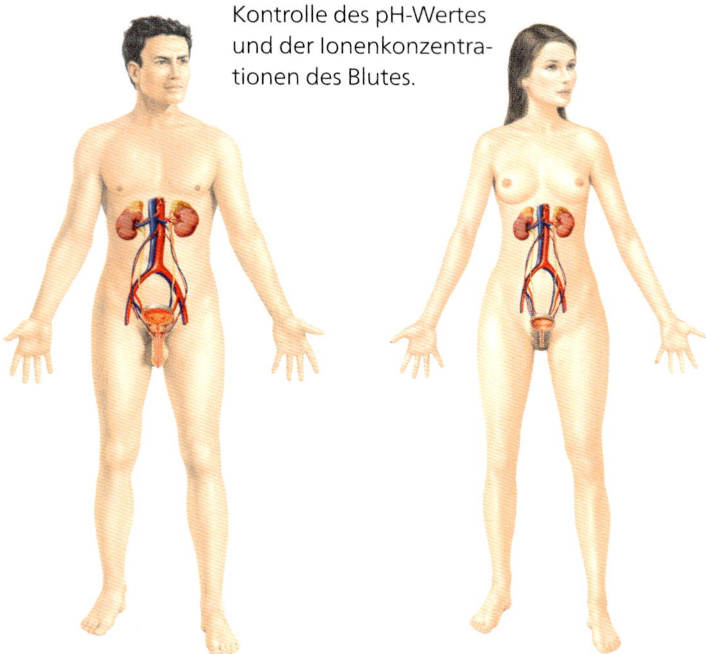

▷ **Endokrines System**
Das endokrine System besteht aus einer Reihe Drüsen, die die Homöostase aufrechterhalten – den relativ stabilen inneren Zustand des Körpers. Es beinhaltet, die Schilddrüse, Nebennieren und die endokrine Pankreas.

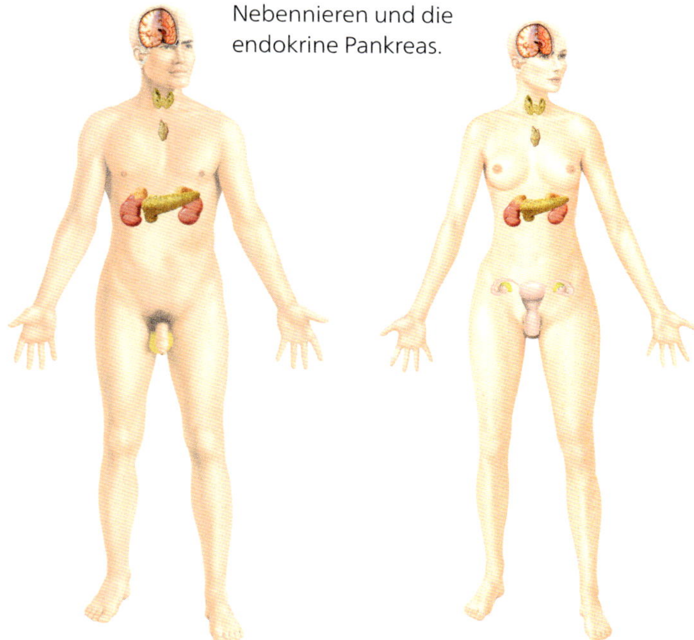

▷ **Fortpflanzungssystem**
Das männliche und weibliche Fortpflanzungssystem sind für die Erschaffung und Pflege der nächsten Generation verantwortlich. Sie beinhalten die Gonaden, die Geschlechtszellen produzieren, als auch dazugehörige Drüsen, Schwellkörper, Uterus und Brüste.

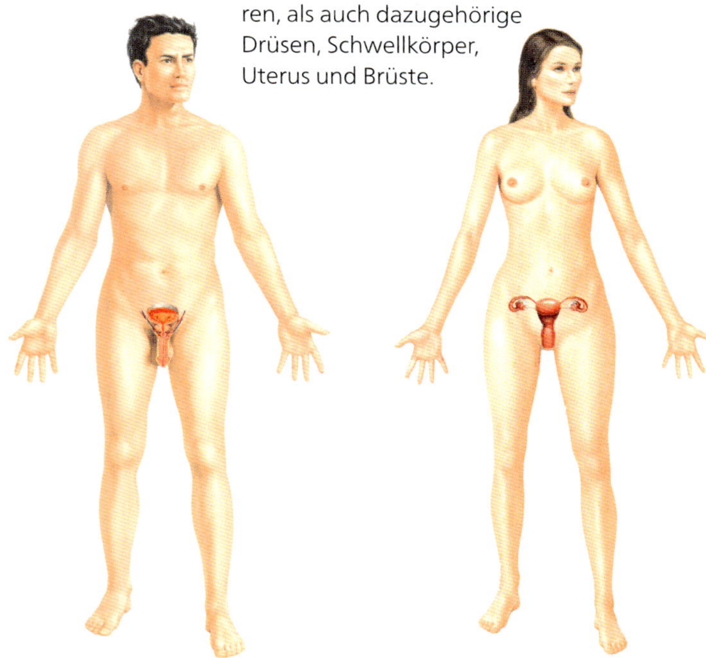

Körperregionen

Schlüsselbegriffe:

Abdomen (abdominal) Die Region des Rumpfes unterhalb des Brustkorbes und oberhalb des Beckens. Abdominal: zum Abdomen gehörend.

Achsel/Axilla (axillar) Der Hohlraum am Beginn der Oberen Gliedmaßen, der sich zwischen Arm, Brustwand und Schulterblatt befindet. Axillar: zur Achsel gehörend.

Auge (okular oder orbital) Das Sehorgan. Das Auge und zugehörige Drüsen, Muskeln und Gefäße und Nerven liegen in der knöchernen Augenhöhle. Okular: zum Auge selbst gehörend. Orbital: Zur knöchernen Augenhöhle gehörend.

Becken (pelvin) Teil des Skeletts, das durch zwei Hüftknochen auf jeder Seite und de, Sakrum und dem Coccyx in der Mittellinie geformt wird.

Bein/ Curs (crural) Der Teil der unteren Gliedmaßen zwischen Knie und Knöchel. Crural: zu den Strukturen dieses Teils gehörend.

Brustkorb/ Thorax (thorakal) Der Teil des Körpers, der durch die zwölf Rippen und das Sternum begrenzt ist. Thorakal: zum Brustkorb gehörend.

Daumen/ Pollex (Pollical) Finger 1 der Hand. Pollical: zum Daumen gehörend.

Ellbogen (antecubital) Die Verbindung zwischen Arm und Unterarm. Die antikubitale Region ist die Mulde (fossa cubitalis) vor dem Ellenbogengelenk.

Finger (digital oder phalangial) Finger der Hand. Sie haben phalangiale Knochen als Kern (zwei im Daumen oder Finger 1, drei in Fingern 2-5) Digital: die Fingern oder Zehen betreffend. Phalangial: die phalangialen Knochen betreffend.

Fuß/Ped (pedal) der abschließende Teil der unteren Gliedmaße. Der Fuß besteht aus tarsalen, metatarsalen und phalangialen Knochen, zugehörigen Muskeln, Sehnen, Bändern, Gefäßen und Nerven. Pedal: zu den Strukturen des Fußes gehörend.

Gesicht (fazial) Die Vorderseite des Kopfes. Das faziale Skelett ist von Gesichtsmuskeln und hochsensibler Haut bedeckt. Fazial: zum Gesicht gehörend.

Großer Zeh/ Hallux Zehe 1 des Fußes.

Hand Die distale Extremität der oberen Gliedmaßen. Sie besteht aus den Mittelhandknochen (Handfläche), phalangialen Knochen (Finger) und zugehörigen Muskeln, Sehnen, Gefäßen und Nerven.

Handfläche (palmar) Der proximale Teil der Hand. Sie wird durch die Mittelhandknochen und zugehörige Muskeln, Sehnen, Gefäße und Nerven geformt. Palmar: zur Handfläche gehörend.

Handgelenk (karpal) Besteht aus den Karpalknochen und -sehnen, die die Muskelkraft des Unterarms in die Finger übertragen. Karpal: das Handgelenk betreffend.

Kinn (mental) Der spitze untere Teil der Mandibula. Mental: zum Kinn gehörend.

Kniescheibe/Patella (patellar) Vorsprung des Knies. Es wird durch die Patella, ein Sesambein in der Sehne des Musculus quadriceps femoris, geformt. Patellar: zur Kniescheibe gehörend.

Knöchel/Tarsus (tarsal) Die Verbindung zwischen Bein und Fuß. Tarsal: zum Knöchel oder proximalen Fuß gehörend.

Kopf Gesicht und Hirnschädel. Er enthält große sensorische Organe sowie die Eingänge zu den Atemwegen und dem Gastrointestinaltrakt.

Leiste/Inguen (inguinal) Der Bereich bei der Verbindung der unteren Gliedmaßen mit der Bauchdecke. Inguinal: zur Leistengegend gehörend.

Mund (oral) Die Öffnung im Gesicht, die oben durch den harten und weichen Gaumen, unten durch die Zunge und seitlich durch die Wange (Bukkalwand) begrenzt ist. Oral: zum Mund gehörend.

Nacken (zervikal) Der Teil des Körpers, der den Kopf und den Rumpf verbindet. Sein Kern ist die Halswirbelsäule, die von Muskeln, Gefäßen und Nerven umgeben ist. Zervikal: zum Nacken gehörend.

Nase (nasal) Eine Verdickung am Gesicht, die durch Knorpel und Knochen geformt ist, die den Eingang zur Nasenhöhle formt. Nasal: zur Nase gehörend.

Oberarm/Brachium (brachial) Der proximale Teil der oberen Gliedmaßen, der aus dem Humerus und den umgebenden Muskeln, Faszien (Bindegewebe), Nerven und Gefäßen besteht. Brachial: zum Arm gehörig.

Oberschenkel (femoral) Die Region der proximalen unteren Gleidmaßen, das den Femur als Kern hat, mit dem Musculus quadriceps femoris vorne und die Kniesehen und Adduktormuskeln hinten und seitlich. Femoral: zum Oberschenkel gehörend.

Ohr (otal) Das äußere Ohr, Ohrmuschel oder Auricula; oder genauer verwendet für die äußeren, mittleren und inneren Teile des Hörapparates. Otal: zum Ohr gehörend.

Os pubis (pubicus) Die Schamgegend im vorderen Teil des knöchernen Beckens. Es enthält den Teil der Scham des Hüftknochens und darüberliegende Gewebe. Pubicus: zum Schambein gehörend.

Rumpf/Torso Umfasst die thorakale und abdominopelvine Höhle und deren muskuloskelettale Wände.

Schädel/Kranium (kranial) Besteht aus dem Gesichtsskelett und dem Hirnschädel (Calvaria). Er schützt das Gehirn. Kranial: zum Kranium gehörend.

Stirn (frontal) Der Teil des Gesichtes über den Stirnknochen des Schädels. Sie hat eine dünne Musleschicht (frontalis) unter der Haut. Frontal: zur Stirn gehörend.

Umbilicus (umbilikal) Eine gerunzelte Narbe an der Stelle, an der die Nabelschnur während des pränatalen Lebens angesetzt war. Umbilikal: den Umbiculus betreffend.

Unterarm/Antebrachium (antebrachial) Der Teil der oberen Gleidmaßen zwischen Ellbogen und Handgelenk. Antebrachial: zu einigen Teilen (z.B.: Nerven) des Unterarms gehörend.

Wange (bukkal) Bezieht sich gewöhnlich auf die Gesichtsregion über der Maxilla und demJochbein, aber streckt sich bis zur Seitenwand des Mundes. Bukkal: zur Wange gehörend.

Zehen (digital oder phalangial) Zehen 1-5. Sie haben phalangiale Knochen. Digital: Die Finger oder Zehen betreffend. Phalangial: die phalangialen Knochen betreffend.

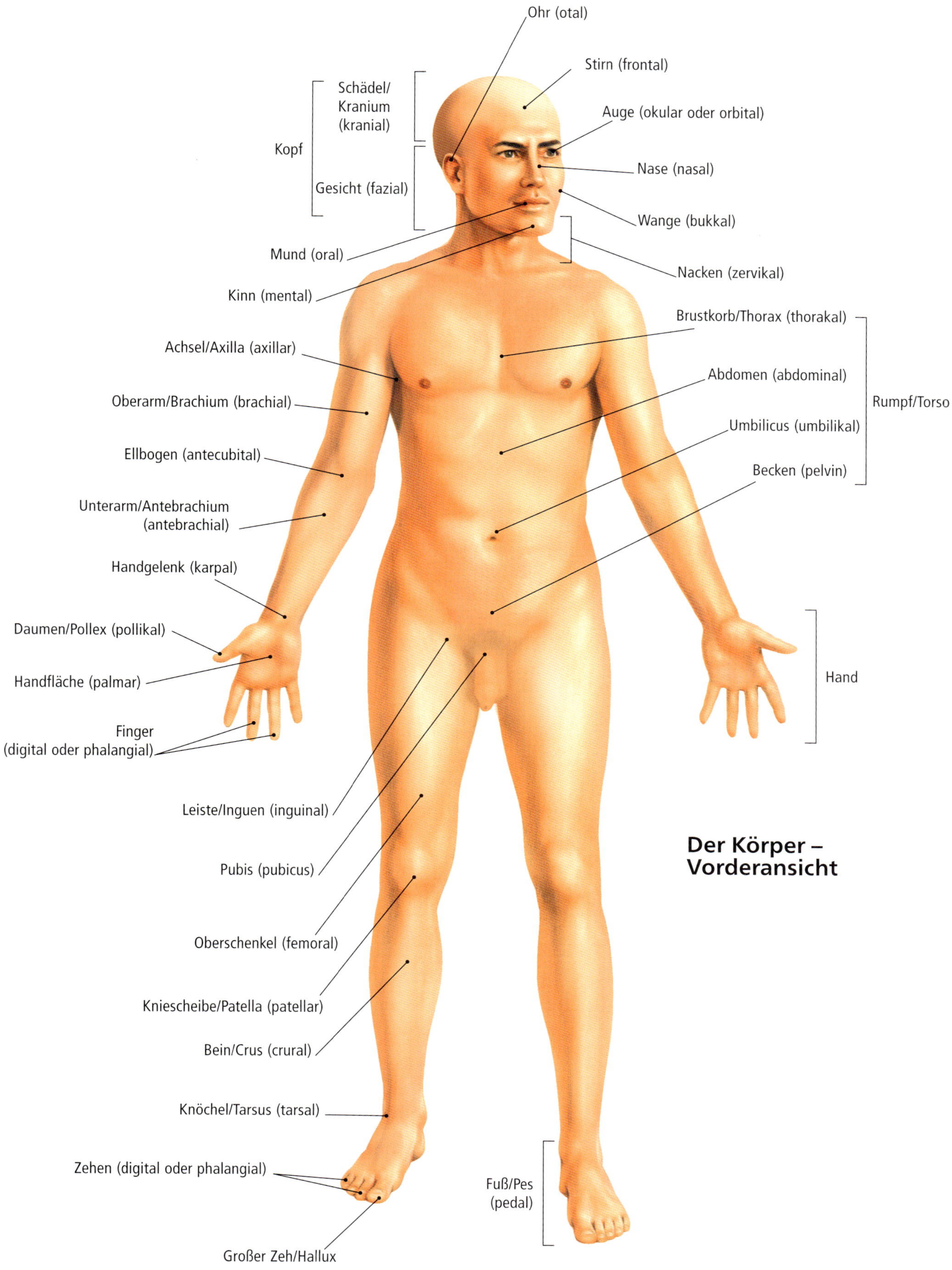

Der Körper – Vorderansicht

Körperregionen

Schlüsselbegriffe:

Abdominopelvine Höhle Die größte ventrale Höhle des Körpers, die sich oben vom Diaphragma bis zu den Beckenbodenmuskeln unten erstreckt.

Bauchhöhle Der obere Teil der abdominopelvinen Höhle, die Magen, Därme, Leber, Nieren und Pankreas enthält.

Beckenhöhle Der Raum, der von Hüftknochen, Sakrum, Coccyx und dem Beckenboden begrenzt wird. Sie enthält die Harnblase, Fortpflanzungsorgane, Rektum und Anus.

Diaphragma Ein Muskel- und Sehnenblatt, das den Thorax von der Bauchhöhle abgrenzt. Es wird von der Aorta, der Vena cava inferior und dem Ösophagus durchbrochen.

Dorsalraum Die Körperhöhle, die das Gehirn, die Wirbelsäule und deren Membrane (Meningen) enthält.

Ellbogen/Olekranon (olekranal) Der Ellbogen ist die Verbindung zwischen dem Ober- und Unterarm. Der hintere Teil des Ellbogens ist durch einen knöchernen Vorsprung charakterisiert, den man Olekranon nennt. Olekranal: den Ellbogen betreffend.

Ferse/Kalkaneus (kalkaneal) Der Kern der Ferse ist das Fersenbein. Kalkaneal: einige Strukturen dieser Region betreffend.

Kopf siehe S. 14-15.

Mediastinum Der Raum im Brustkorb zwischen den beiden Pleurasäcken und deren umschließende Lunge. Es enthält das Herz, große Gefäße und den Ösophagus.

Nacken (zervikal) Siehe S. 14-15.

Obere Gliedmaße Besteht aus Oberarm (Brachium), Unterarm (Antebrachium), Hand (Manus) und Fingern. **Perikardhöhle** Der Sack, der im Mediastinum des Thorax liegt und das Herz beinhaltet. Sie enthält einen mit Flüssigkeit gefüllten Raum, um die freie Bewegung des schlagenden Herzens zu erlauben.

Po/Gluteus (gluteal) Der fleischige Teil des Körpers hinter dem Becken und oberen Oberschenkel, der sich aus Glutealmuskeln und Fett zusammensetzt. Gluteal: den Po betreffend.

Rücken (dorsal) Der hintere oder dorsale Teil des Körpers, der die Wirbelsäule und zugehörige Muskeln umfasst.

Rumpf/Torso siehe S. 14-15.

Schädelhöhle Das Innere des Schädels oder Kraniums. Sie beinhaltet das Gehirn, Hirnanhangdrüse und zugehörige Blutgefäße.

Schulter (akromial) Die Verbindung von Clavicula, Scapula und Humerus. Die abgerundete Form entsteht durch den Deltoidmuskel, der dem Rückgrad und dem akromialen Verlauf der Scapula und der distalen Clavicula entspringt, und den Kopf des Humerus bedeckt. Akromial: die Schulter betreffend.

Sohle (plantar) Der untere Teil, oder plantare Oberfläche des Fußes. Plantar: die Sohle betreffend.

Thoraxhöhle Die obere ventrale Höhle des Rumpfes. Sie ist in zwei gleiche Pleurasäcke, die die Lungen enthalten, und das Mediastinum in der Mitte geteilt.

Untere Gliedmaße Besteht aus Oberschenkel (femorale Region), Bein (Crus), Fuß (Pes) und Zehen.

Unterer Rücken (lumbar) Die Region des Körpers, dessen Kern die Lendenwirbelsäule und angrenzende Muskeln sind. Lumbar: den unteren Rücken betreffend.

Wade/Sura (sural) Der fleischige Teil der hinteren Beins, sie besteht hautsächlich aus dem Musculus triceps surae. Sural: die Wade betreffend.

Wirbelkanal ein hohler Raum, der sich über die Länge der Wirbelsäule erstreckt. Er enthält das Rückenmark und die Cauda equina.

Körperhöhlen – seitliche Ansicht

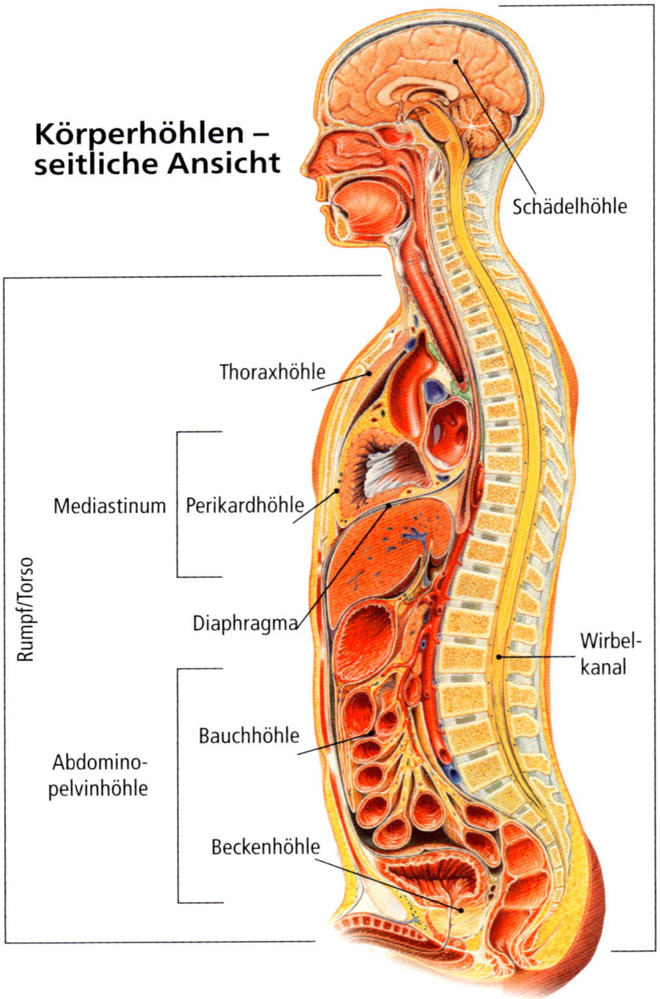

Der Körper – Hinteransicht

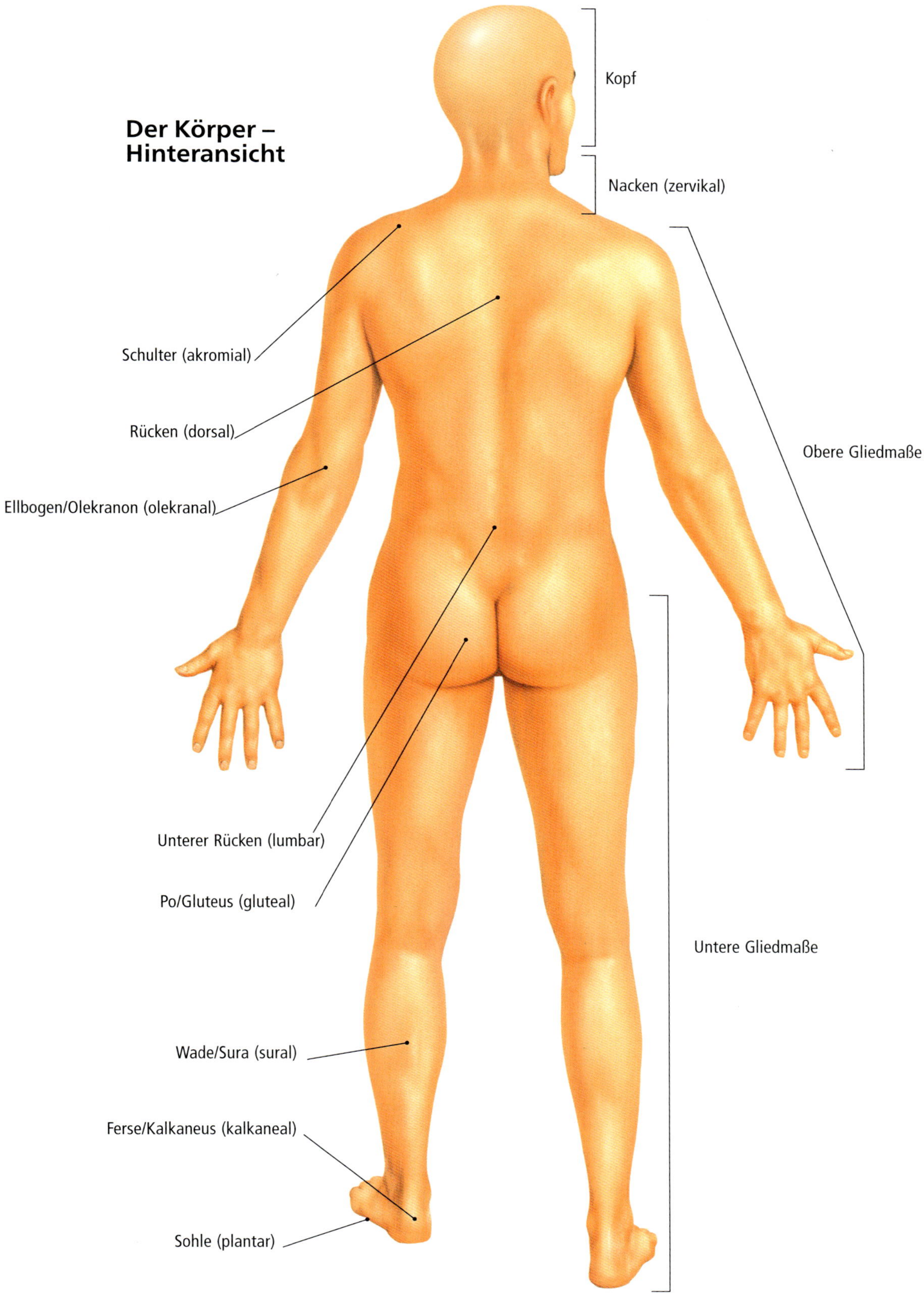

Ansichtsorientierung und anatomische Ebenen

Das Anatomiestudium benötigt eine klare Kommunikation, und diese wird durch die Verwendung eines standardisierten Körperarrangements und vereinbarte deskriptive Termini erleichtert. Die anatomische Position ist eine reguläre Körperposition, die verwendet werden muss, wenn die Stelle von Körperteilen beschrieben wird. Bei der anatomischen Position steht die Peron mit den Beinen zusammen und schaut nach vorne. Beide Hände sind an der Seite mit den Handflächen nach vorne und dem Daumen lateral. Der Kopf ist aufgerichtet und die Augen schauen geradeaus.

Schlüsselbegriffe:

Anterior zur Vorderseite des Körpers.

Distal zum Ende einer Extremität.

Dorsal zum Rücken des Körpers beim Rumpf, aber oben beim Kopf. Der Unterschied ist dadurch begründet, dass das Dorsum relativ zur Achse des Nervensystems definiert ist, das sich beim Mittelhirn der Menschen biegt.

Dorsale Oberfläche (von Fuß oder Hand) Die Oberseite des Fußes oder die Rückseite der Hand.

Frontale (koronale) Ebene Die anatomische Ebene, die den Körper in vorne und hinten teilt.

Inferior in Richtung der Füße oder nach unten.

Lateral In Richtung der Seite des Körpers.

Medial In Richtung der Mittellinie des Körpers.

Palmare Oberfläche Die anteriore Oberfläche (Handfläche) der Hand.

Plantare Oberfläche Die inferiore Oberfläche (Sohle) des Fußes.

Posterior In Richtung des Rückens des Körpers.

Proximal In Richtung des Ansatzes einer Gliedmaße an den Rumpf, oder in Richtung des Beginns einer tubulären Struktur.

Sagittale Ebene Eine Ebenenfamilie, die den Körper in rechts und links teilt. Eine der Ebenen ist auf der Mittellinie (sagittale Mitte oder Median) und teilt den Körper in zwei gleiche Hälften. Die verbleibenden Ebenen der Familie (parasagittal oder Paramedian) teilen den Körper in ungleiche linke und rechte Teile.

Sagittale (sagitale Mitte oder Median) Ebene Die Ebene, die den Körper in zwei gleiche Hälften teilt.

Sagittale (parasagittale oder Paramedian) Ebene Eine der Ebenenfamilie,die parallel zur Mittellinie verlaufen.

Superior In Richtung des oberen Endes des Körpers.

Transverse (axiale) Ebene Die Ebenefamilie, die den Körper in oben und unten teilt.

Ansichtsorientierung

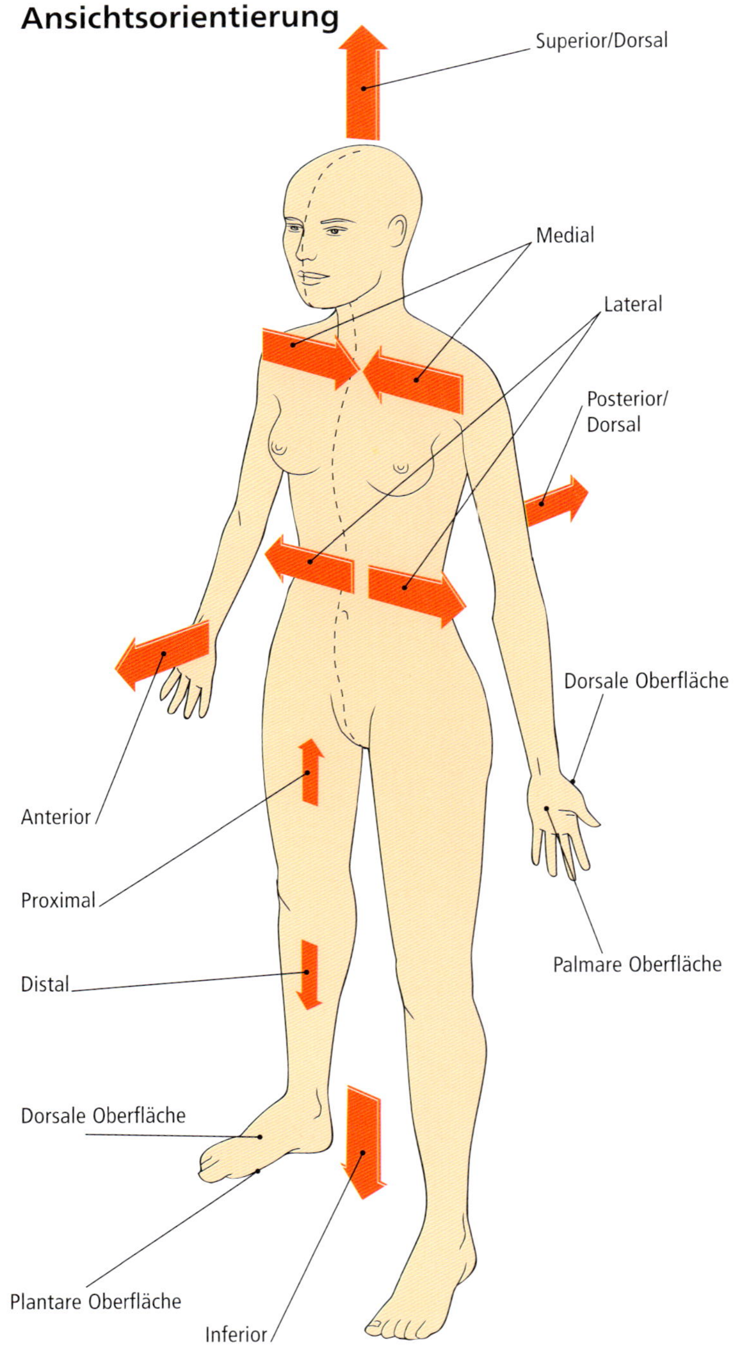

Anatomische Ebenen

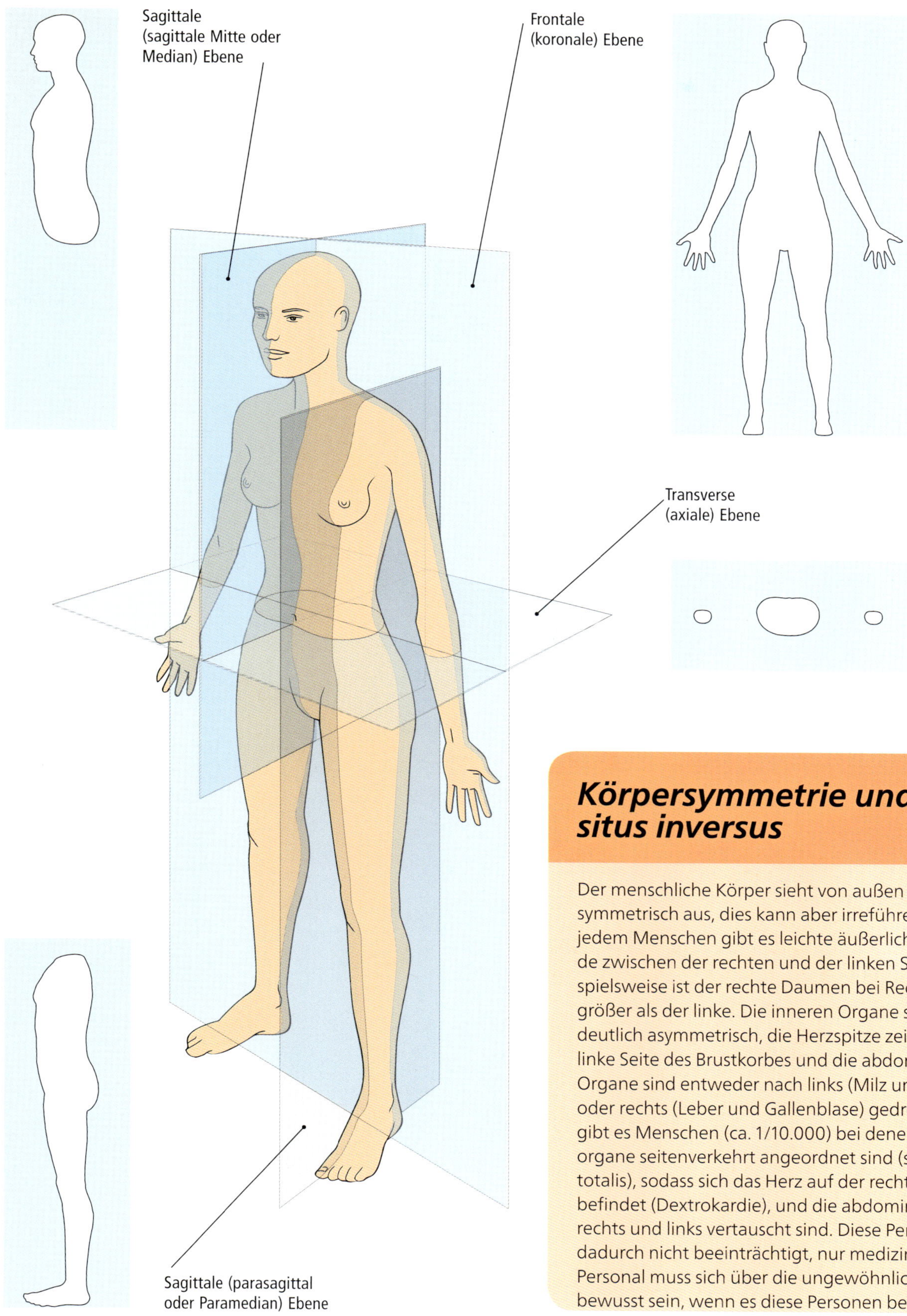

Körpersymmetrie und situs inversus

Der menschliche Körper sieht von außen oft bilateral symmetrisch aus, dies kann aber irreführend sein. Bei jedem Menschen gibt es leichte äußerliche Unterschiede zwischen der rechten und der linken Seite – beispielsweise ist der rechte Daumen bei Rechtshänder größer als der linke. Die inneren Organe sind auch deutlich asymmetrisch, die Herzspitze zeigt auf die linke Seite des Brustkorbes und die abdominalen Organe sind entweder nach links (Milz und Magen) oder rechts (Leber und Gallenblase) gedreht. Selten gibt es Menschen (ca. 1/10.000) bei denen die Körperorgane seitenverkehrt angeordnet sind (situs inversus totalis), sodass sich das Herz auf der rechten Seite befindet (Dextrokardie), und die abdominalen Organe rechts und links vertauscht sind. Diese Personen sind dadurch nicht beeinträchtigt, nur medizinisches Personal muss sich über die ungewöhnliche Anatomie bewusst sein, wenn es diese Personen behandelt.

Gewebe

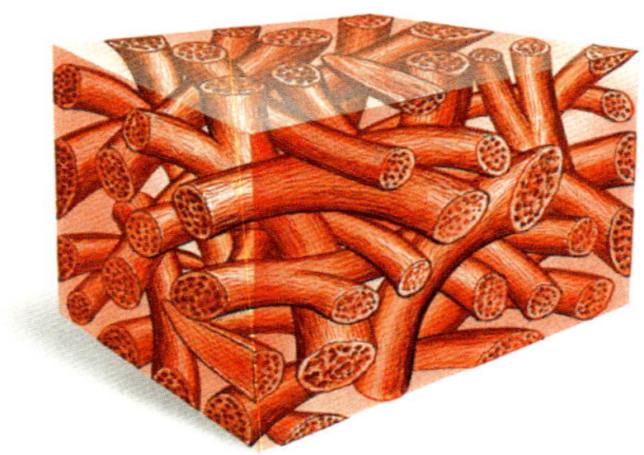

◁ **Kollagen**
Dieses Strukturprotein formt den Großteil des Bindegewebes. Es gibt fünf verschiedene Arten. Jedes Kollagen enthält die Aminosäuren Hydroxyprolin und Hydroxylysin, welche Vitamin C für ihre Herstellung benötigen.

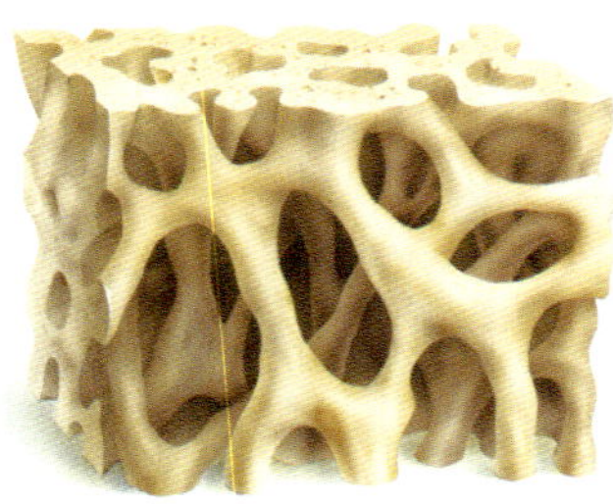

◁ **Knochengewebe**
Als Gemisch aus Zellen (Osteozyten) in einer extrazellulären Matrix (Kollagen und Mineralsalze), fungieren Knochen als strukturelles Material, ebenso wie als Kalzium- und Phosphorspeicher.

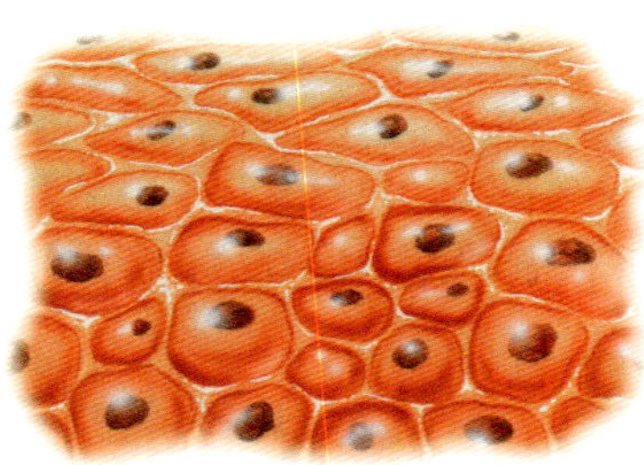

◁ **Epithelgewebe**
Epithelgewebe umfasst die Oberflächenzellen des Körperäußeren (Epidermis), als auch die Auskleidungen und Drüsen des Verdauungs-, Atmungs- und Genitouretaltraktes. Epithelzellen können flach (schuppenartig), quaderförmig oder säulenförmig sein und unterschiedliche spezielle Merkmale auf ihrer apikalen Zelloberfläche besitzen, um Absorption oder Schleimbewegung zu erleichtern.

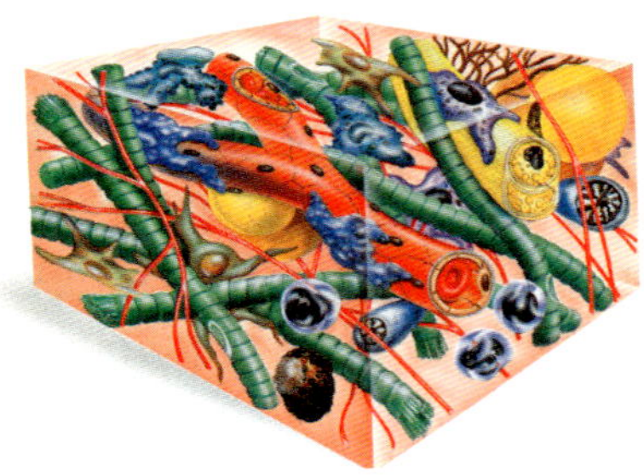

◁ **lockeres Bindegewebe**
Dieses Bindegewebe besteht aus Fasern, die schräg zueinander angeordnet sind. Es hat minimale strukturelle Stärke, und seine Hauptaufgabe besteht darin, die Räume zwischen den Organen zu füllen.

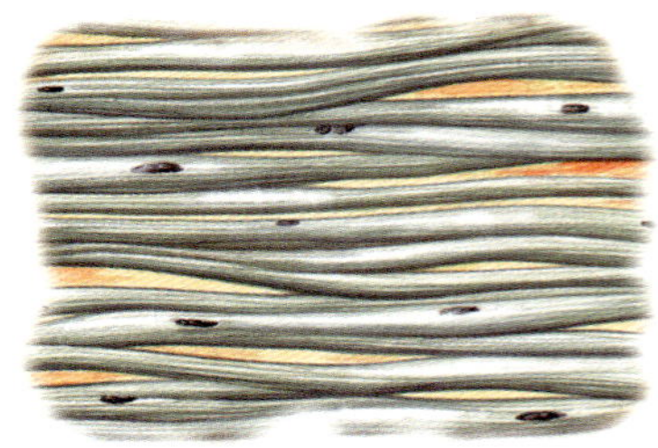

◁ **Dichtes Bindegewebe**
Dichtes Bindegewebe ist dafür geschaffen, hoher Zugkraft zu widerstehen. Die Stärke wird durch multiple, parallele Reihen von Kollagenfasern erreicht. Beispiele sind unter anderem Bänder und Sehnen.

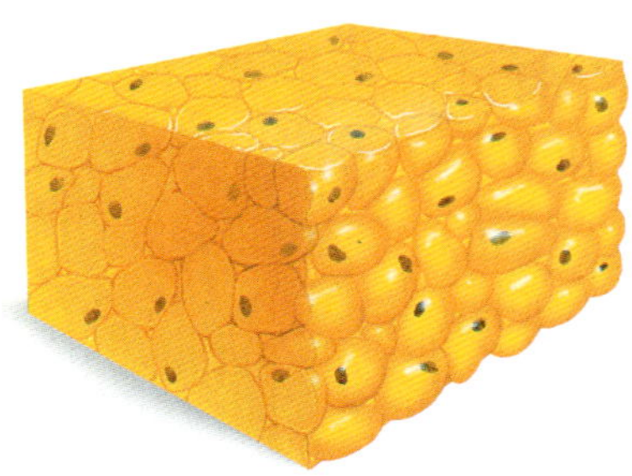

◁ **Fettgewebe**
Dieses Fettgewebe beinhaltet gelbes fett, das sich bei Erwachsenen und der Haut befindet und Energie speichert, und braunes Fett, das viele Mitochondrien enthält, befindet sich im oberen Rücken von Neugeborenen. Braunes Fett generiert Wärme für die Thermoregulierung.

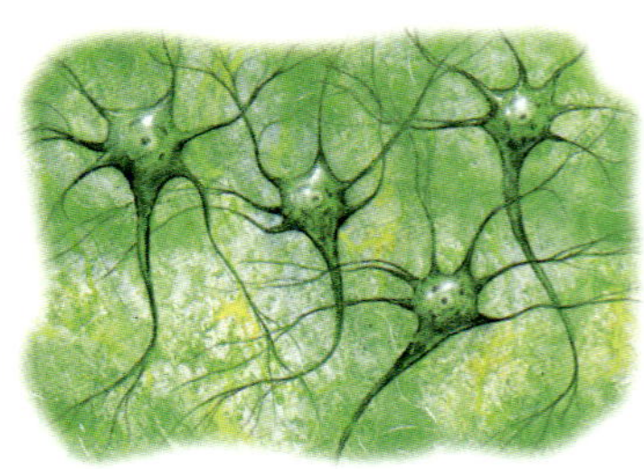

◁ **Nervengewebe**
Es besteht aus Nervenzellen (Neuronen) und ihren unterstützenden Zellen, und ist für die Verarbeitung sensorischer Information und die schnelle Steuerung von Körpersystemen verantwortlich.

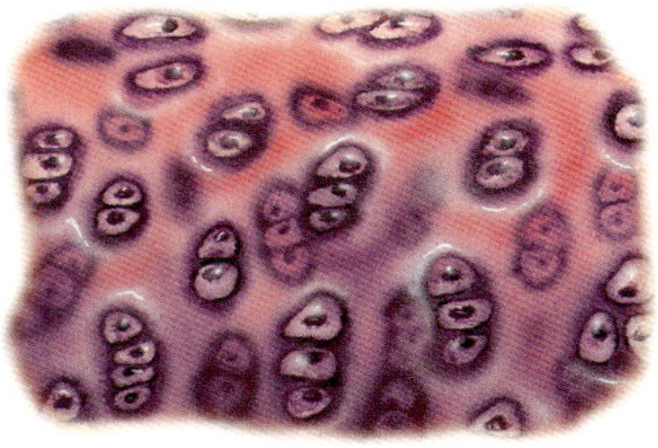

◁ Knorpelgewebe: Hyaliner Knorpel
Sie befinden sich auf Synovialgelenken und haben die Fähigkeit, bei Gelenksbewegung dem Zyklus aus Kompression und Relaxation zu widerstehen. Während dieser Zyklen wird Synovialflüssigkeit zwischen dem hyalinen Knorpel und dem Gelenkspalt ausgetauscht.

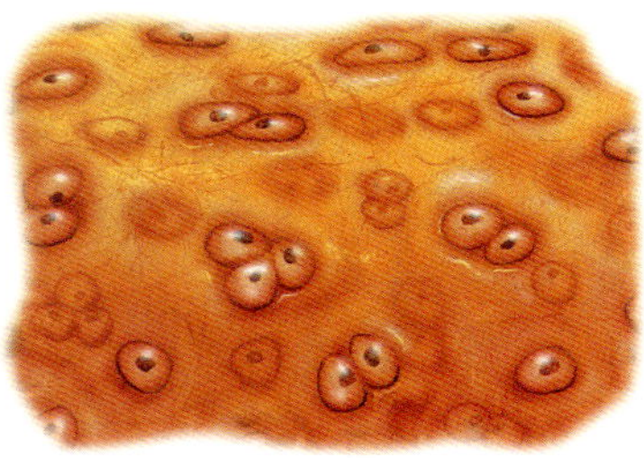

◁ Knorpelgewebe: Elastischer Knorpel
Elastische Kkorpel befinden sich hauptsächlich dort, wo Flexibilität und Elastizität gebraucht wird, wie im äußeren Ohr (Pinna). Sie sind eine Art von Knorpel mit einem hohen Anteil an elastischen Fasern.

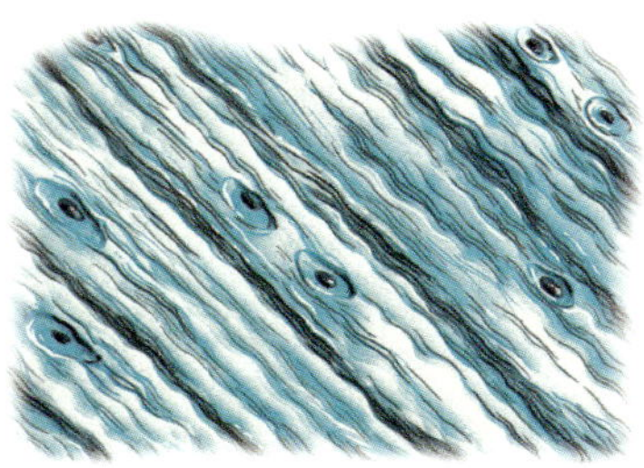

◁ Knorpelgewebe: Faserknorpel
Sie befinden sich in Teilen des Körpers, die starkem kompressiven Druck ausgesetzt sind, wie den Bandscheiben und haben einen hohen Anteil an fasrigem Gewebe (also Kollagenfasern).

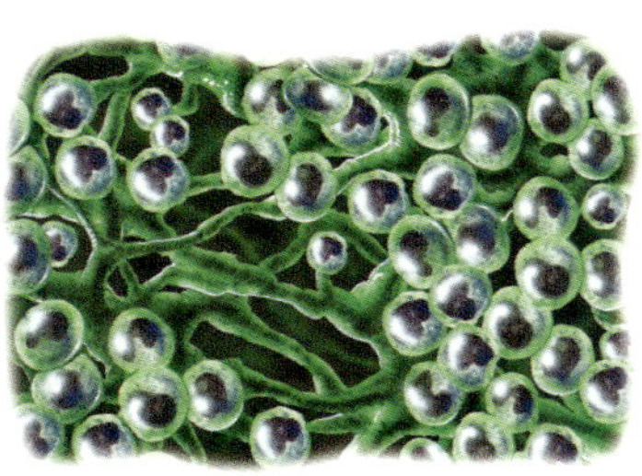

◁ Gewebe des Immunsystems
Da es überflüssige Gewebsflüssigkeit aus dem extrazellulären Raum leiten, und der Immunüberwachung diese Flüssigkeit wegen Mikroorgansimen und Krebszellen, besteht das Gewebe des Immunsystems aus Lymphgefäßen. Diese Gefäße entleeren durch Cluster von Lymphzellen (Immunsystem), die Lymphknoten genannt werden.

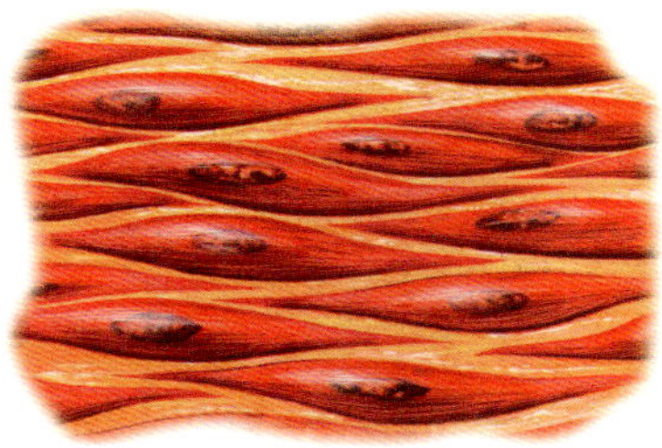

◁ Muskelgewebe: Glatter Muskel
Dieser nicht-gestreifte, unwillkürliche Muskel befindet sich in den Wänden der Atemwege, den Gastrointestinal- und Urogenitaltrakten, ebenso wie in Blutgefäßen.

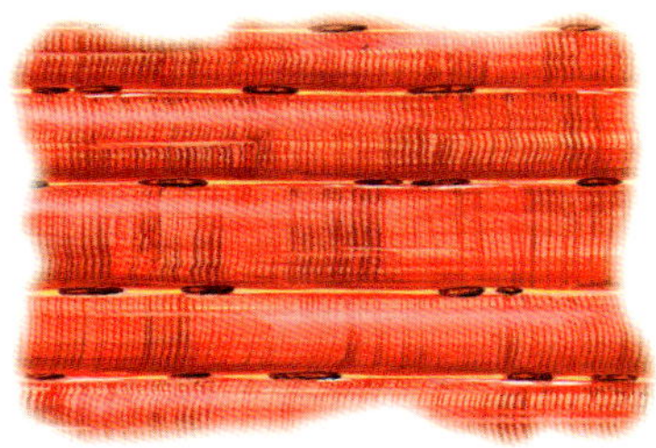

◁ Muskelgewebe: Skelettmuskel
Eine Art von willkürlichem gestreiften Muskel, üblicherweise mit zumindest einer Verbindung zum Skelett, führt der Skelettmuskel alle willkürlichen Bewegungen durch Kontraktion oder kontrollierte Relaxation aus.

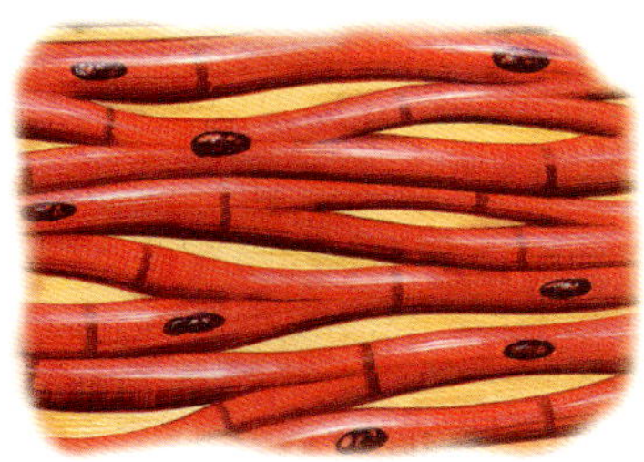

◁ Muskelgewebe: Herzmuskel
Der Herzmuskel ist eine Art von unwillkürlichem, gestreiften Muskelgewebe, und befindet sich nur innerhalb der Wände der Herzkammern. Er wird durch die leitende und schrittmachenden Gewebe innerhalb des Herzens aktiviert, und steht unter dem Einfluss des autonomen Nervensystems.

Wahr oder Falsch?

1 *Die mediane Ebene teilt den Körper in zwei annähernd gleiche Hälften.*

2 *Eine Ebene durch die Taille wäre eine horizontale oder transverse Ebene.*

3 *Das Mediastinum ist die muskuläre Struktur, die den Thorax vom Bauchraum trennt.*

4 *Die ventrale Körperhöhle kann weiter in den Thorax, die Bauchhöhle und die Beckenhöhle unterteilt werden.*

5 *Die ventrale Höhle geht von Nacken bis zum Beckenausgang.*

6 *Der dorsale Raum enthält Herz und Lungen.*

7 *Das Lymphsystem besteht hauptsächlich aus Zellen des Immunsystems, die in große innere Organe integriert sind.*

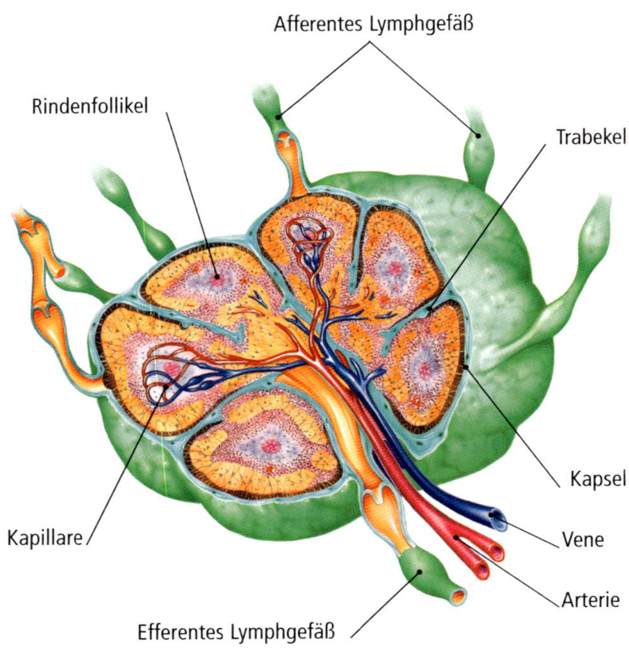

Lymphknoten

Entlang des Weges der Lymphgefäße gebündelt, filtern und säubern die Lymphknoten die Lymphe, die durch afferente Gefäße einströmt. Sobald sie gefiltert ist, transportieren efferente Gefäße die Lymphe zum Venensystem.

8 *Homöostase ist die Fähigkeit des Körpers, einen relativ konstanten inneren Zustand zu erhalten.*

9 *Sowohl de Nerven als auch das endokrine System befassen sich mit der Kommunikation innerhalb des Körpers.*

10 *Die Zellregion, die das genetische Material (DNA) enthält, ist die Zentriole.*

11 *Der Nukleolus findet sich in der Peripherie des Zellkörpers.*

12 *Lysosome enthalten Enzyme, die Abfallstoffe, Viren und Bakterien und Zelltrümmer abbauen.*

13 *Knochen ist ein Gemisch des Minerals Kalziumcarbonat und dem Protein Kollagen.*

14 *Die Enden von Röhrenknochen sind gewöhnlich mit einer Schicht elastischem Knorpel bedeckt.*

15 *Zilien sind die freibeweglichen Verlängerungen der Zelloberfläche und sind für die Bewegung von Schleim und Zelltrümmern verantwortlich.*

16 *Die Rohrstruktur der Röhrenknochen erlaubt wenig Kraft verglichen mit ihrem Gewicht.*

17 *Glatte Muskelzellen sind in der äußeren Membran von Röhrenknochen konzentriert.*

18 *Das Nervensystem ist vor allem verantwortlich für die Steuerung von Körperveränderungen über die Dauer von Tagen bin hin zu Wochen.*

19 *Der Darm bewegt sich hauptsächlich wegen der Aktivität glatter Muskeln.*

20 *Drüsen des Darms bestehen aus Epithelgewebe.*

Störungen in der Funktion der Zilien

Zilien sind Zellorganellen, die rhythmisch schlagen, entweder um die Zelle durch Flüssigkeit zu bewegen (wie Pantoffeltierchen), oder Flüssigkeit an Zellen vorbeizubewegen (wi beim menschlichen Atmungsepithel). Kartagener-Syndrom ist eine seltene genetische Veränderung, die zu einer gestörten Funktion der Zilien des Atmungstraktes und des Eileiters führt, und gestörten Flagellen der Spermien. Die betroffenen Personen leiden unter chronischen Atemwegsinfekten, Mittelohrinfektionen und Sinusitis. Beide Geschlechter sind weniger fruchtbar, da das Sperma nicht schwimmen kann, und das Eileiterepithel die Eizelle nicht bewegen kann.

Multiple-Choice

1 *Das Atmungssystem hat alle folgenden Aufgaben AUSSER:*

Ⓐ Gasaustausch
Ⓑ Thermoregulierung
Ⓒ pH-Regulierung
Ⓓ Kommunikation
Ⓔ Ausscheidung von Harnsäure

2 *Das Harnwegssystem beinhaltet alle der folgenden Organe AUSSER:*

Ⓐ Niere
Ⓑ Samenblase
Ⓒ Harnblase
Ⓓ Ureter
Ⓔ Urethra

3 *Welche der folgenden Strukturen findet man in der ventralen Körperhöhle?*

Ⓐ Gehirn
Ⓑ Rückenmark
Ⓒ Epiphyse
Ⓓ Milz
Ⓔ Hypophyse

4 *Welche Richtung ist im Körper anhand des Nervensystems definiert und geht in Richtung Rücken im Rumpf und Richtung oben beim Kopf?*

Ⓐ Anterior
Ⓑ Ventral
Ⓒ Posterior
Ⓓ Kaudal
Ⓔ Dorsal

5 *Eine Ebene, die durch die beiden Augen und die Schamregion verläuft, würde zu welcher Gruppe gehören?*

Ⓐ Parasagittal
Ⓑ Median
Ⓒ Frontal oder Koronal

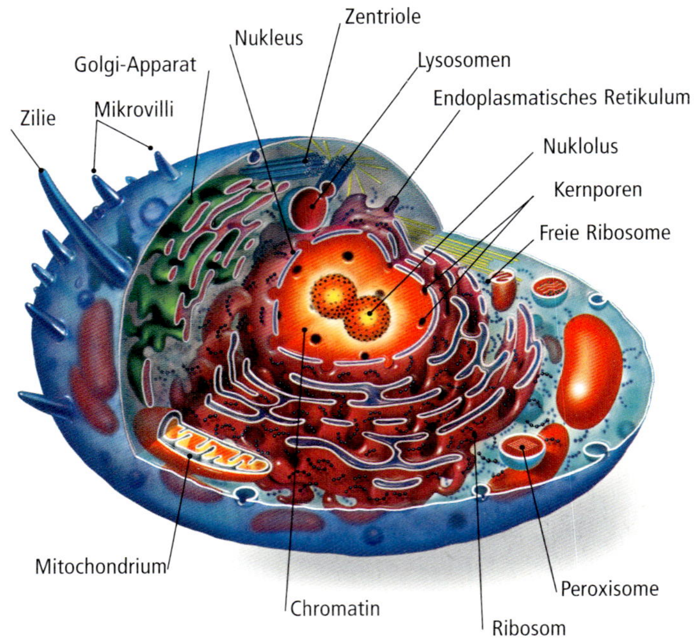

Zellstruktur

Zellen sind der Grundbestandteil aller Lebewesen. Der menschliche Körper besteht aus Trillionen von Zellen und jede davon trägt unsere einzigartige Identität, die DNA.

Ⓓ Horizontal oder Transvers
Ⓔ Schräg

6 *Welche der folgenden zellulären Organellen ist verantwortlich für die Proteinproduktion?*

Ⓐ Nukleus
Ⓑ Nukleolus
Ⓒ Zentriole
Ⓓ Ribosom
Ⓔ Mitochondrium

7 *Welche Struktur findet man im Nukleus?*

Ⓐ Ribosom
Ⓑ Nukleolus
Ⓒ Mitochondrium
Ⓓ Mikrovillus
Ⓔ Golgi-Apparat

8 *Die Rolle der Mikrovilli ist folgende:*
- Ⓐ Zelloberfläche für Absorption vergrößern
- Ⓑ Der Zelle erlauben, sich frei im Körper zu bewegen
- Ⓒ Nukleares Material zwischen angrenzenden Zellen zu bewegen
- Ⓓ Zellen erlauben, sich aneinander zu binden, um Gewebsschichten zu formen
- Ⓔ Eine Oberfläche für Energiegewinnung zu bieten, indem Glukose metabolisiert wird

9 *Der Golgi-Apparat spielt folgende Rolle:*
- Ⓐ genetische Information zu speichern und abzurufen, um Zellaktivitäten zu steuern
- Ⓑ Fette und Proteine herzustellen
- Ⓒ Proteine und Fette für Transport und Ausscheidung zu verpacken
- Ⓓ Informationen über den Zellkörper zu übertragen
- Ⓔ Energie in der Form von Adenosintriphosphat (ATP) zu gewinnen

10 *Die Zentriole spielt folgende Rolle:*
- Ⓐ Proteine und Fette für die Zellmembran herzustellen
- Ⓑ Energie für die Zellaktivitäten zu gewinnen
- Ⓒ die Zellaktivitäten zu regulieren, indem In genutzt wird, die in der DNA gespeichert ist
- Ⓓ die Bewegung der Chromosomen während der Zellteilung zu erleichtern
- Ⓔ Fette und Fremdproteine von aufgenommenen Zelltrümmern abzubauen

11 *Ein Problem der mitichondrialen DNA verursacht höchstwahrscheinlich:*
- Ⓐ Probleme mit der Energiegewinnung in der Zelle
- Ⓑ Probleme mit der Zellteilung
- Ⓒ fehlerhafte Proteinsynthese
- Ⓓ abnormaler Abbau von Zelltrümmern
- Ⓔ kein Problem

12 *Wo findet man Zellen mit Zilien üblicherweise?*
- Ⓐ Epidermis der Haut
- Ⓑ Auskleidung des Darms
- Ⓒ Auskleidung der Blase
- Ⓓ Paranasale Sinus
- Ⓔ Ventrikel des Gehirns

13 *Wo findet man Zellen mit Mikrovilli am häufigsten?*
- Ⓐ Cerebraler Kortex
- Ⓑ Auskleidung des Dünndarms
- Ⓒ Auskleidung der Trachea
- Ⓓ Inneres der Milz
- Ⓔ Wand der Harnblase

14 *Welche der folgenden Zelltypen haben Flagellen?*
- Ⓐ Atemwegsepithel
- Ⓑ Plexus choroideus des lateralen Ventrikels
- Ⓒ Epithelzelle der Niere
- Ⓓ Auskleidung des Duodenum
- Ⓔ Spermatozoon

Mitochondriale Erkrankungen

Mitochondrien sind die Kraftwerke der Zelle und haben sich vermutlich aus Mikroorgansimen entwickelt, die den symbiotischen Aufenthalt unserer angestammten Zellen während der Evolution aufnahmen. Mitochondrien haben ihre eigene DNA, und Störungen dieser können bedeutende Krankheiten verursachen. Mitochondrien befinden sich in allen Zellen, außer in den roten Blutkörperchen, und so sind die Auswirkungen mitochondrialer Auswirkungen ausgebreitet und ernst: Muskelschwäche, neurologische Probleme, Lernstörungen, frühzeitige Demenz, Herzdysfunktionen, Leber- und Nierenkrankheiten. Die Behandlung ist schwierig, aber zukünftige Zugänge könnten den Transfer normaler Gene in die Betroffenen beinhalten (Gentherapie).

Malen und Bezeichnen

i) Benenne jede der in den Abbildungen gezeigten Strukturen

Zellstruktur

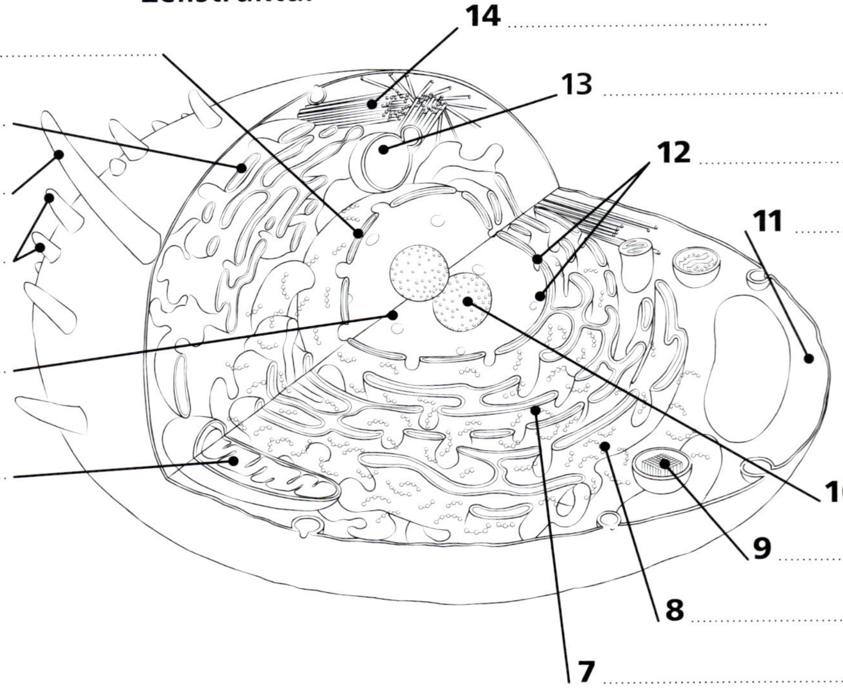

ii) Verwende die Legende, um die Strukturen auszumalen

- Myelinschaft
- Zellkörper
- Nukleolus

Neuron

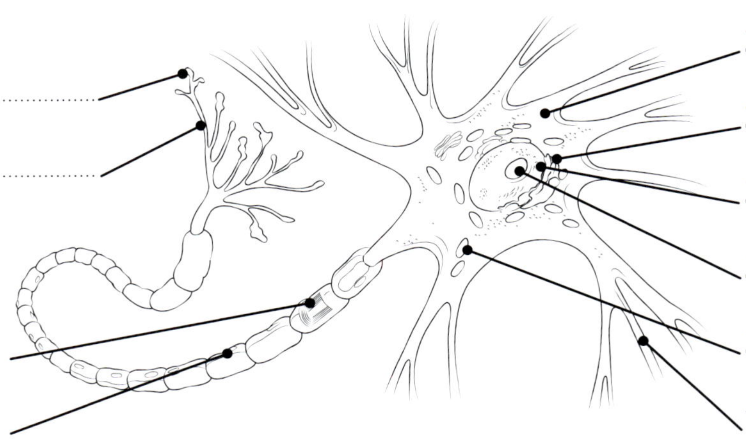

Blutzellen

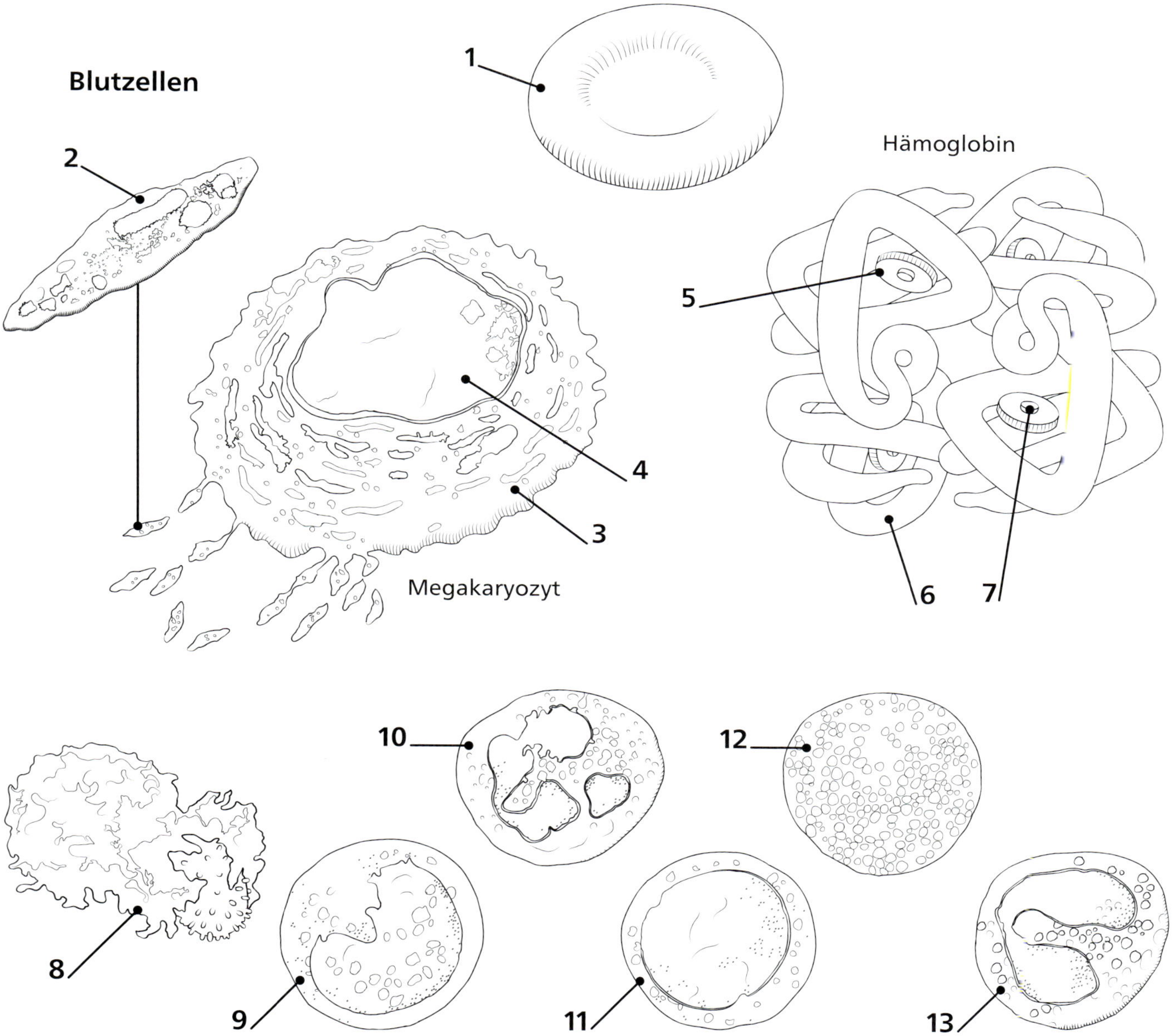

i) Nummeriere die untenstehenden Boxen, um jede Bezeichnung dem korrekten Teil der Zeichnung zuzuordnen.

- Proteinstrang eines Globins ☐
- Zytoplasma ☐
- Eosinophil ☐
- Monozyte ☐
- Rotes Blutkörperchen ☐
- Häm ☐
- Lymphozyte ☐
- Makrophage ☐
- Nukleus ☐
- Eisenion ☐
- Neutrophil ☐
- Basophil ☐
- Blutplättchen ☐

Multiple-Choice

1 *Welche der Folgenden ist KEIN Bindegewebe?*

Ⓐ Knochen
Ⓑ Sehne
Ⓒ Blut
Ⓓ Schweißdrüse
Ⓔ Fettgewebe (Fett)

2 *Welches der Folgenden ist KEIN Epithelgewebe?*

Ⓐ Schweißdrüse
Ⓑ Talgdrüse
Ⓒ Fettgewebe
Ⓓ Kornea
Ⓔ Riechschleimhaut

3 *Welches der Folgenden ist ein bestimmendes Merkmal eines Epithelgewebes?*

Ⓐ Es ist äußerst berührungsempfindlich
Ⓑ Man findet es nur am Äußeren des Körpers
Ⓒ Es besteht immer aus einer einzigen Zellschicht
Ⓓ Es hat keine sekretorische Funktion
Ⓔ Es bedeckt die inneren und äußeren Körperoberflächen

4 *Welches der Folgenden ist ein Beispiel für lockeres Bindegewebe?*

Ⓐ Sehne
Ⓑ Band
Ⓒ Subkutanes Gewebe
Ⓓ Aponeurose
Ⓔ Blutserum

5 *Die Rolle von dichtem Bindegewebe ist:*

Ⓐ Zugkraft zu widerstehen und potentielle Energie zu speichern
Ⓑ Bieten Speicherplatz für Fette und Kalzium
Ⓒ produzieren willkürliche Bewegung auf Befehl des Gehirns
Ⓓ widersteht Druckkraft beim Springen
Ⓔ sowohl A und D sind korrekt

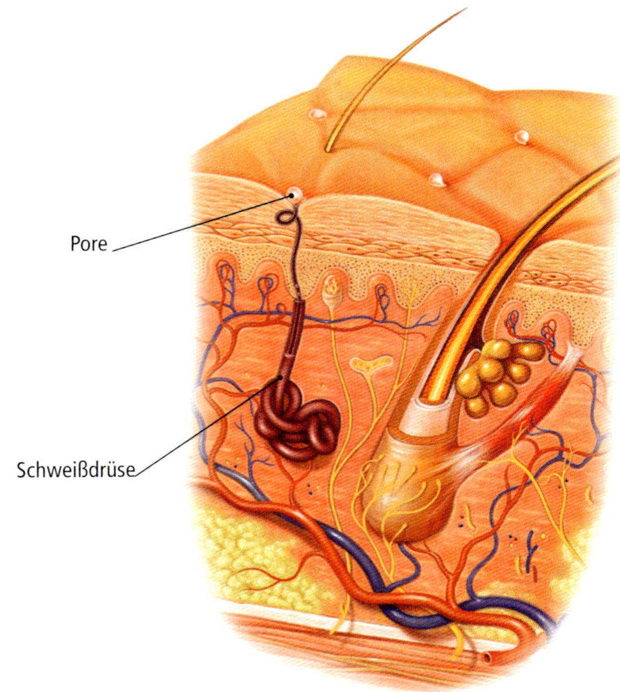

Schweißdrüse

Schweißdrüsen sind in die Temperaturregulierung verwickelt, da sue Schweiß auf die Oberfläche der Haut freisetzen, der die Haut durch das Verdunsten kühlt.

6 *Welches der Folgenden ist ein Beispiel für Gewebe des peripheren Nervensystems?*

Ⓐ dorsales Wurzel-(Spinal-)ganglion
Ⓑ Cerebraler Kortex
Ⓓ autonomes Ganglion
Ⓓ Graue Substanz des Rückenmarks
Ⓔ sowohl A und C sind korrekt

7 *Welche der folgenden Aussagen über Fett ist korrekt?*

Ⓐ es besteht aus gelben und braunen Typen
Ⓑ es kann sich direkt aus Muskelzellen entwickeln
Ⓒ es wird oft in der Flüssigkeit der Bauchhöhle abgelagert

Ⓓ es wird gut mit Blut versorgt
Ⓔ keine der Aussagen ist korrekt

8 *Welche der folgenden Aussagen über Muskelgewebe ist korrekt?*
Ⓐ es beinhaltet willkürliche glatte Muskeln
Ⓑ ein glatter Muskel kann rhythmisch bis zu 150 mal pro Minute schlagen
Ⓒ das Herz enthält willkürliche Muskeln
Ⓓ sowohl Skelett- las auch Herzmuskel sind gestreift
Ⓔ ein glatter Muskel wird besser mit Blut versorgt als der Herzmuskel

9 *In welchen Teilen des Körpers findet man elastische Knorpel?*
Ⓐ äußeres Ohr
Ⓑ Synovialgelenksoberfläche
Ⓒ äußere Nase
Ⓓ Schambeinfuge
Ⓔ sowohl A und C sind korrekt

10 *In welchen Teilen des Körpers findet man Faserknorpel?*
Ⓐ Oberschenkelkopf

Woher kommt Krebs?

Krebs entwickelt sich vermutlich eher aus bestimmten Gewebetypen. Die meisten Krebserkrankungen entstehen aus Epithelgewebe, da es an der Körperoberfläche liegt (z.B.: Haut, Lungen und Darmauskleidung), und so krebserregenden Stoffen permanent ausgesetzt ist. Gesundes Epithelgewebe teilt sich rege, und so ist es wahrscheinlich, dass ein krebserregendes Gen (Onkogen) zu einem Krebs führt, der sich schnell ausbreitet. Krebs kann auch aus Zellen in Knochen, Muskeln oder Fett entstehen (Osteosarkom, Myosarkom, Liposarkom), es ist aber wenig verbreitet.

Ⓑ Bandscheibe
Ⓒ Herz
Ⓓ äußeres Ohr
Ⓔ Schädel

11 *Wo findet man braunes Fett für gewöhnlich?*
Ⓐ Zwischen den Schulterblättern von Neugeborenen
Ⓑ In den Markräumen des Knochens
Ⓒ Im Gekröse des Abdomen
Ⓓ in der Milzkapsel
Ⓔ zwischen den Lymphknoten des Mediastinum

12 *Wie viel Prozent des Körpergewichtes einer Person mit gesundem BMI machen die Skelettmuskeln ungefähr aus?*
Ⓐ 10%
Ⓑ 20%
Ⓒ 30%
Ⓓ 40%
Ⓔ 50%

13 *Welche der folgenden Gewebearten ist ein guter Wärmeisolator?*
Ⓐ Skelettmuskel
Ⓑ Nervengewebe
Ⓒ Fettgewebe
Ⓓ epidermales Gewebe
Ⓔ Gewebe des endokrinen Systems

14 *Welches der Folgenden betreibt am meisten Stoffwechsel, wenn der Körper ruht?*
Ⓐ Fettgewebe
Ⓑ Darmwand
Ⓒ Lungengewebe
Ⓓ Zungenmuskel
Ⓔ Hirngewebe

Malen und Bezeichnen

i) Benenne jede der in den Abbildungen gezeigten Strukturen

Haut

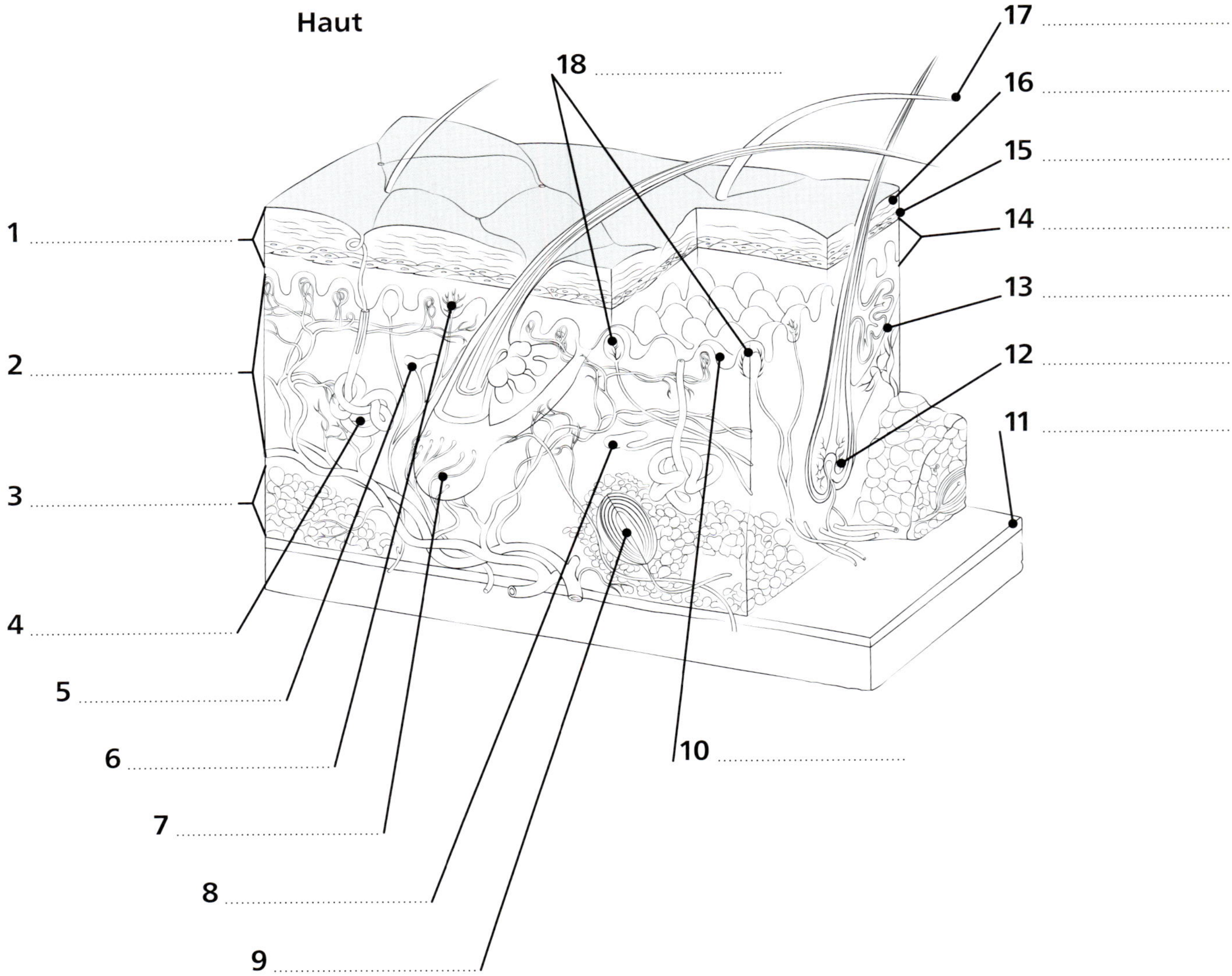

Nagel

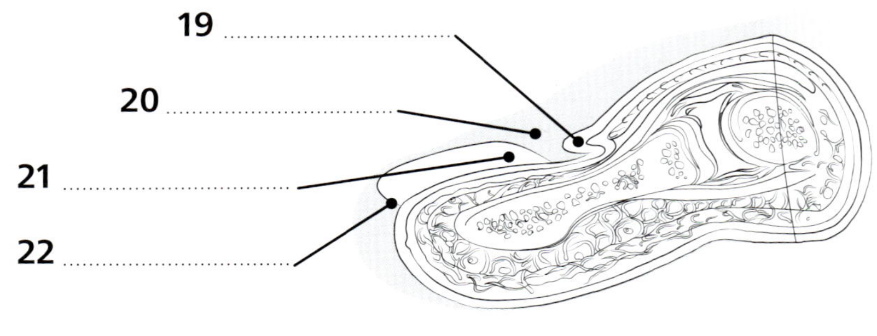

Haare

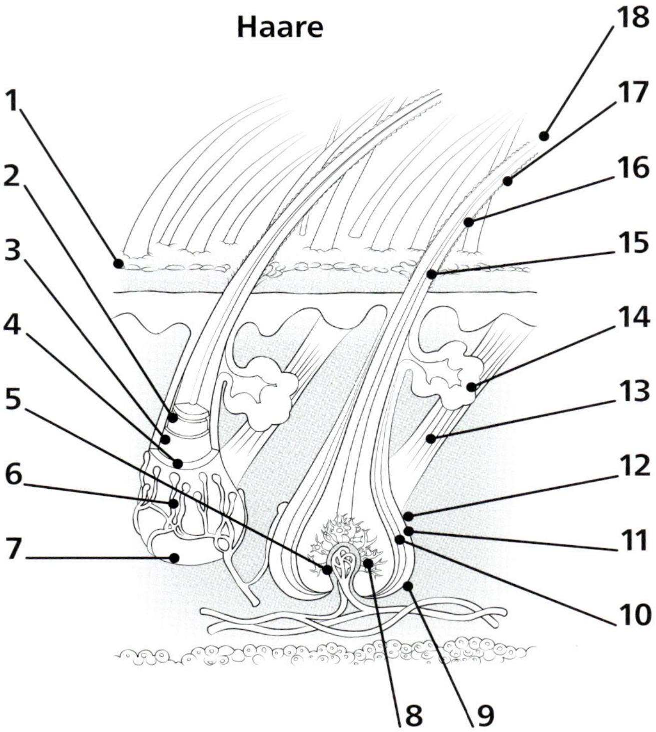

Kopfhaut

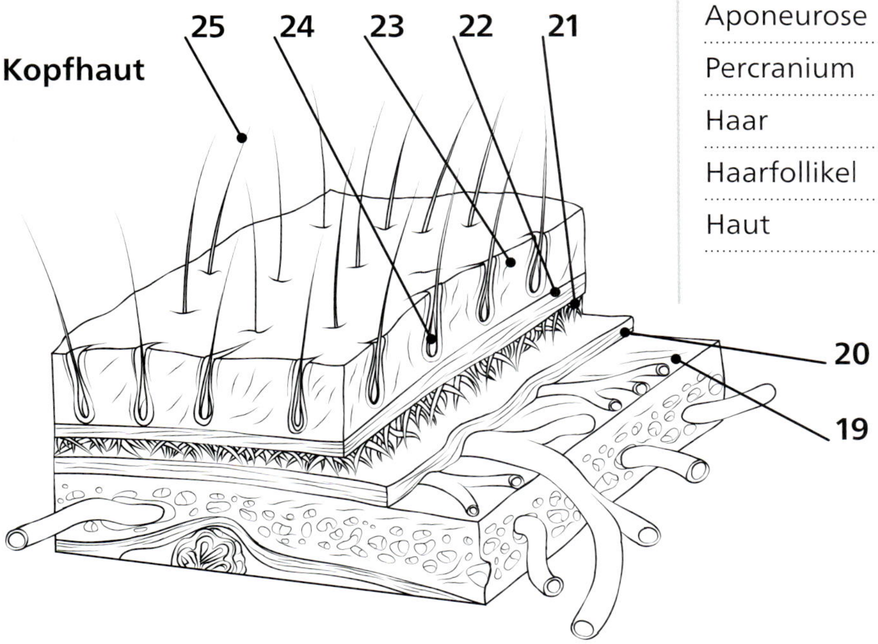

i) Nummeriere die untenstehenden Boxen, um jede Bezeichnung dem korrekten Teil der Zeichnung zuzuordnen.

Nerv	☐
Medulla	☐
Innere Wurzelscheide	☐
Nagelhaut	☐
Dermale Haarpapille	☐
Epidermis	☐
Follikelscheide	☐
Haarbulbus	☐
Melanozyte	☐
Innere Wurzelscheide	☐
Musculus arrector pili	☐
Follikelscheide	☐
Schädelknochen	☐
Glandulae sebaceae	☐
Prekutikularepithel	☐
Kortex	☐
Äußere Wurzelscheide	☐
Haarschaft	☐
Äußere Wurzelscheiden	☐
Aponeurose	☐
Percranium	☐
Haar	☐
Haarfollikel	☐
Haut	☐

Lücken füllen

1 *Der korrekte anatomische Term für die Region zwischen Schulter und Ellbogen ist ___________.*

2 *Der ___________ ist die Stelle, an der die Nabelschnur während des pränatalen Lebens befestigt war.*

3 *Die ___________region befindet sich bei dem Gelenk zwischen anteriorer Bauchdecke und unterer Gliedmaße.*

4 *Der korrekte anatomische Term für die Region zwischen dem Ellbogen und dem Handgelenk ist ___________.*

5 *___________ ist eine Standardposition des Körpers und seiner Teile, die verwendet wird, wenn anatomische Strukturen beschrieben werden.*

6 *In der anatomischen Terminologie ist ___________ die Region zwischen Knie und Knöchel.*

7 *Die ___________ ist die Regio zwischen dem Proximalen Oberarm und der Thoraxwand.*

8 *Der Ausdruck ___________ wir verwendet, wenn der Nacken betroffen ist.*

9 *Die Depression posterior zum Knie nennt man fossa ___________.*

10 *Der anatomische Term für den Daumen (Finger 1) ist ___________.*

11 *Die Körperhöhle, in der sich das Herz befindet, nennt man ___________.*

12 *Das ___________system besteht aus vielen Drüsen, die hauptsächlich in das Blut sezernieren.*

13 *Die inferiore Oberfläche des Fußes nennt man ___________ Oberfläche.*

14 *Die __________ schützt den restlichen Körper vor Strahlung, Wärmeverlust, Abschürfung und Mikroorgansimen.*

15 *Die fossa __________ ist der Raum inderior zum Ellbogen wenn sich der Körper in der anatomischen Position befindet.*

16 *Freie __________ haben die Fähigkeit, Messenger RNA für die Herstellung von Proteinen zu verwenden.*

17 *Nervenzellen sind dadurch charakterisiert, dass sie ein __________ besitzen, um Nervenimpulse vom Zellkörper wegzutransportieren.*

18 *Zwischen Zellteilungen werden DNA und zugehörige Proteine im Kern als __________ verteilt.*

19 *Die Faserart des Körpers mit optimalen elastischen Eigenschaften ist __________.*

20 *Das Protein __________ bildet den Großteil des Bindegewebes und ist ein Schlüsselelement des Knochens.*

Osteogenesis imperfecta

Knochengewebe hängt für seine Stärke und Elastizität von der Mischung aus biologischen Fasern (hauptsächlich Kollagen) und Mineralkristallen (Hydroxylapatit). Osteogenesis imperfecta ist eine seltene aber ernsthafte genetische Erkrankung (betrifft ca. 7 von 100.000 Personen) bei der die Knochenstärke aufgrund fehlerhafter Kollagenproduktion beeinträchtigt ist. Bei leichteren Fällen führt die Erkrankung zu einem höheren Risiko für Knochenbrüche, Hörverlust und eine blaue oder graue Färbung der Sklera. Bei schweren Fällen können die Brüche so häufig passieren, dass sie zu kleiner Statur, schwerer Behinderung, Abnormalität der Zähne und Atmungsproblemen führen kann.

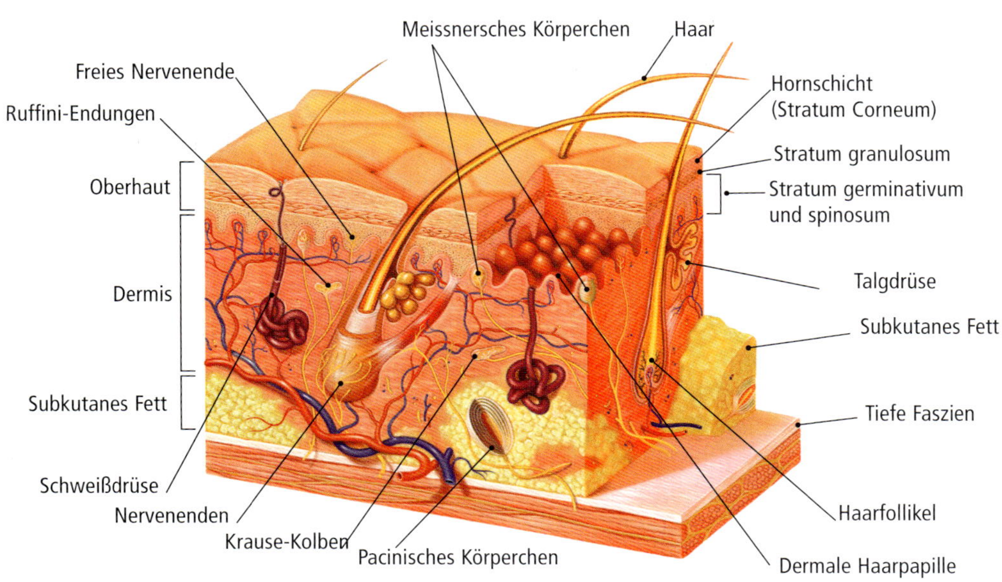

Haut

Die Haut ist das größte Organ, das eine schützende Schicht über die inneren Organe legt und sie vor äußeren Elementen schützt. Die drei Gewebsschichten, aus denen die Haut besteht, sind Epidermis, Dermis und subkutanes Gewebe.

Verbinde die Aussage mit dem Grund

1 *Experten der Anatomie können die Position von Körperteilen immer verlässlich für andere Experten beschreiben, weil...*

2 *Das endokrine System kann auf verschiedene Teile des Körpers wirken, weil ...*

3 *Der Herzmuskel weist unter dem Mikroskop eine gestreifte Musterung auf, weil ...*

4 *Narben werden mit der Zeit weiß, weil ...*

5 *Hyaliner Knorpel ist ein ideales Gewebe, um die Oberflächen von Gelenken zu bedecken, weil ...*

a *zugehörige Drüsen Hormone in den Blutstrom sezernieren, um sie im Körper zu verteilen..*

b *Schmierflüssigkeit des Gelenkspalts in das Gewebe eintreten und austreten kann, je nach Gelenksbelastung.*

c *sie standardisierte anatomische Positionen und vereinbarte Termini verwenden, wenn sie ihre Ergebnisse mitteilen.*

d *kollagenhaltiges Bindegewebe in einer wichtigen Phase der Wundheilung hergestellt wird.*

e *zugehörige Zellen regelmäßig angeordnete kontraktile Proteine besitzen, die aneinander vorbeigleiten können.*

Blutkomponenten

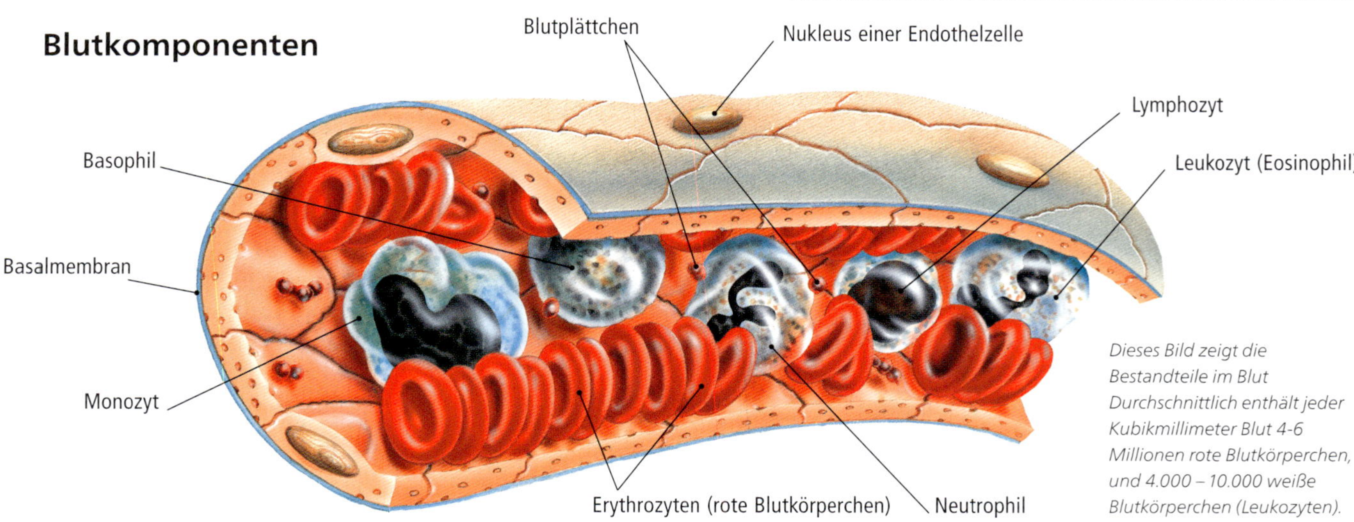

Dieses Bild zeigt die Bestandteile im Blut Durchschnittlich enthält jeder Kubikmillimeter Blut 4-6 Millionen rote Blutkörperchen, und 4.000 – 10.000 weiße Blutkörperchen (Leukozyten).

1 *Knochen kombiniert die Eigenschaften der mechanischen Stärke und Rissbeständigkeit, weil ...*

2 *Blut wird als Bindegewebe angesehen, weil ...*

3 *Elastische Knorpel findet man im äußeren Ohr (Pinna) und der Nase, weil ...*

4 *Die Zellen des Immunsystems befinden sich in einer ausgezeichneten Position, um die Körpergewebe wegen eindringenden Mikroorganismen und Krebs zu überwachen, weil...*

5 *Neurales (Neven-) Gewebe bietet schnelle körperinterne Kommunikationswege, weil ...*

a *es eine hochflexible Gewebeart ist, die es diesen Körperteilen erlaubt, sich zu verformen, aber zu ihrer ursprünglichen Form und Größe zurückzukehren.*

b *es aus Zellkomponenten besteht (rote und weiße Blutkörperchen, Blutplättchen), die in eine flüssige Matrix (Plasma) eingebettet sind, die gelöste Proteine, Lipoproteine, Nährstoffe, Hormone und Gase enthält.*

c *es aus Nervenzellen (Neuronen) besteht, die miteinander durch Axone verbunden sind, die durch eine Fettschicht (Myelin) ummantelt sind, welche die Leitgeschwindigkeit erhöht.*

d *es ein Verbundmaterial aus organischen Fasern (hauptsächlich das Protein Kollagen) eingebettet in eine mineralische Matrix (Hydroxylapatit) ist.*

e *sie in einer knotenartigen Struktur (Lymphknoten) entlang der Lymphgefäße organisiert sind, die überflüssige Gewebsflüssigkeit zurück in die Venen leiten.*

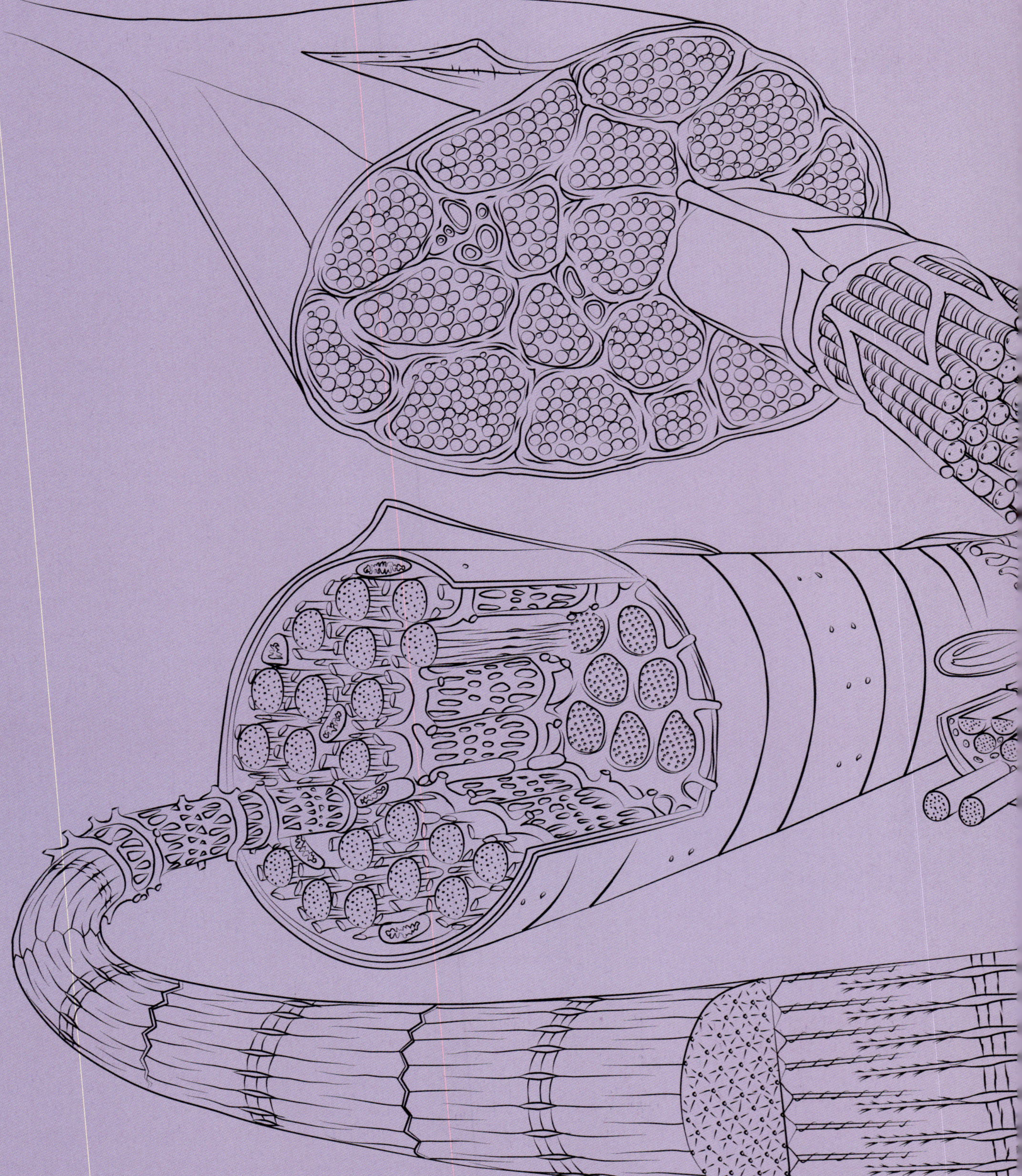

KAPITEL 2: DER STÜTZAPPARAT

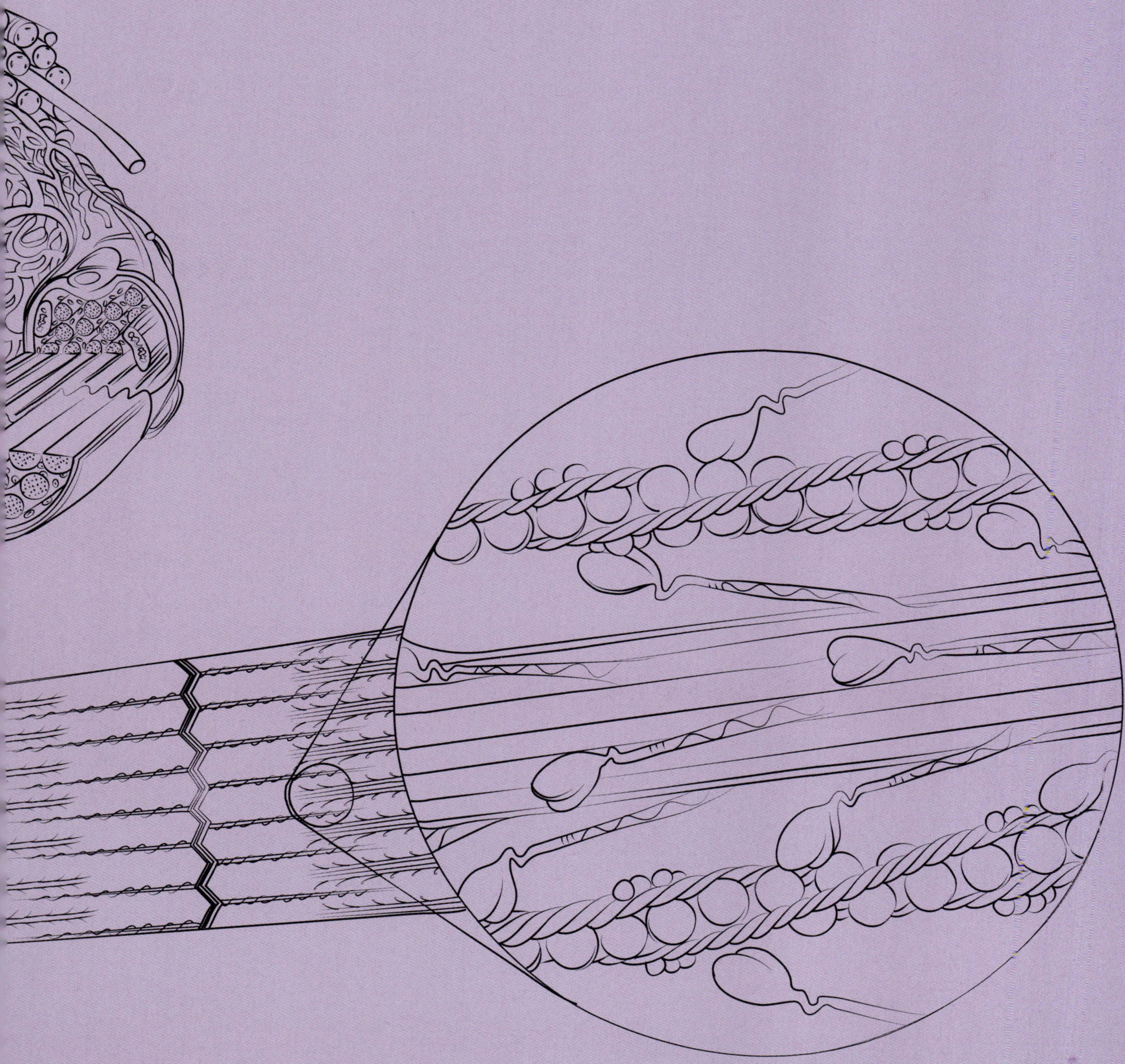

Achsenskelett und Gelenke

Das Achsenskelett besteht aus Schädel, Zungenbein, Wirbelsäule, Rippen und Sternum. Die Aufgabe des Achsenskeletts ist primär der Schutz des Nervensystems und anderer viszeraler Organe. Die Extremitätenknochen (appendikuläres Skelett) sind bei den oberen nur durch das Sternoclaviculargelenk, bei den unteren nur durch das starke Iliosakralgelenk mit dem Achsenskelett verbunden. Gelenke zwischen den Teilen des Achsenskelett können synovial sein, sind aber relativ unbeweglich.

Schlüsselbegriffe:

AkromionDas distale Ende der Scapulaspitze. Es bildet ein Synovialgelenk mit der distalen Clavicula und ist Ansatzpunkt für das ligamentum coracoacromiale und den Deltoidmuskel.

Anteriore Nasenöffnung (birnenförmig) Die vordere Öffnung der knöchernen Nasenhöhle des Schädels.

Atlas (C1) Der erste Halswirbel.

Axis (C2) Der zweite Halswirbel.

Brustwirbel Ein Wirbel des Brustbereichs. Typische Brustwirbel haben superiore und inferiore Demifacetten am Körper für die Verbindung mit den Rippenköpfen und lange Querfortsätze (processi transversi) mit Facetten für die Verbindung mit den tuberculi costae.

Claviculae Die gepaarten Knochen bilden die vorderen Teile des Schultergürtels. Die Claviculae formen Balken, die es der Scapula erlauben, sich um den Brustkorb zu bewegen.

Coccyx Der abschließende Teil der Wirbelsäule. Es ist ein verkümmerter Schwanz mit nur vier oder fünf Segmenten.

Darmbein (Os ilium) Einer der drei wesentlichen Knochen der Hüfte. Es hat einen ausgestellten Kamm oder Flügel superior und einen Körper inferior.

Dornfortsätze Die Fortsätze, die posterior von den Wirbeln abstehen.

Falsche Rippen (Paare 8-10) Rippen, die nur eine indirekte Verbindung mit dem Sternum haben.

Fliegende Rippen (Paare 11 und 12) Rippen, die keine Verbindung zu dem Sternum haben, weder direkt noch indirekt.

Halswirbelsäule Region der Wirbelsäule, die aus sieben Wirbeln besteht (C1-C7). Die oberen beiden werden Atlas und Axis genannt.

Hinterhauptbein Der große Knochen auf der Unterseite des Kopfes. Es bietet den Ansatzpunkt für die postvertebralen Muskeln des Nackens und trägt condyli occipitali für die Verbindung mit dem Atlas (Halswirbel 1).

Humerus Der Oberarmknochen.

Jochbein Der Knochen der oberen lateralen Wange. Es hat eine Verbindung mit der Maxillam dem Schläfenbein und Stirnknochen.

Lendenwirbel Wirbel des unteren Rückens. Jeder Lendenwirbel hat einen großen Wirbelkörper, kurze dicke Laminae, Pedikel und Mamillarfortsätze, die von superior nach hinten abstehen, und Gelenkfortsätze.

Mandibula Der Unterkieferknochen. Er hat einen alveolären Rand, der die Zähne stützt, zwei processi condylari für die Verbindung mit dem Schläfenbein, und zwei processi coronoidei.

Maxilla Der Knochen der medialen Wange. Er erstreckt sich bis zum unteren Rand des Orbit und hält die oberen Zähne.

Obere Zähne Jeder Erwachsene hat auf jeder Seite zwei Schneidezähne, einen Eckzahn, zwei Prämolare und drei Molare.

Orbit Die knöcherne Höhle, die das Auge, die Tränendrüse, extraokuläre Muskeln, Nerven, Gefäße und orbitales Fettgewebe enthält. Er wird durch Maxilla, Stirnbein, Sphenoid, Ethmoid und Tränenbein begrenzt.

Querfortsätze Die Querfortsätze der Wirbel strecken sich lateral aus der Verbindung der Laminaue und Pedikel des Wirbelbogens.

Rippenknorpel Stäbe aus hyalinem Knorpel, die an den vorderen Enden der Rippen befestigt sind. Knorpel 1-7 sind direkt mit dem Sternum verbunden, 8-10 sind mit dem Knorpel oberhalb verbunden, 11 und 12 haben überhaupt keine Verbindung zu dem Sternum.

Sakrum Der große verwachsene Teil der Wirbelsäule, der am Os ilium des Hüftknochens ansetzt.

Scapula Der posteriore Knochen des Schultergütels. Sie hat anteriore und posteriore Oberflächen; mediale, laterale und superiore Grenzen; und processi coracoidi und akromiale. Die fossa glenoidalis bildet ein Gelenk mit dem Humerus.

Scheitelbein Ein falscher Knochen des Hirnschädels (Calvaria). Es ist mit dem Stirnbein, Schläfenbein, Sphenoid und Hinterhauptbein verbunden.

Schläfenbein Das Schläfenbein besteht aus pars squamosa, pars tympanica, processus styloideus, pars mastoidea und pars petrosa.

Sternum Der Knochen der vorderen Brustwand, der Teil des thorakalen Skeletts ist. Es besteht aus Manubrium, Brustbeinkörper und Schwertfortsatz (processus xiphoideus).

Stirnknochen Der Knochen unter der Stirn.

Untere Zähne Jeder Erwachsene hat auf jeder Seite zwei Schneidezähne, einen Eckzahn, zwei Prämolare und drei Molare.

Wahre Rippen (Paare 1-7) Rippen, die eine direkte Verbindung (durch Rippenknorpel) mit dem Sternum haben.

Achsenskelett – Vorderansicht

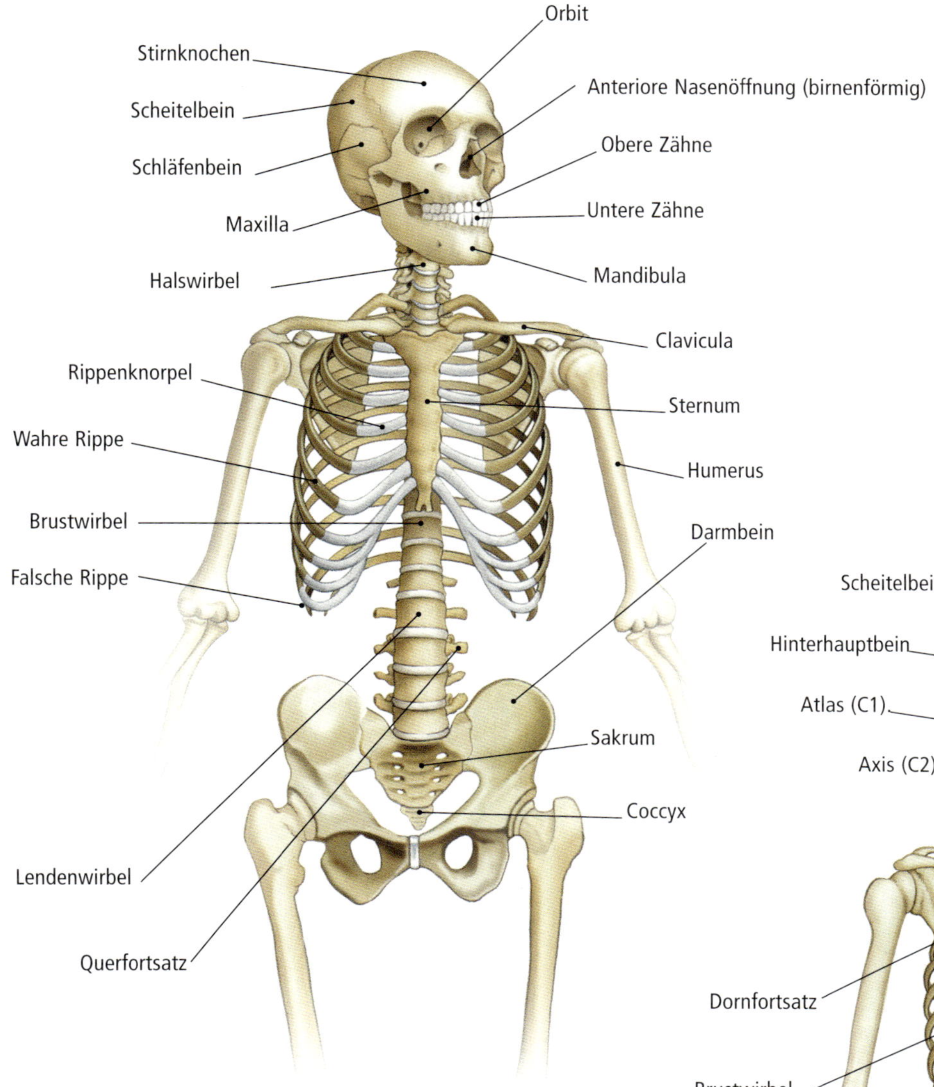

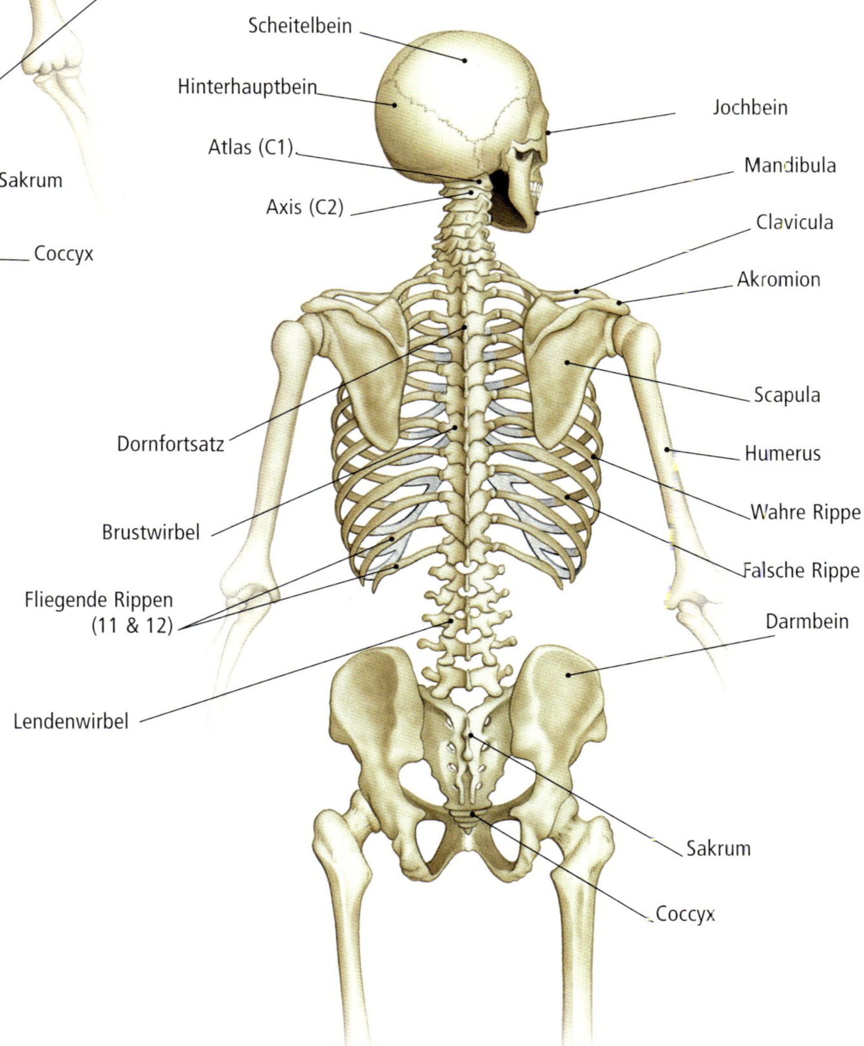

Achsenskelett – Hinteransicht

Knochen und Gelenke der oberen Extremität

Die Knochen der oberen Extremität bestehen aus einem Brustgürtel (Scapula und Clavicula), der durch die Schultermuskeln und das synoviale Sternoclaviculargelenk eine relativ lockere Verbindung zum Achsenskelett hat, einem einzelnen Oberarmknochen (Humerus), Knochen des Unterarms (Radius und Ulna), Handgelenksknochen (die acht Carpalknochen), Handknochen (Metacarpalknochen) und Fingerknochen oder Phalangen (zwei in Finger 1, aber 3 in Fingern 2-5).

Schlüsselbegriffe:

AkromioclaviculargelenkDas eben Gelenk zwischen dem Acromion der Scapula und dem distalen Ende der Clavicula. Die Gelenksoberflächen bestehen hauptsächlich aus Faserknorpeln.

AkromionDas distale Ende der Scapulaspitze. Es bildet ein Synovialgelenk mit der distalen Clavicula und ist Ansatzpunkt für das ligamentum coracoacromiale und den Deltoidmuskel.

Clavicula Siehe S. 38–39

Fossa glenoidalis Die flache Gelenksoberfläche des lateralen Winkels der Scapula. Es bildet ein Synovialgelenk mit dem Humeruskopf (gelnohumeral- oder Schultergelenk).

Fossa subscapularis Die konkave, anteriore Oberfläche der Scapula. Sie bildet Ansatzpunkt für den M. Subscapularis, ein Muskel, der den Oberarm medial rotiert.

Humerus Der Oberarmknochen. Er besteht aus einem Schaft und proximalen und distalen Gelenksoberflächen.

Humeruskopf Die Gelenksoberfläche des proximalen Humerus. Es ist ein weniger als eine Halbkugel und umgeben vom chirurgischen Hals.

Karpalknochen Die acht Knochen des Handgelenks. Die proximale Reihe (von lateral nach medial) beinhaltet das Os scaphoideum, Os lunatum, Os triquetrum und Os pisiforme. Die distale Reihe besteht aus den Ossi trapezium, trapezoideum, capitatum und hamatum.

Margo lateralis der Scapula Die laterale Kante der Scapula. Es bietet Ansatzpunkt für den langen Kopf des M. Triceps brachii (am Tuberkulum infraglenoidalis), den M. Teres minor und den M. Teres major.

Margo medialis der Scapula Die mediale Kante der Scapula. Sie bietet Ansatzpunkt für den M. Levator scapulae, M. Rhomboideus minor und M. Rhomboideus major.

Margo superior der Scapula Die dünne, scharfe, obere Kante der Scapula. Sie wird durch ihre Verbindung mit den Processus coracoideus durch die Kerbe der Scapula unterbrochen, die den Nerus suprascapularis führt.

Mittelhandknochen Die Knochen der Handfläche. Sie sind von 1 bis 5 nummeriert, vom Daumen zum kleinen Finger. Zwischen den Mittelhandknochen befinden sich Muskeln.

Processus coracoideus Ein anteriorer Fortsatz der Scapula. Er bietet Ansatzpunkt für den kurzen Kopf des M. Biceps brachii und den M. pectoralis minor.

Phalangen Die Fingerknochen. Es gibt zwei (proximal und distal) in Finger 1 (Daumen) und drei (proximal, mittel und distal) in Fingern 2-5. Singular: Phalanx.

Radius Der laterale Knochen des Unterarms. Er ist durch ein synoviales Drehgelenk mit der Ulna verbunden, und erlaubt so Rotationen des
Radius rund um die Ulna (Pronation und Supination).

Scapula Der posteriore Knochen des Schultergütels. Sie hat anteriore und posteriore Oberflächen; mediale, laterale und superiore Grenzen; und processi coracoidi und akromiale. Die fossa glenoidalis bildet ein Gelenk mit dem Humerus.

Scapulaspitze Die lateral verlaufende spitze Erhebung der posterioren Scapula. Sie teilt die fossa supraspinata von der fossa infraspinata.

SchultergelenkDas glenohumerake (Schulter-) Synovialgelenk. Es ist ein frei bewegliches Kugelgelenk, das durch die Gelenkskapsel und die Muskeln der Rotatorenmanschette (darunter M. Supraspinatus, M. Infraspinatus und M. Teres minor) stabilisiert wird.

Schulterpfanne Die Höhle des synovialen Glenohumeralgelenks (Schultergelenk) zwischen der fossa glenoidalis und dem Humeruskopf.

Tuberculum majus des Humerus Die Erhöhung des lateralen Humerus, die Ansatzpunkt für den M. Supraspinatus, M. Infraspinatus, und M. teres minor bildet.

Tuberculum minus Eine aufgeraute Erhöhung des anterioren proximalen Humerus.

Ulna Der mediale Knochen des Unterarms. Sie hat proximal eine Verbindung mit dem Humerus (humeroulnares Synovialgelenk des Ellbogens) und ebenso eine Verbindung mit dem Radius durch ein Drehgelenk (proximale und distale radioulnare Synovialgelenke).

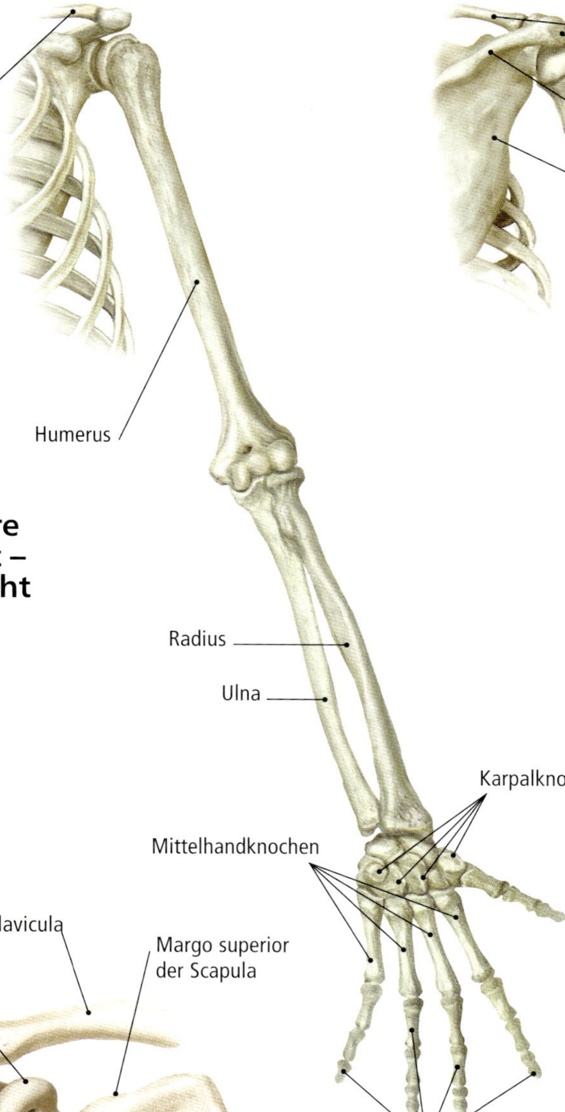

Linke obere Extremität – Frontansicht

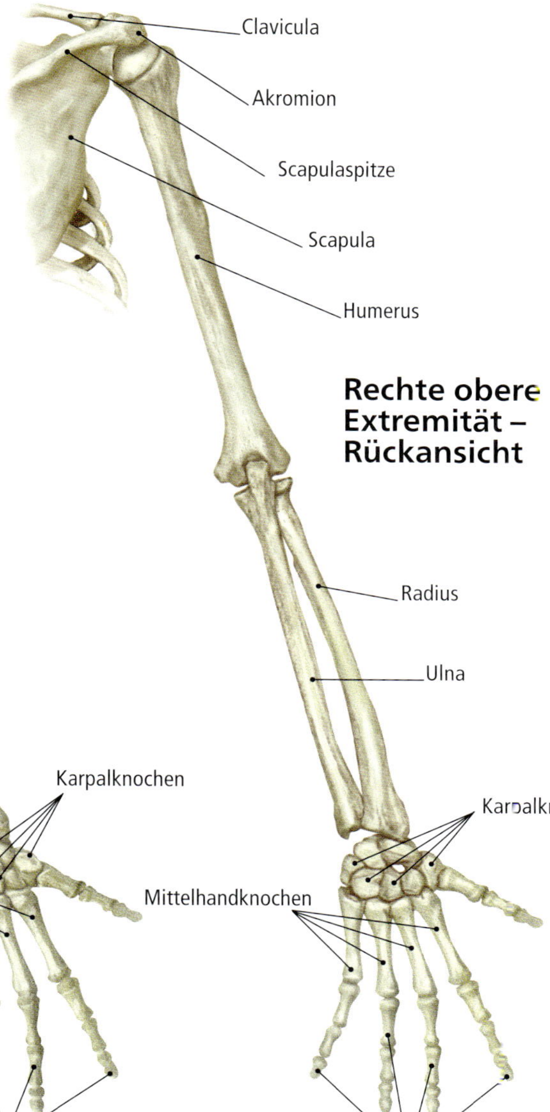

Rechte obere Extremität – Rückansicht

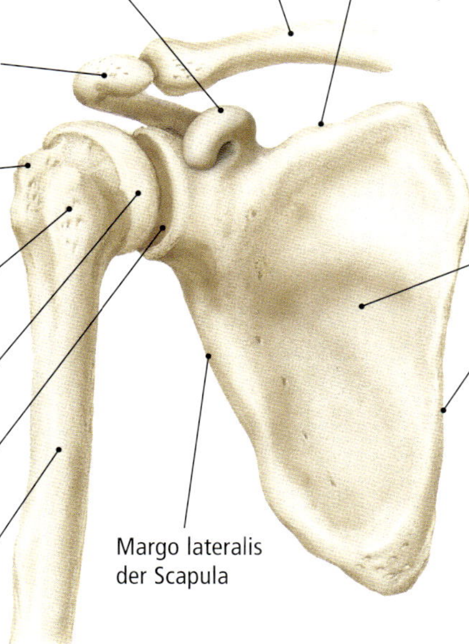

Schultergelenk – Frontansicht

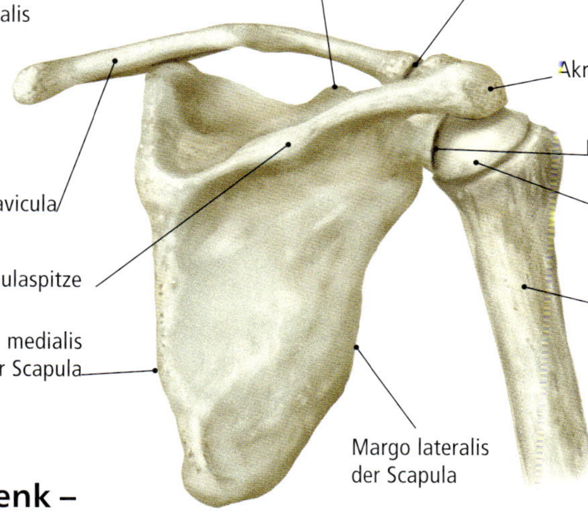

Schultergelenk – Rückansicht

Knochen und Gelenke der unteren Extremität

Die Knochen der unteren Extremität beinhalten den Hüftknochen, oder Os coxa, (Ilium, Ischium und Pubis), die beim Acetabulum zusammentreffen, welches durch das Iliosakralgelenk mit dem Sakrum verbunden ist, und mit dem einzigen Knochen im Oberschenkel (Femur), den beiden Knochen des Unterschenkels (starke Tibia und stiftförmige Fibula), den sieben Fußwurzelknochen (Talus, Calcaneus, Os cuboideum, Os naviculare und drei Ossa cuneiformia), fünf Mittelfußknochen und 14 Zehenknochen (zwei im großen Zeh, aber drei in den anderen Zehen).

Schlüsselbegriffe:

Tuberculum adductorium Eine markante Erhebung am obersten Teil des medialen Femurcondylus).

Margo anterior Die Kante der Tibia vorne am Schienbein.

Apex der Fibula Das obere Ende der Fibula. An ihm ist eines der Bänder, die entlang des Kniegelenks verlaufen, befestigt.

Area intercondylaris anterior Der Bereich zwischen den beiden Gelenksfacetten des anterioren Tibialplateaus.

Calcaneus Der Fersenkochen, auch Os calcis genannt. Hat an der oberen Oberfläche eine Gelenksoberfläche für Talus und Os cuboideum.

Diaphyse des Femur Hauptsächlicher tubulärer Teil des Femur.

Eminentia intercondylaris Eine Erhebubg im Zentrum der Tibia. Die Kreuzbänder im Knie und den Menisken, die dabei helfen, die Gelenksoberflächen anzupassen, sind vorne und hinten an der Tinia angesetzt.

Epycondylus lateralis Eine Erhebung auf der lateralen Oberfläche des lateralen Condylus femoris.

Epycondylus medialis Eine Erhebung auf der medialen Oberfläche des medialen Condylus femoris.

Femur Der Oberschenkelknochen.

Femurkopf Das ballförmige proximale Ende des Femur, das sich in die Hüftgelenkspfanne (Acetabulum) einpasst.

Fibula Ein schmaler Knochen lateral im Bein, der kein Gewicht trägt.

Fibulahals Der schmale obere Teil der Fibula, distal zum Kopf.

Fibulaköpfchen Der erweiterte proximale Teil der Fibula. Hat eine runden Gelenksfacette am lateralen Kondylus der Tibia.

Fossa intercondylaris Die Mulde zwischen dem medialen und lateralen Condylus des Femur.

Fovea capitis Eine Mulde im Femurkopf, und ist Ansatz des Ligamentum capitis femoris.

Fußwurzelknochen Die Fußwurzelknochen bestehen aus Talus, Calcaneus, Os naviculare, Os cuboideum, und drei Ossa cuneiformia.

Gelenkfortsatz des medialen Malleolus Die distale Tibia bildet den medialen teil des Knöchelgelenks und hat Gelenkknorpel.

Gelenkfortsatz für den Talus Die Fibula trägt zum lateralen Teil des Knöchelgelenks bei. Ihr unteres Ende bildet ein Gelenk mit der lateralen Oberfläche der Trochlea des Talus.

Gelenksoberfläche mit dem Fibulakopf Eine flache, runde Facette am lateralen Kondylus der Tibia, für die Gelenkverbindung mit dem Fibulakopf.

Inferiore Gelenksoberfläche Inferiore Oberfläche der Tibia für das Gelenk mit der superioren Oberfläche der Trochlea des Talus.

Laterale Oberfläche Die laterale Oberfläche der Tibia ist Ansatzpunkt für den M. Tibialis anterior.

Lateraler Condylus Der laterale Teil des breiten oberen Endes der Tibia.

Malleolus lateralis Das inferiore Ende der Fibula bildet den Malleolus lateralis des Knöchels.

Malleolus lateralis Das inferiore Ende der Fibula bildet den Malleolus lateralis des Knöchels.

Margo lateralis Die scharfe laterale Kante der Tibia.

Malleolus lateralis Das inferiore Ende der Fibula bildet den Malleolus lateralis des Knöchels.

Metatarsalknochen Die Knochen des Vorderfußes.

Oberschenkelhals Der Teil des Femur zwischen dem Femurkopf und dem Trocheanter major.

Patella Die Kniescheibe. Sie ist ein dreieckiges Sesambein, das in die Sehne des Musculus quadriceps femoris eingebettet ist.

Patellare Oberfläche Die Gelenksoberfläche des distalen Femur für die Patella.

Phalangen Die Knochen der Finger und Zehen.

Superiore Gelenksoberflächen (mediale und laterale Facetten) Die paarigen Gelenksfacetten der oberen Tbia.

Syndesmosis tibiofibularis Die Kerbe auf der lateralen Oberfläche der distalen Tibia für das Gelenk mit der Fibula.

Talus Der oberste Fußwurzelknochen. Es besteht aus Kopf, Hals und Körper.

Tibia Der größere Knochen des Unterschenkels, der das Gewicht trägt.

Trocheanter major Ein großer Vorsprung des proximalen Femur. Es bietet Ansatzpunkt für den Gluteus medius und den Gluteus minimus.

Trochanter minor Eine Erhebung vom hinteren teil des Gelenks des Femurhalses und –schaftes.

Tuberositas tibiae Eine Erhöhung am Margo anterior der proximalen Tibia.

Rechte untere Extremität – Frontansicht

Linke untere Extremität – Rückansicht

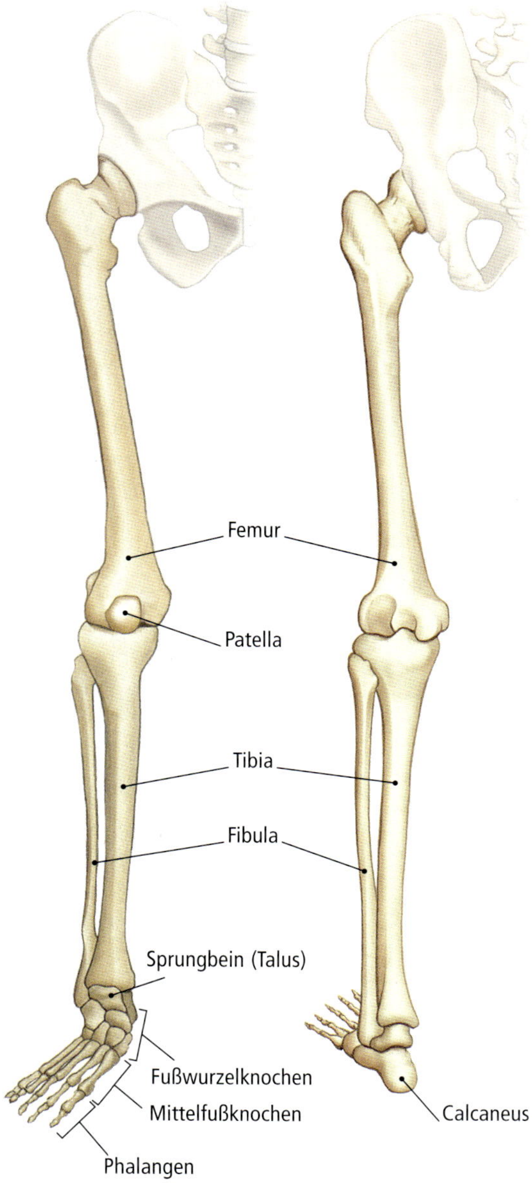

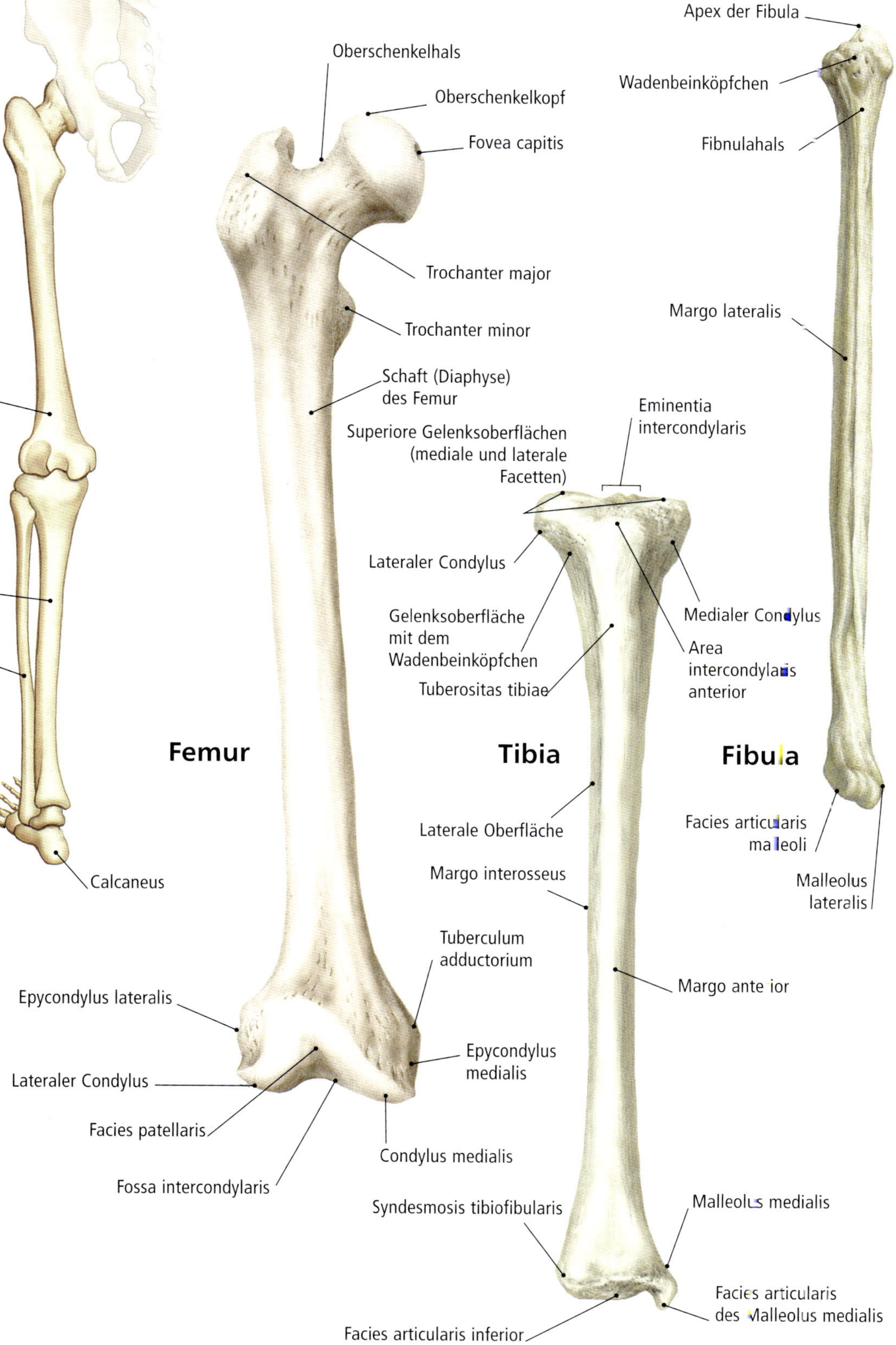

Wahr oder Falsch?

1	*Das Achsenskelett besteht aus Schädel, Zungenbein, Wirbelsäule, Rippen und Sternum.*	
2	*Das Zungenbein ist direkt mit der Wirbelsäule verbunden.*	
3	*Es gibt drei Paare der Fliegenden Rippen, die keinen Kontakt mit dem Sternum haben.*	
4	*Die fünf Lendenwirbel erlauben freie Rotation des Rumpfes.*	
5	*Die Verwachsung der fünf Sacralwirbel geschieht im frühen Erwachsenenleben.*	
6	*Knochen des Schultergürtels beinhalten Scapula, Clavicula und Humerus.*	
7	*Der Humerus ist distal als Capitulum und Trochlea ausgeweitet.*	
8	*Die Tuberositas radii liegt am proximalen Ende des Radius.*	
9	*Die Knochen der proximalen Reihe der Handwurzel sind Ossi scaphoideum, lunatum, triquetrum und pisiforme.*	
10	*Die Knochen der Handfläche werden gemeinsam metatarsale Knochen genannt.*	
11	*Die drei Knochen, die den Hüftknochen (Os coxa) formen sind Ilium, Ischium und Pubis.*	
12	*Die Komponenten des Hüftknochens treffen sich an der Schambeinfuge.*	
13	*Die Struktur. auf der wir sitzen, ist die Ischialstachel.*	
14	*Der Femur hat einen proximalen runden Kopf, der sich in das Acetabulum einpasst.*	
15	*Der Femurschaft winkelt sich nach innen Richtung Kniegelenk.*	

16 *Das distale Ende des Femur hat zwei Condylen, jeder mit einem elliptischen Querschnitt.*

17 *Der dickste Knochen im Bein ist die Tibia.*

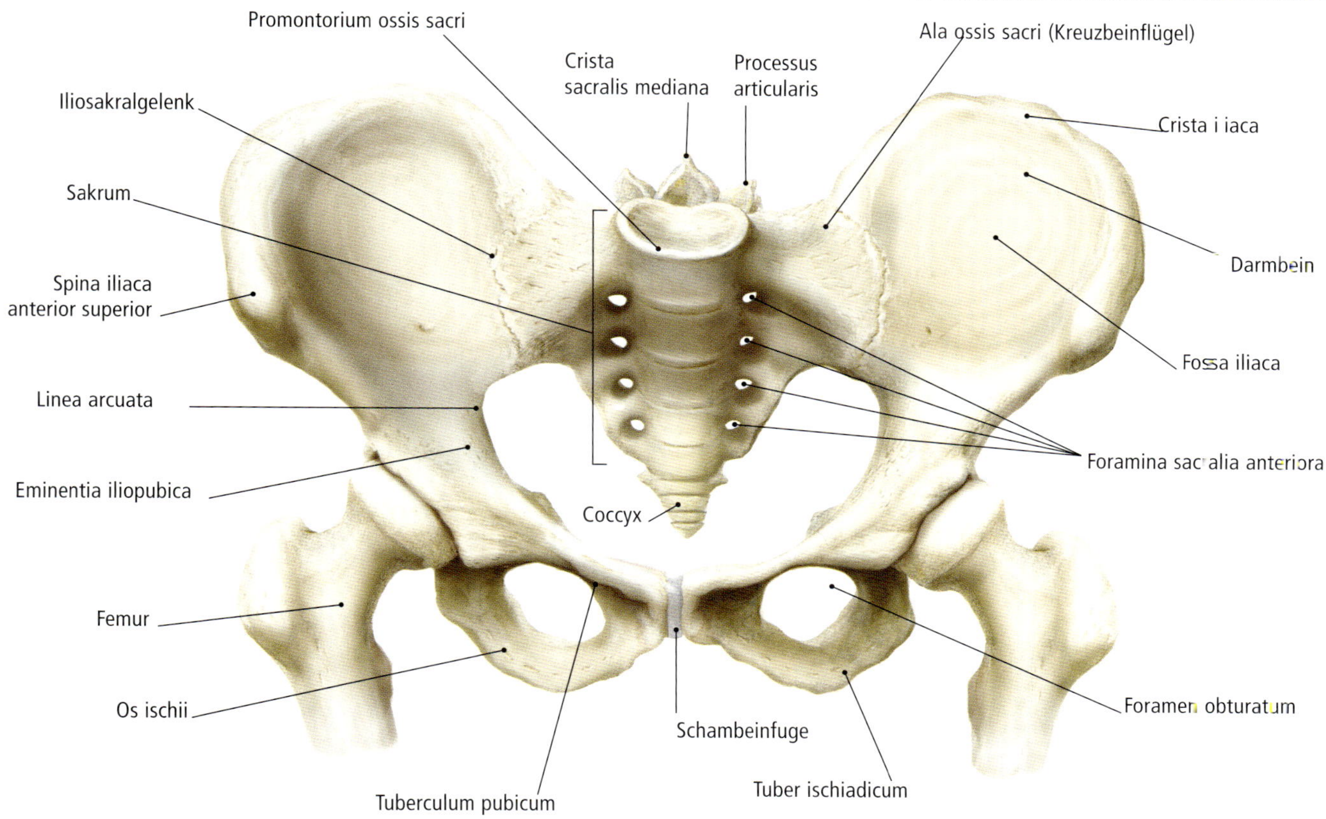

Weibliches Becken – Frontansicht

Während die Bestandteile des weiblichen und männlichen Beckens die gleichen sind, sind Form und Größen unterschiedlich. Das männliche Becken ist allgemein größer, um mehr Gewicht zu tragen. Das weibliche Becken ist breiter, um dem Babykopf bei der Geburt nicht zu behindern.

Oberschenkelhalsbruch

Der proximale Femur hat einen beinahe kugelförmigen Kopf, der auf einem schmalen Hals sitzt. Oberschenkelhalsbrüche passieren häufig, vor allem bei osteoporotischen älteren Menschen und bei Kfz-Unfällen. Oft wird die Bruchstelle gestaucht, daher sind Verkürzung und Drehung der Gliedmaßen häufig. Der Femurkopf ist durch diese Verletzung auch nekroseanfällig, da viel der Blutversorgung durch den Oberschenkelhals verläuft. Oberschenkelhalsbrüche können den kompletten Ersatz des Femurkopfes, -halses und des Acetabulums (künstliche Hüfte), oder das Zusammenschrauben der Fraktur erfordern

Multiple-Choice

1 *Welcher der Folgenden ist KEIN Bestandteil des Schädelknochens?*

- Ⓐ Os temporale
- Ⓑ Os sphenoidale
- Ⓒ Os hyoideum
- Ⓓ Vomer
- Ⓔ Os lacrimale

2 *Welche der folgenden Knochengruppen bilden die Schädelhöhle?*

- Ⓐ Os frontale, Os sphenoidale und Vomer
- Ⓑ Os parietale, Os temporale und Os zygomaticum
- Ⓒ Os occipitale, Os parietale und Os nasale
- Ⓓ Axis, Os frontale und Os parietale
- Ⓔ Mandibula, Os sphenoidale und Os occipitale

3 *Welcher der folgenden Knochen trägt die Oberen Zähne?*

- Ⓐ Os palatinum
- Ⓑ Os sphenoidale
- Ⓒ Os ethmoidale
- Ⓓ Maxilla
- Ⓔ keine der Aussagen ist korrekt

4 *Welche der folgenden Aussagen über die zweiten (permanenten) Zähne ist korrekt?*

- Ⓐ Es sind insgesamt 20
- Ⓑ Es gibt insgesamt 8 Schneidezähne
- Ⓒ Die hintersten Prämolare werden Weisheitszähne genannt
- Ⓓ Eckzähne befinden sich zwischen Prämolaren und Molaren
- Ⓔ Molare haben nur eine Wurzel

5 *Die Anzahl der Rippen, die direkt mit dem Sternum verbunden sind (wahre Rippen) ist…*

- Ⓐ 3
- Ⓑ 5
- Ⓒ 7
- Ⓓ 9
- Ⓔ 12

6 *Welche der folgenden Aussagen über falsche Rippen ist korrekt?*

- Ⓐ Sie sind mit dem Rippenknorpel der darüberliegenden Rippen verbunden
- Ⓑ Sie schützen die Nieren
- Ⓒ sie sind direkt mit dem Schwertfortsatz verbunden
- Ⓓ Bei Erwachsenen bestehen sie nur aus Knorpeln
- Ⓔ sowohl A und D sind korrekt

7 *Der Humerus hat einen glatten, abgerundeten Kopf, der von einem Ring umgeben ist, den man … nennt.*

- Ⓐ Chirurgischer Hals
- Ⓑ Köpfchen
- Ⓒ Labrum glenoidale
- Ⓓ Spiralleitung
- Ⓔ Anatomischer Hals

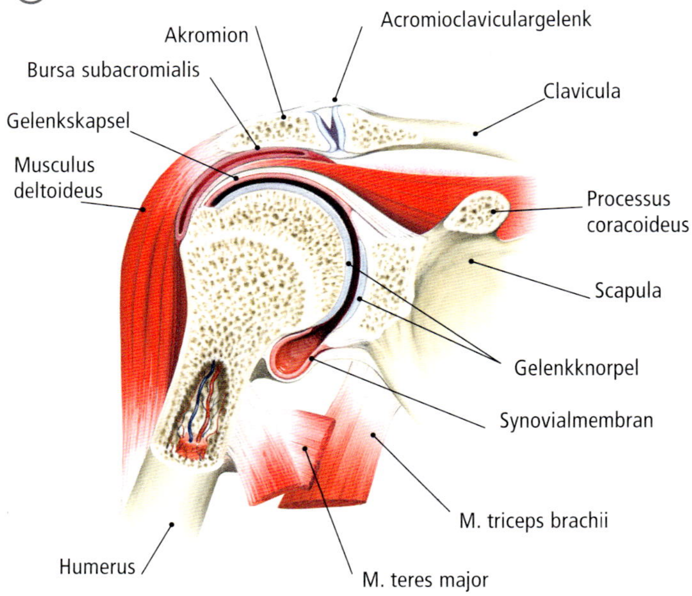

Schulter – Querschnitt

Die runden Bewegungen der Schulter ergeben sich aufgrund verschiedener Faktoren. Eine kleine Kontaktfläche zwischen den Gelenksoberflächen und eine großzügige, gut geschmierte Gelenkskapsel sorgen für reibungslose Bewegung.

8 *Der Chirurgische Hals des Humerus ist die Stelle an der...*

Ⓐ der Nervus radialis posterior am Humerusschaft verläuft.
Ⓑ der Humerus meistens bricht.
Ⓒ die Arteria brachialis ine Enge Verbindung zum Humerusschaft hat.
Ⓓ Chirurgen Teile für Transplantationen entnehmen können.
Ⓔ der Großteil des Musculus triceps major ansetzt.

9 *Zu welchem Teil des Humerus hat die Ulna ein Gelenk?*

Ⓐ Capitulum
Ⓑ Trochlea
Ⓒ Kopf
Ⓓ Epycondylus medialis
Ⓔ keine der Aussagen ist korrekt

10 *Der Knochen, der ein direktes Gelenk mit dem Radius hat, ist...*

Ⓐ Os scaphoideum
Ⓑ Os triquetrum
Ⓒ Os trapezium
Ⓓ Os capitatum
Ⓔ Os hamatum

Schulterluxation

Die Stabilität des Schultergelenks (Glenohumeralgelenk) ist hauptsächlich von den umgebenden Muskeln abhängig, da die gegenüberliegenden Gelenksoberflächen klein und die Bänder relativ schwach sind. Eine Schulterluxation ist eine häufige Verletzung, vor allem, wenn die Person den Oberarm abspreizt und streckt, wie beispielsweise beim wilden Zurückstrecken des Arms, um einen Ball zu fangen. Die schwachen Bänder vor dem Glenohumeralgelenk werden stark gedehnt und der Humeruskopf rutscht nach unten in den Raum inferior zum processus coracoideus und anterior zum Labrum glenoidale. Häufiger auftretende Luxationen können eine chirurgische Reparatur der Bänder notwendig machen.

11 *Der Teil des Femur, an der Hüfte palpabel ist, ist:*

Ⓐ Trochanter minor
Ⓑ Condylus medialis
Ⓒ Line aspera
Ⓓ Trochanter major
Ⓔ Oberschenkelhals

12 *Eine vorstehende Charakteristik des Femur, superior zum Condylus medialis ist:*

Ⓐ Trochanter major
Ⓑ Tuberculum adductorium
Ⓒ Trochanter minor
Ⓓ Femurkopf
Ⓔ Eminentia intercondylaris

13 *Das proximale Ende der Tibia ist charakterisiert durch:*

Ⓐ Eine einzelne Gelenksoberfläche mit einer Eminentia auf der lateralen Seite
Ⓑ Eine tellerförmige Gelenksoberflächem die sich an die Femurcondyli anpasst
Ⓒ paarige, flache glenksoberflächen an beiden Seiten einer Eminentia
Ⓓ paarige supracondyläre Furchen für die Gelenkverbindung mit dem Femur
Ⓔ keine der Aussagen ist korrekt

14 *Röhrenknochen haben innere Markräume in denen:*

Ⓐ Hämatopoese (Blutzellproduktion) stattfindet
Ⓑ Kalzium und Phosphor gespeichert werden
Ⓒ Immunüberwachungszellen vorherrschen
Ⓓ Energie in der Form von gelbem Fett gespeichert werden kann
Ⓔ sowohl A und D sind korrekt

Malen und Bezeichnen

Knochenstruktur – Querschnitt eines Oberschenkelkopfes

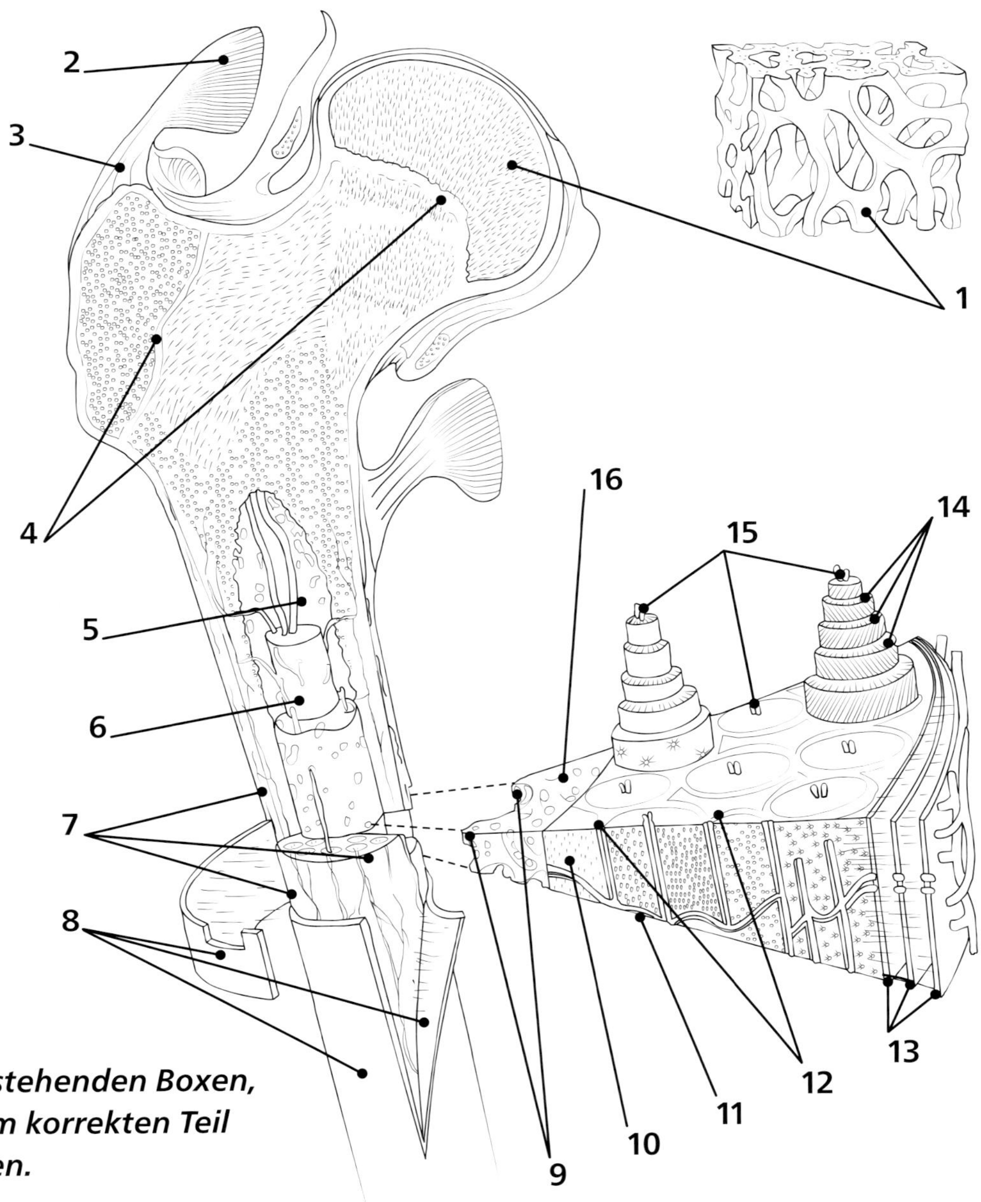

i) Nummeriere die untenstehenden Boxen, um jede Bezeichnung dem korrekten Teil der Zeichnung zuzuordnen.

Markhöhle ☐

Muskel ☐

Sehne ☐

Speziallamellen ☐

Spongiöser Knochen ☐

Periosteum ☐

Substantia compacta ☐

Havers-Kanal ☐

Endosteum ☐

Volkmann-Kanal ☐

Innere Generallamellen ☐

Schaltlamellen ☐

Äußere Generallamellen ☐

Epiphysenfuge ☐

Knochenmark ☐

Trabekel des spongiösen Knochen ☐

i) Benenne jede der in den Abbildungen gezeigten Strukturen

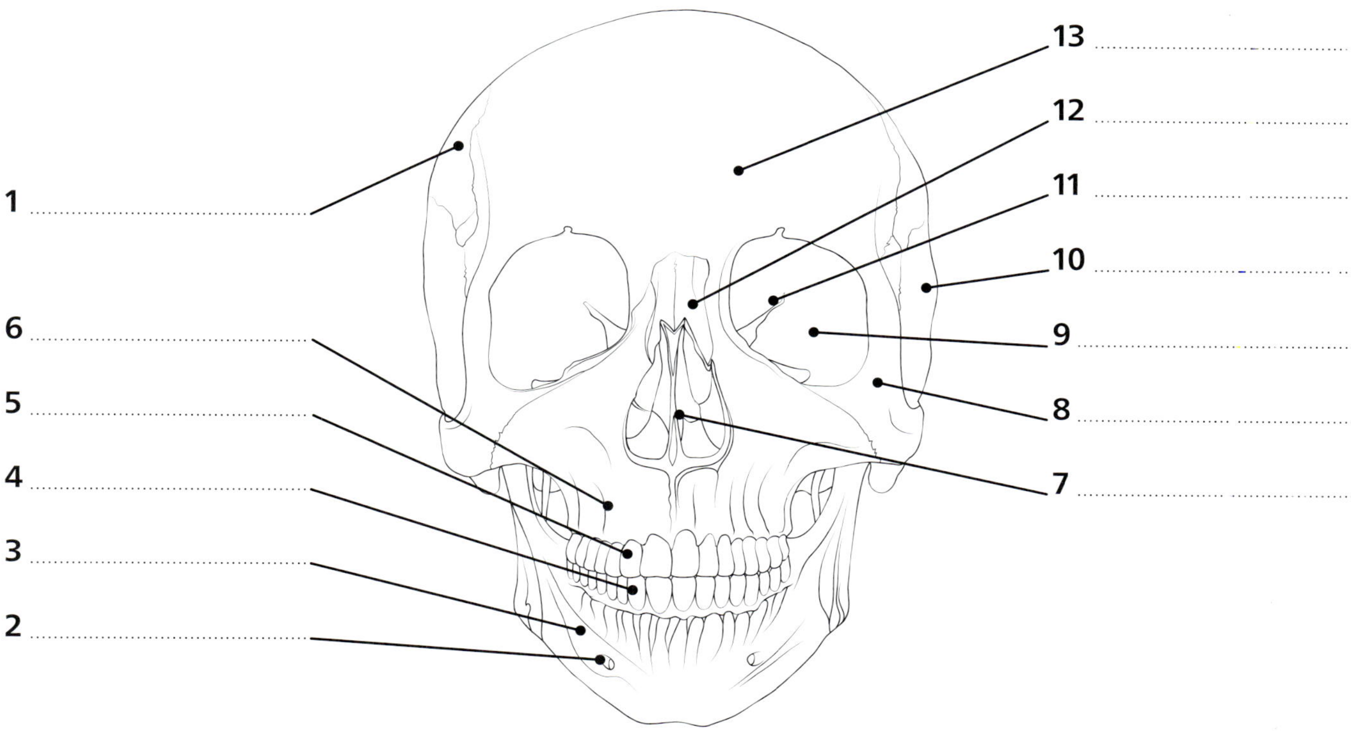

Schädelknochen – Frontansicht

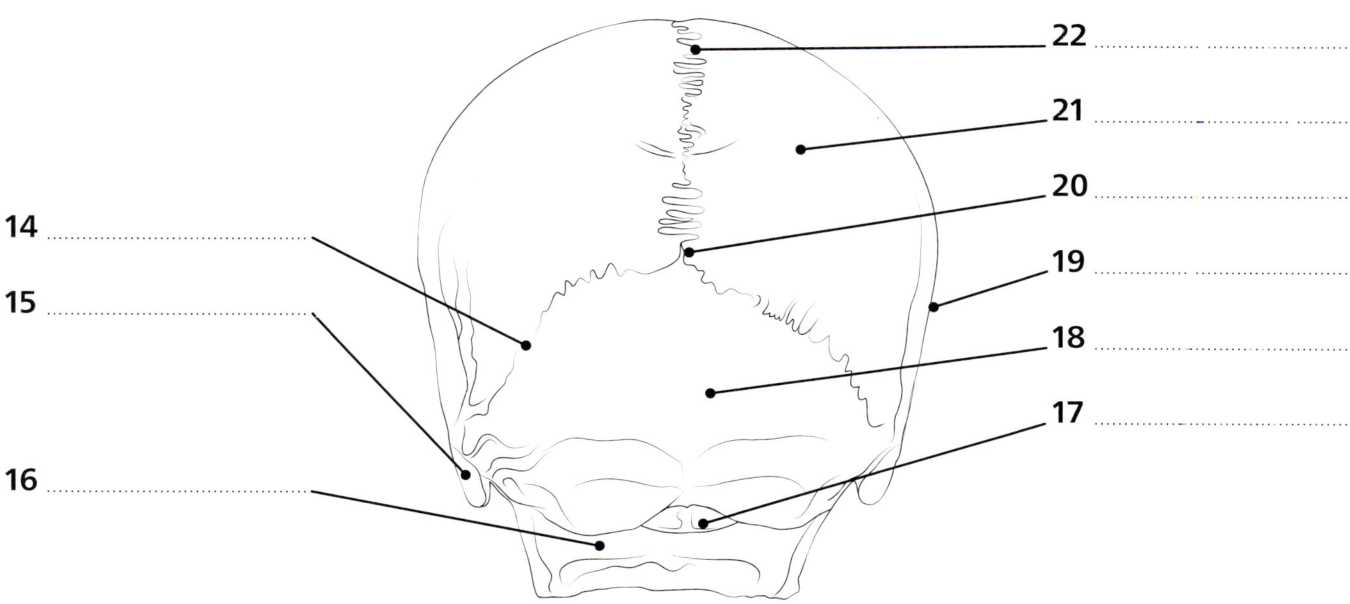

Schädelknochen – Rückansicht

Lücken füllen

1 *Die vaskuläre Versorgung der Knochen geschieht durch Gefäße, die in den __________ verlaufen, die mit den Havers-Kanälen vernetzt sind.*

2 *Die longitudinalen Kanäle, die durch den Knochen verlaufen, und von Speziallamellen von Geflechtknochen umgeben sind, nennt man __________.*

3 *Die hochsensible Schicht von Bindegewebe am Äußeren der Knochen nennt man __________.*

4 *Wachstum des Knochenumfangs geschieht durch Ablagerung von Knochengewebe unter dem __________ am Äußeren des Knochens und durch (normalerweise) Entfernung von Knochengewebe am __________ der Markhöhle.*

5 *Der Schädel ist in zwei große teile geteilt: den __________ und das __________.*

6 *Blutgefäße zum Knocheninneren durchdringen die Knochenoberfläche durch das __________.*

7 *Die Wirbelsäule besteht aus __________ Halswirbeln, __________ Brustwirbeln, __________ Lendenwirbeln, __________ verwachsenen Sacralwirbeln und __________ geteilte oder verwachsene Coccygealwirbel.*

8 *Der __________ bietet den Ansatz für den Zungenmuskel und schützt die Luftröhre vor dem Kollaps.*

9 *Das Sacrum hat __________ und ____________________ Foramina sacralia, als Weg für die Nervenfasern.*

10 *Das proximale Ende des Humerus hat zwei anterolaterale Erhebungen, die __________ und __________, die durch einen Sulcus getrennt sind.*

Traumatische Nackenverletzung

Die Halswirbelsäule ist der fragilste Teil der Wirbelsäule, da es am meisten Bewegung erlaubt. Leider ist sie dadurch sehr angreifbar durch Verletzungen durch große Beschleunigung, wie Schläge gegen den Kopf oder Kfz-Unfälle. Der obere Teil der Halswirbelsäule ist am verletzlichsten, und Verletzungen wie Bruch/Luxation der Wirbel C1 und C2 können gravierende Konsequenzen nach sich ziehen, wenn das Rückenmark der Halswirbelsäule beschädigt wird, und so die Kontrolle über die Atmungsmuskulatur und das Diaphragma verloren wird. Frakturen und Luxation der unteren Halswirbel kann Tetraplegie verursachen.

11 *Die proximale Ulna hat eine __________kerbe für das Gelenk mit dem Humerus.*

12 *Die Fingerknochen beinhalten __________ und __________ Phalangen in Finger 1 (Daumen) und __________, __________ und __________ Phalangen in Fingern 2-5.*

13 *Das __________ ist ein Raum im Hüftknochen, der durch die Verbindung der rami superior und inferior des Os pubis mit __________ und __________.*

14 *Die spibna ischiadica trennt die incisurae __________.*

15 *Der Teil des palpablen Hüftknochens oben an der Hüftregion ist die crista __________.*

16 *Die __________ ist ein prominenter Kamm an der posterioren Oberfläche des Femur, die Ansatzpunkt für Muskeln und Septum intermusculare.*

17 *Der Raum zwischen den Femoralcondyli nennt man __________.*

18 *Der __________ ist der distale Teil der Tibia, der die knöcherne Beule auf der medialen Seite des Knöchels formt.*

19 *Das Os naviculare befindet sich zwischen dem __________ und den drei __________.*

20 *Der __________ ist der Knochen, der von dem calcaneus gestützt wird.*

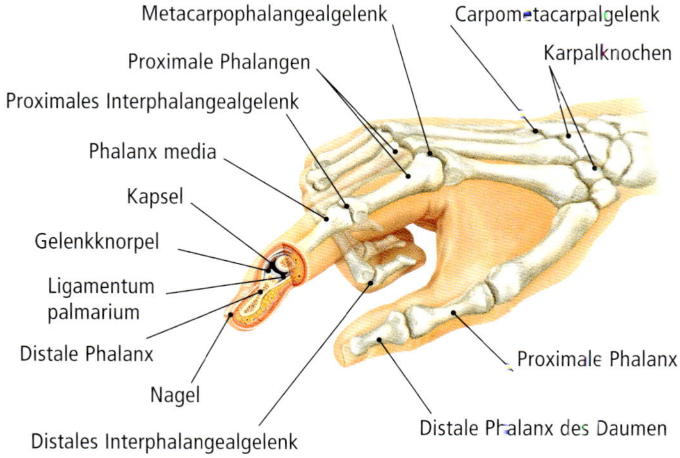

Handknochen

Jeder der vier Finger enthält drei Knochen, die Phalangen, während der Daumen nur zwei phalangiale Knochen enthält.

Verbinde die Aussage mit dem Grund

1 *Die Mikroarchitektur des Knochens kann wiederkehrenden Zug- und Druckkräften widerstehen, weil...*

2 *Wachstum der Röhrenknochen geschieht ausnahmslos vor dem Erwachsensein, weil...*

3 *Die Wirbelkörper werden immer größer, je weiter man die Wirbelsäule nach unten sieht, weil...*

4 *Der Femurschaft winkelt sich nach innen Richtung Kniegelenk, weil...*

5 *Kinder sind anfälliger für Grünholzbrüche als Erwachsene, weil...*

a *die knorpeligen Wachstumsplatten der Epiphyse an den Enden der Röhrenknochen während Kindheit und Adoleszent in Knochen umgewandelt werden.*

b *die Wirbelkörper weiter unten größeren Druckkräften aufgrund des Gewichtes des Rumpfes, Kopfes und oberen Extremitäten ausgesetzt sind.*

c *die Knochen der Kinder flexibler sind als die der Erwachsenen.*

d *die Trabekel oder Nadeln der Knochen entlang der Kraftübertragungslinien durch den Knochen für normale gewichtstragende Funktionen angeordnet sind.*

e *dies den Berührungspunkt zwischen Körper und Boden beim Gehen so nahe wie möglich an der Mittellinie hält, und so das Schwingen des Rumpfes und die Energie, die für die Balance des Körpers notwendig ist, reduziert.*

1 *Die Fähigkeit, tief einzuatmen nimmt nach dem 40. Lebensjahr ab, weil...*

2 *Der Atlas (C1) liegt direkt unter der Mitte des Kopfes, weil...*

3 *Die Halslordose (posteriore Konkavität der Halswirbelsäule) tritt schon nach dem dritten Lebensmonat auf, weil...*

4 *Der Femurkopf ist anfällig für avaskuläre Nekrose nach einem Oberschenkelhalsbruch, weil...*

5 *Eine Fraktur des distalen Radius ist bei älteren Personen häufig, weil...*

a *dieses feine Balancieren die Muskelanstrengung für das Aufrechthalten des Kopfes beim Aufrechtgehen reduziert.*

b *viel der Blutversorgung durch den Oberschenkelkopf verläuft.*

c *die Fraktur meist aufgrund eines Sturzes auf die ausgestreckte Hand verursacht wird, wenn man die Balance verliert.*

d *Ossifikation (Knochenbildung) der Rippenknorpel die Flexibilität der Thoraxwand reduziert.*

e *das Kind ab diesem Alter beginnt, den Kopf zu heben.*

Knochenbildung

Knochen wird ständig gebildet, wodurch Blutgefäße eingeschlossen werden (a) und (b). Sobald die Gefäße vollständig umschlossen sind, und mehr Knochen rundherum aufgebaut wird, bildet sich ein Osteon (c). Dieser Prozess wiederholt sich ständig, und führt so dazu, dass der Knochen dicker wird (d).

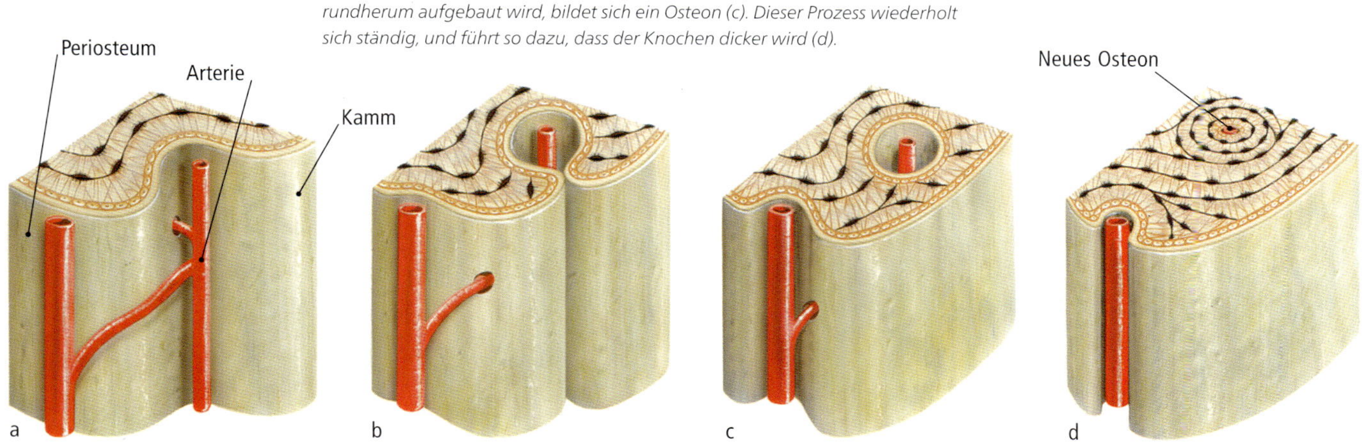

Malen und Bezeichnen

i) Benenne jede der in den Abbildungen gezeigten Strukturen

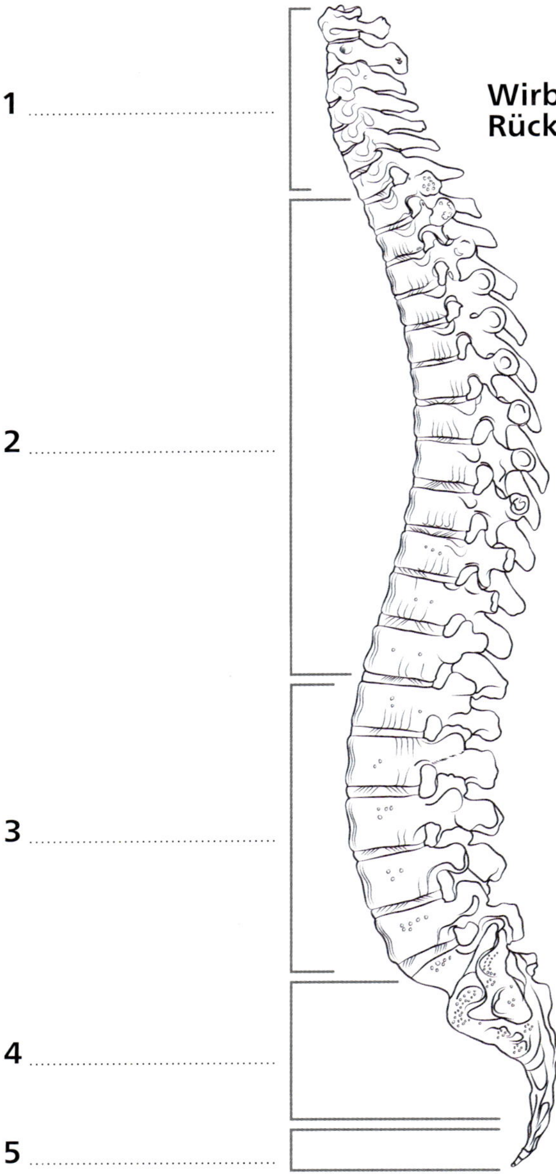

Wirbelsäule – Rückansicht

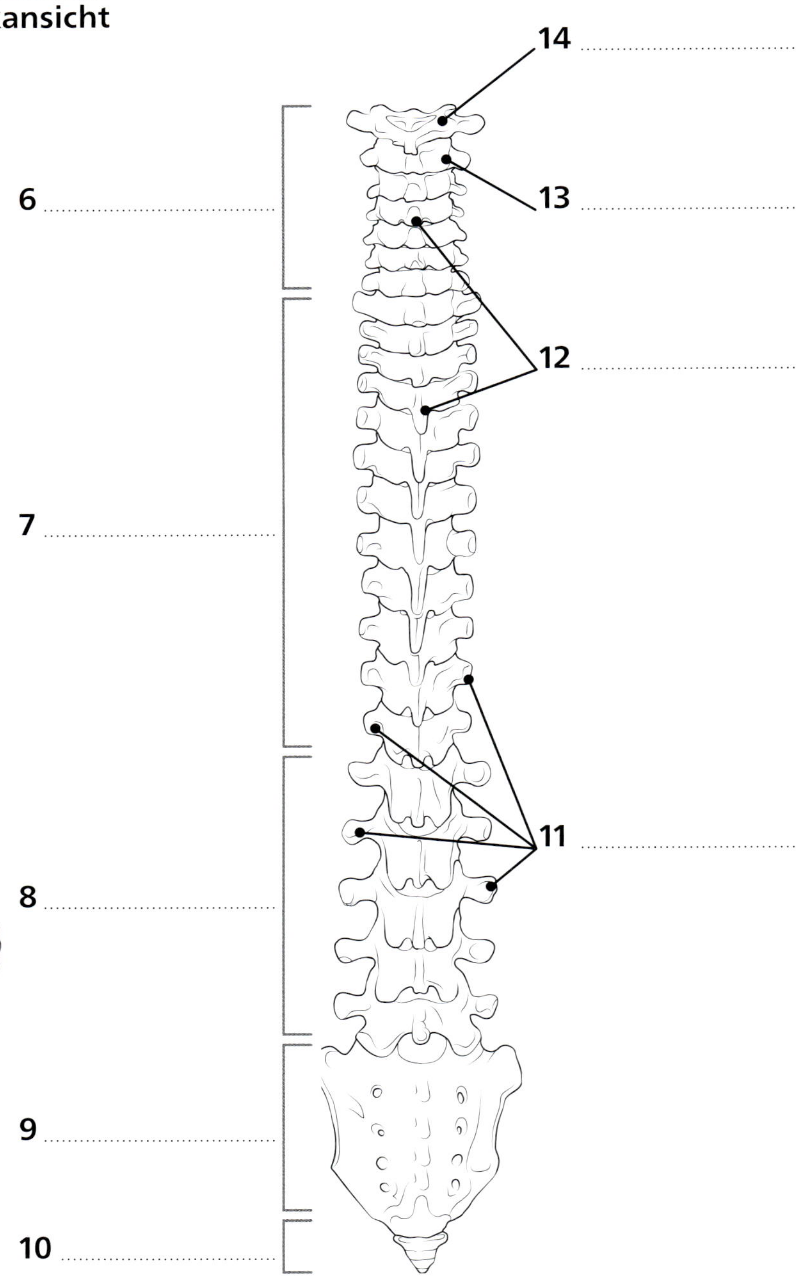

Wirbelsäule – laterale Ansicht

ii) Verwende die Legende, um die Strukturen auszumalen

- Sakralregion
- Lumbalregion
- Thorakalbereich

Halswirbel

Ansicht von oben

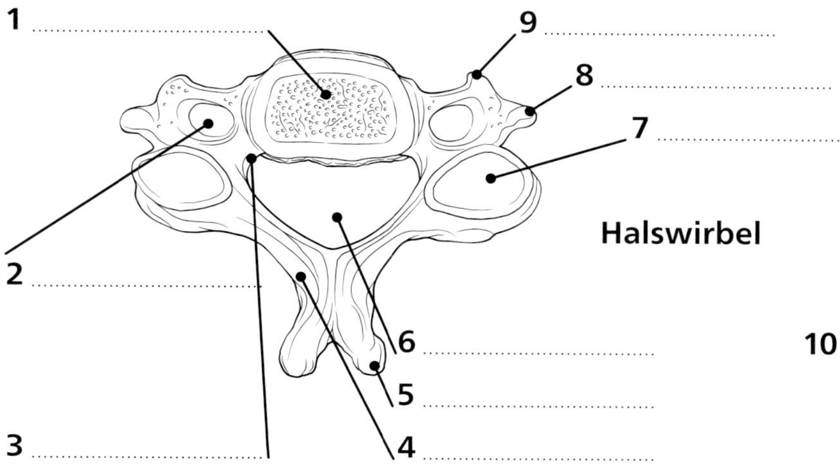

Seitenansicht

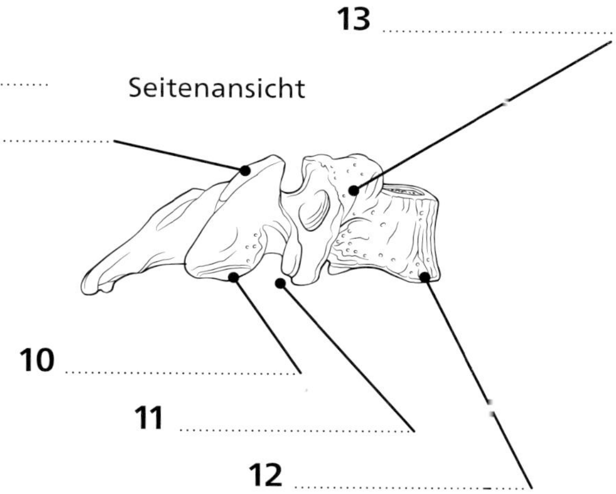

Brustwirbel

Ansicht von oben

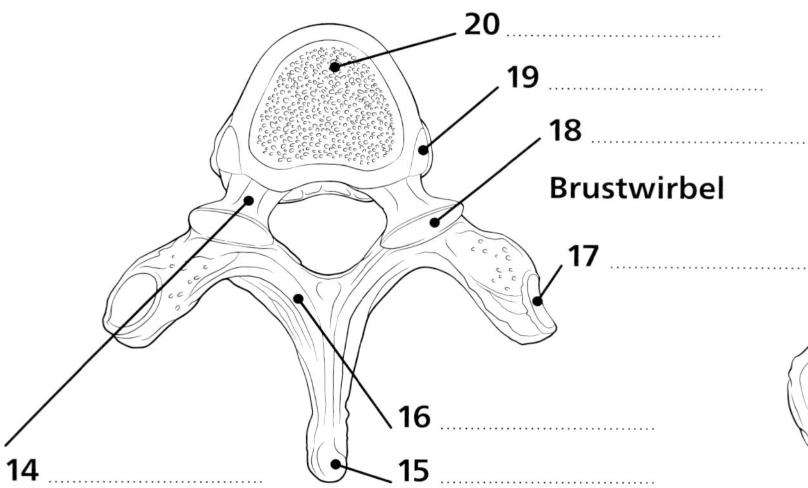

Seitenansicht

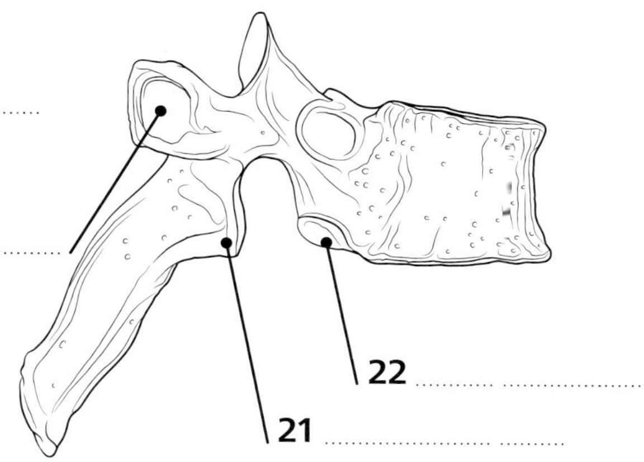

i) Benenne jede der in den Abbildungen gezeigten Strukturen

Lendenwirbel

Ansicht von oben

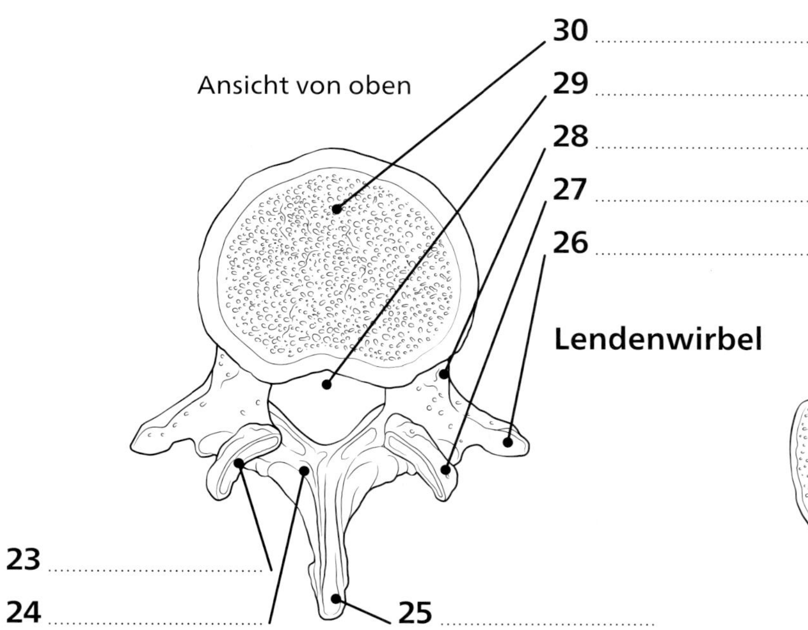

Seitenansicht

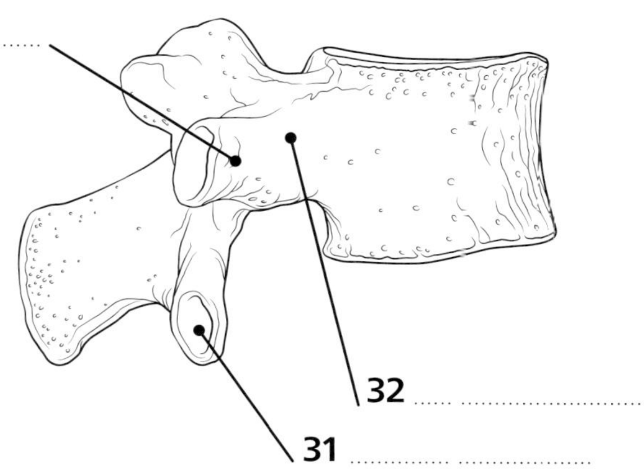

Wahr oder Falsch?

1 *Die mechanisch stabilsten Gelenke sind Synovialgelenke.*

2 *Beispiele für Bindegewebsgelenke sind Nähte des Schädels und die Gomphosis der Zähne.*

3 *Kugelgelenke sind die beweglichsten im Körper und erlauben Bewegungen um drei Achsen.*

4 *Eigelenke, wie das Radioscaphoidgelenk im Handgelenk, erlauben Bewegungen um nur eine Achse.*

5 *Knorpelgelenke bestehen aus einer Scheibe aus Faserknorpel, die sich zwischen zwei Gelenksoberflächen befindet.*

6 *Bandscheiben bestehen aus einem Anulus fibrosus centralis, der von einem Nucleus pulposus umgeben ist.*

7 *Das Gelenk zwischen dem Os trapezium und der Basis der ersten Metacarpalknochen ist ein ebenes Gelenk.*

8 *Das Kniegelenk ist ein gutes Beispiel für ein Scharniergelenk, da es nur Extension und Flexion erlaubt.*

9 *Die Gelenke zwischen den Tarsalknochen sind hauptsächlich ebene Gelenke.*

10 *Der Knöchel wird durch Tibia, Fibula und Talus geformt.*

Ebenes Gelenk

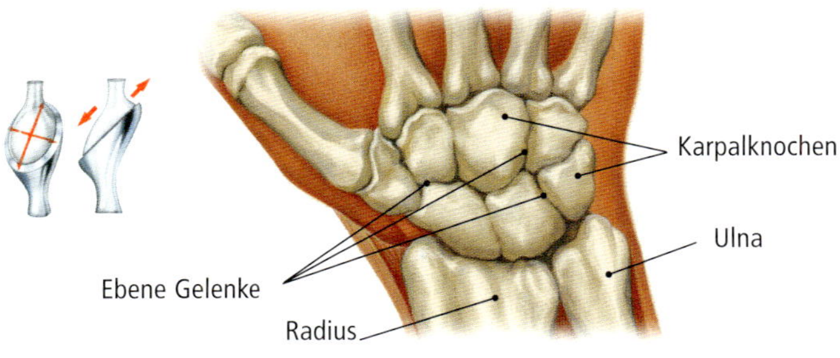

Sattelgelenk

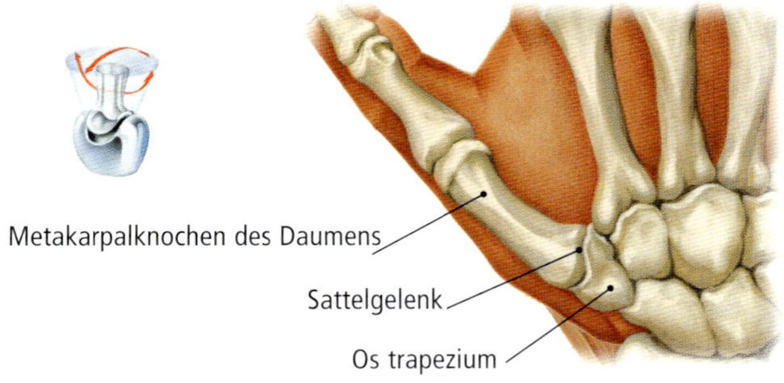

Multiple-Choice

1 *das Gelenk zwischen der Scapula und dem Humerus ist sehr beweglich, aber mechanisch instabil, weil...*

Ⓐ Die Schulterpfanne der Scapula eine relativ flache Mulde ist.
Ⓑ keine knöchernen Vorsrpünge über dem superioren Aspekt des Gelenks liegen.
Ⓒ dem Gelenk sehr wenige Muskeln Stabilität verleihen.
Ⓓ das Gelenk nicht durch Bänder geschützt wird.
Ⓔ die Gelenkskapsel posterior leicht von der Scapula abgezogen werden kann.

2 *Das erste Carpometacarpalgelenk (am Beginn des Daumens) erlaubt welche Bewegungen?*

Ⓐ Rotation
Ⓑ Inversion
Ⓒ Flexion
Ⓓ Extension
Ⓔ sowohl C und D sind korrekt

3 *Gute Beispiele für Drehgelenke sind unter anderem:*

Ⓐ Atlantoaxialgelenk
Ⓑ proximale und distale Radioulnargelenke
Ⓒ Intervertebralgelenke des Thorax
Ⓓ Mittelfußgelenke
Ⓔ sowohl A und B sind korrekt

4 *Condylengelenke findet man in/im:*

Ⓐ Ellbogengelenk
Ⓑ Knöchelgelenk
Ⓒ Metacarpophalangealgelenken
Ⓓ Mittelhandgelenke
Ⓔ Handgelenk

5 *Die Stabilität des Hüftgelenkes wird erhalten durch:*

Ⓐ Ein Ligamentum teres, das den Femurkopf mit der fossa acetabuli verbindet
Ⓑ Die enge Anpassung der Oberflächen des Acetabulums und des Femurkopfes
Ⓒ starke Muskeln, die das Hüftgelenk umgeben
Ⓓ starke ligamenti iliofemorale, pubofemorale und ischiofemorale
Ⓔ Alle der oben stehenden Antworten sind korrekt

6 *Die Stabilität des Kniegelenkes während des Stehens wird erreicht durch:*

Ⓐ Spannung der umgebenden Muskeln
Ⓑ starke anteriore und posteriore longitudinale Bänder
Ⓒ Rotation des distalen Femur an der Tibia, um eine dichte Packung des Gelenks zu gewährleisten
Ⓓ Spannung im Ligamentum patellae
Ⓔ keine der Aussagen ist korrekt

7 *Interphalangealgelenke sind Beispiele welchen Gelenks?*

Ⓐ Condylengelenk
Ⓑ Eigelenk
Ⓒ Kugelgelenk
Ⓓ Scharniergelenk
Ⓔ Sattelgelenk

Eigelenk

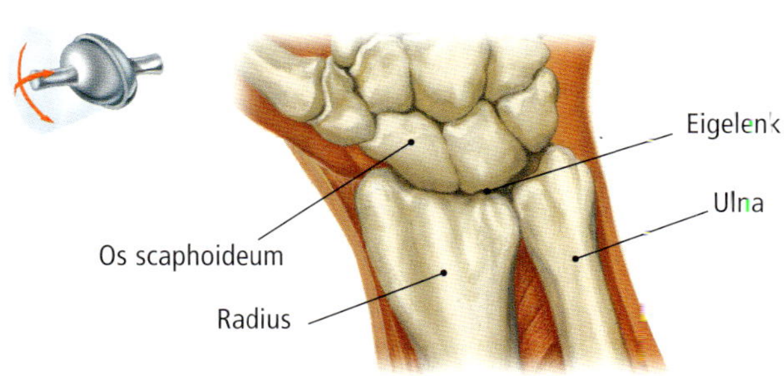

Lücken füllen

1 *Sichtbare Nähte oben am Kopf (dorsum) beinhalten die ________ und ________nähte*

2 *Das Kiefergelenk ist ein Bicondylengelenk zwischen dem ________ der ________ und dem Os ________.*

3 *Das Gelenk, das uns erlaubt, den Kopf zu schütteln ist das ________gelenk.*

4 *Das Gelenk, das uns erlaubt, mit dem Kopf zu nicken ist das ________gelenk.*

5 *Gelenke zwischen den Lendenwirbeln sind in einer Reihe von ________ Ebenen angeordnet, sodass ________ des Rumpfes möglich sind, aber keine ________.*

6 *die paarigen proximalen und distalen Radioulnargelenke erlauben ________ und ________ des Unterarms.*

7 *Die condyloiden Metacarpophalangealgelenke erlauben ________, ________ und beschränkte ________ der Finger.*

8 *Das Kniegelenk erlaubt ________, ________, ________ und ________.*

9 *Bewegungen des Mittelfußes beinhalten ________, um die Sohle nach medial zu drehen, und ________ um die Sohle nach lateral zu drehen.*

10 *Eine Verstauchung der Knöchels beinhaltet meist auch das Reißen der Fasern der Ligamenti ________ und ________.*

Drehgelenk

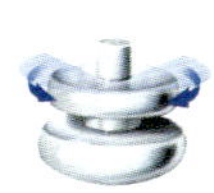

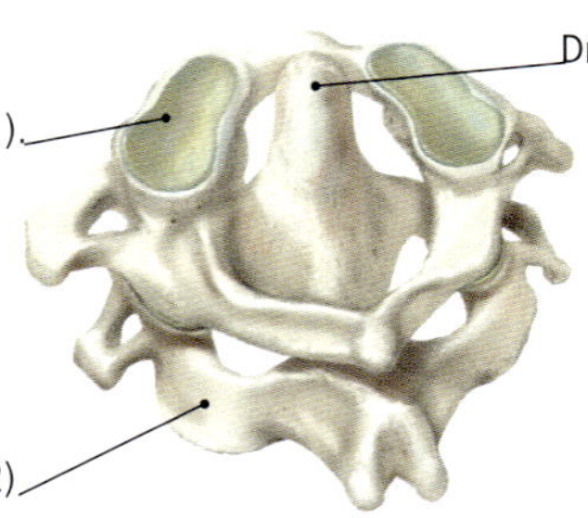

Verbinde die Aussage mit dem Grund

1 *Die Bindegewebsgelenke der Nähte des Schädels sind mechanisch sehr stabil, weil…*

2 *Rotationsbewegungen des Rumpfes treten hauptsächlich im Thoraxbereich der Wirbelsäule auf, weil…*

3 *Das Hüftgelenk ist mechanisch sehr stabil, weil…*

4 *Synovialgelenke erlauben freie Bewegung der Gelenksoberflächen zueinander, weil…*

5 *Schulterluxation beinhaltet meist eine abnormale Bewegung des Humeruskopfes nach anterior und inferior, weil…*

a *das Acetabulum tief ist und den Femurkopf umgibt, und starke umschließende Bänder stabilisieren das Gelenk.*

b *die intervertebralen Gelenksebenen in diesem Bereich an den Umfang eines Kreises, dessen Zentrum die Bandscheibe ist, gelegt sind.*

c *sich zwischen den gelenkigen Knorpeloberflächen ein dünner Film vom schmierender Synovialflüssigkeit befindet.*

d *die Ligamenti glenohumeraliae sehr leicht von dem Labrum glenoidale der Scapula abziehen lassen.*

e *die Knochenenden durch die komplexe Verzahnung der Knochenränder zusammengeschlossen sind.*

Kugelgelenk

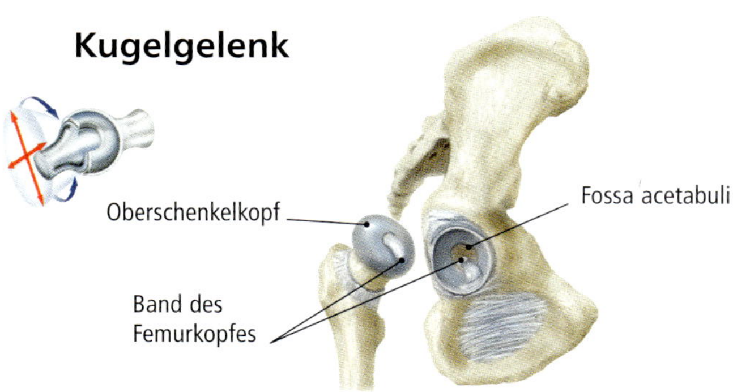

Scharniergelenk

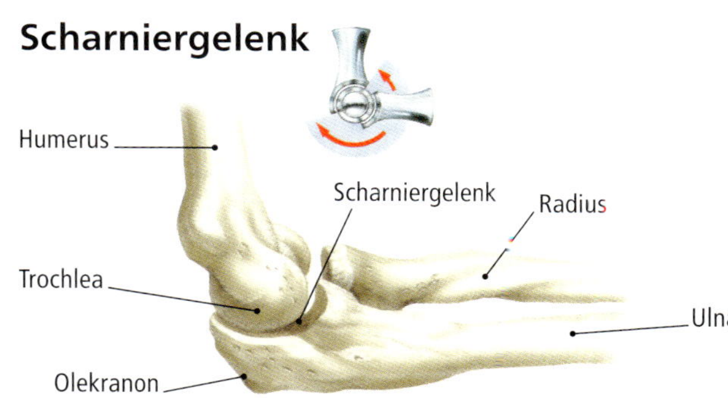

Kopf-, Nacken- und Rumpfmuskulatur

Die Muskeln von Kopf und Nacken können in Gruppen eingeteilt werden: Diejenigen, die mit Gesichtsbewegungen (mimische Muskeln), Augenbewegung (extraokuläre Muskeln), Kauen (Kaumuskeln), und Kopf und Nacken zu bewegen (Halsmuskulatur) zu tun haben. Muskeln des Rumpfes beinhalten Gruppen, die mit Flexio,Extension und Rotation der Wirbelsäule befasst sind; Muskeln der Lungenventilation (hauptsächlich das Diaphragma mit der Hilfe der Zwischenrippenmuskulatur); Muskeln der anterolateralen Bauchdecke; und Muskeln des Beckenbodens.

Schlüsselbegriffe:

Crista iliaca Der große superiore Kamm des Os ilium. Es hat Ansätze für die lateralen Muskeln der Bauchwand und den M. quadratus lumborum.

Fascia thoracolumbalis Eine breite Faszeinplatte, sie sich von den vertebralen Dornen des unteren Thoraxbereich und Lumbalregion bis zur Crista iliaca und dem Sacrum erstreckt. Sie umschließt den M. latissimus dorsi.

Galea aponeurotica Ein dichtes, aber mobiles, Bindegewebeblatt, das die Kopfhaut hält.

M. deltoideus Ein dreiecksförmiger Muskel, der der lateralen Clavicula, dem Acromion und der Scapulaspitze entspringt, und der Tuberositas deltoidea des Humerus ansetzt. Er abduziert, flektiert, oder streckt den Oberarm, je nachdem welche Komponenten aktiviert werden.

M. depressor anguli oris Setzt im Mundwinkel an. Er zieht die Mundwinkel nach unten.

M. frontalis Ein Blattartiger Muskel an der Stirn. Er setzt am anterioren Ende der Galea aponeurotica an, und, im Gegenspiel mit dem M. occipitalis, kann er die Kopfhaut nach vorne und hinten bewegen.

M. latissimus dorsi Der breiteste Muskel des Rückens. Er entspringt den unteren Brust-, Lumbal- und Sacralwirbeln, und setzt am Humerus an. Er wirkt als kräftiger Adduktor und Extensor des Humerus beim Schwimmen und Klettern.

M. Levator labii superioris Einer der Muskeln des Mundes. Er setzt an der Oberlippe nahe der Mittellinie an und hebt die Oberlippe.

M. Masseter Einer der Kaumuskeln. Er ist ein quadrilatera Muskel, der dem Jochbogen entspringt und setzt am Ramus mandibulae an. Er hebt die Mandibula.

M. obliquus externus abdominis Die äußerste Muskelschicht der lateralen Bauchdecke. Wenn beide Seiten kontrahiert sind, erhöhen sie den intraabdominalen Druck.

M. occipitalis Der Gesichtsmuskel am Hinteren Ende der Kopfhaut, der an der Galea aponeurotica ansetzt. Wenn er kontrahiert, zieht er die Kopfhaut nach hinten.

M. orbicularis oculi Ein Gesichtsmuskel, der das Auge umgibt. Es schließt das Auge fest, wenn er vollständig kontrahiert.

M. orbicularis oris Ein Gesichtsmuskel, der die Lippen umgibt. Er schürzt oder kräuselt die Lippen, wenn er kontrahiert.

M. pectoralis major Ein Muskel, der der medialen Clavicula und den oberen sechs Rippenknorpeln entspringt, um an der Crista des Tuberculum major des Humerus anzusetzen. Er adduziert, rotiert medial und beugt den Oberarm.

M. rectus abdominis Ein langer, dünner, blattförmiger Muskel, der dem Ende des Brustbeins und dem fünften bis siebten Rippenknorpel entspringt, um an der Crista pubica anzusetzen. Er biegt den Rumpf nach anterior.

M. serratus anterior Er entspringt den oberen acht Rippen und windet sich um die Brust, um am Margo medialis der Scapula anzusetzen. Er zieht die Scapula nach vorne (Protraktion).

M. Sternohyoideus Ein Muskelband vom Manubrium des Brustbeins zum Körper des Zungenbeins. Er zieht die Larynx, das Os hyoideum und den Mundboden nach unten.

M. temporalis Ein Kaumuskel, der der fossa temporalis entspringt und am processus coronoideus und dem anterioren Rand des Ramus mandibulae ansetzt. Er hebt die Mandibula.

M. teres major Entspringt der dorsalen Scapula nahe des inferioren Winkels und setzt an der Crista des Tuberculum minus des Humerus an. Er adduziert den Oberarm.

M. teres minor Einer der Rotatorenmanschette. Er entspringt der dorsalen Oberfläche der Scapula setzt am Tuberculum major des Humerus an. Er rotiert den Oberarm nach lateral.

M. trapezius Entspringt den Occipitalknochen und den Hals- und oberen Brustwirbeln. Er setzt an der lateralen Clavicula, und dem Spitz und Acromion der Scapula an. Es hebt und rotiert die Scapula.

M. triceps brachii Ein dreiköpfiger Muskel auf der posterioren Seite des Oberarms. Er entspringt dem Tuberculum infraglenoidale der Scapula und der Hinterseite des Humerus, und setzt an das Olekranon an. Er streckt den Unterarm.

M. zygomaticus major Ein Muskelband, das sich vom Jochbein der Wange bis zum Mundwinkel erstreckt. Er zieht die Mundwinkel nach lateral.

Sternocleidomastoid Zieht sich vom Sternoclaviculargelenk zum Processus mastoideus des Schädels. Wenn die beiden Sternocleidomastoiden zusammen wirken, beugen sie den Kopf am Nacken. Wenn einer alleine wirkt, rotiert er den Kopf zur anderen Seite.

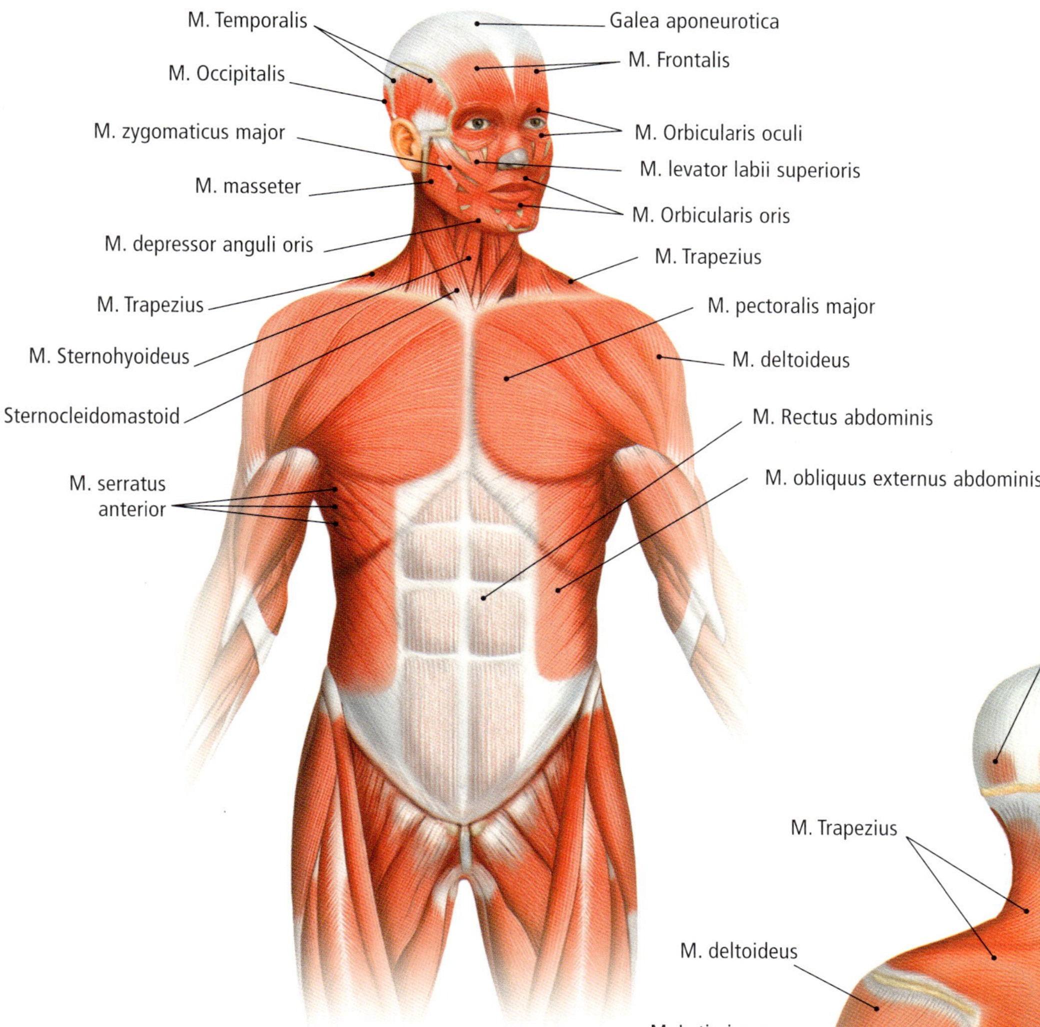

Oberflächliche Kopf-, Nacken- und Rumpfmuskulatur – Frontansicht

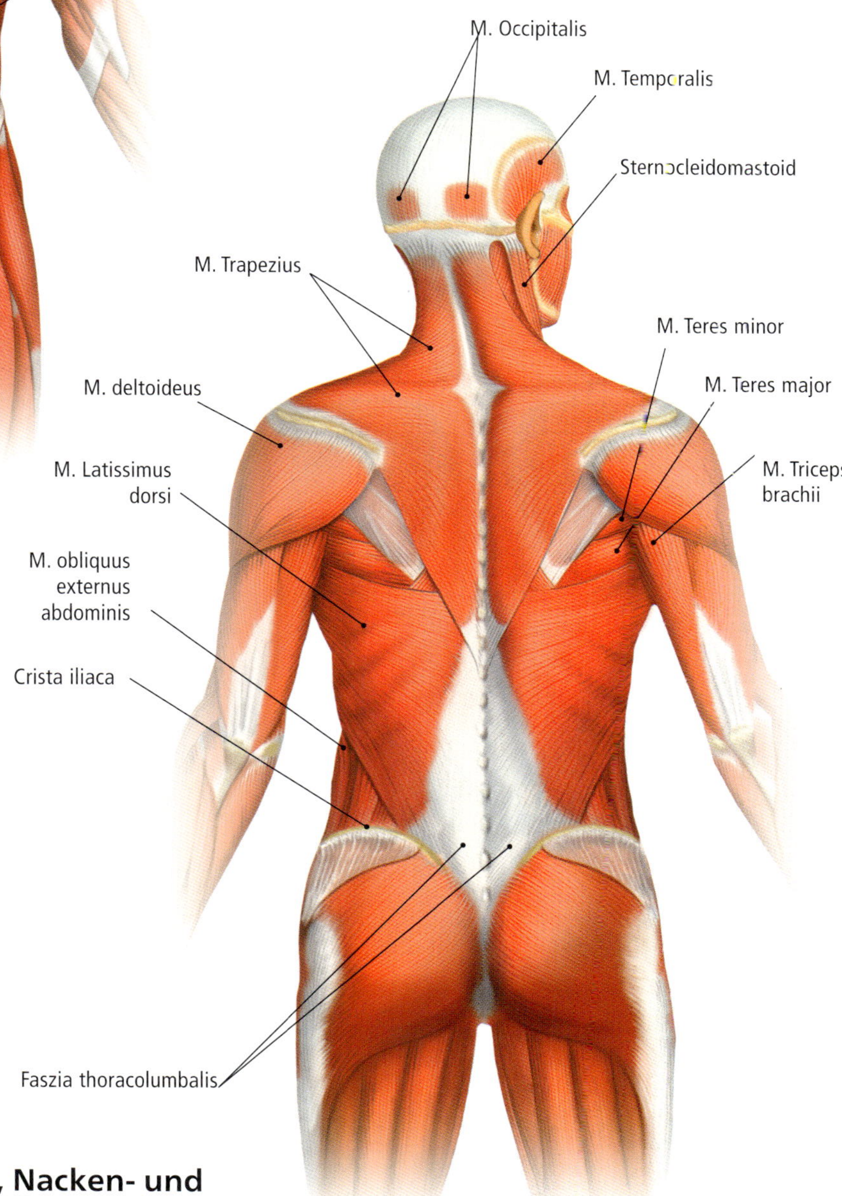

Oberflächliche Kopf-, Nacken- und Rumpfmuskulatur – Rückansicht

Muskeln der oberen Extremität

Muskeln der oberen Extremität könne in Muskeln des Schultergürtels (die die Scapula und den Humerus bewegen), Muskeln des Oberarms (hauptsächlich M. biceps brachii, brachialis und M. triceps brachii), Muskeln des Unterarms (Streck- und Beugemuskeln), Muskeln für die Rotation des Unterarms, intrinsische Muskeln der Hand (im Thenar und dem Hypothenar an Daumenbeginn bzw. Beginn des kleinen Fingers) und Muskeln der Handfläche.

Schlüsselbegriffe:

Caput longum des M. triceps brachii Entspringt dem Tuberculum direkt unter der Schulterpfanne der Scapula.

Hypothenarmuskulatur Muskeln am Beginn des kleinen Fingers. Diese kleinen Muskeln adduzieren und beugen den kleinen Finger, oder stellen ihn dem Daumen gegenüber.

Lateraler Kopf des M. triceps brachii Entspringt der posterioren Oberfläche des oberen Humerus.

M. Abductor pollicis longus Unterarmmuskel, der eine lange Sehne hat, die sich zu den ersten Metacarpalknochen erstreckt. Er winkelt den Daumen ab.

M. anconeus Entspringt dem lateralen Epicondylum des Humerus und setzt an der lateralen Oberfläche des Olekranon an. Er stabilisiert das Ellbogengelenk während Rotationen des Unterarms.

M. biceps brachii Entspringt mit zwei Köpfen dem processus coracoideus und einem Tuberculum direkt über der Schulterpfanne (Tuberculum supraglenoidale) und setzt am Unterarm an der Tuberositas radialis und der Aponeurosis musculi bicipiti. Er flektiert und supiniert den Unterarm.

M.brachialis Estspringr dem Humerus und setzt am processus coronoideus und der Tuberositas ulnae an. Er winkelt den Unterarm ab.

M. brachioradialis Entspringt dem lateralen supracondylären Kamm des Humerus und setzt an der lateralen Oberfläche des distalen Radius an. Er winkelt den Unterarm ab.

M. deltoideus Siehe S. 60–61.

M. extensor digiti minimi Entspringt dem lateralen supracondylären Kamm des Humerus mit einer Sehne, die in den kleinen Finger läuft. Er erlaubt die Unabhängige Streckung des kleinen Fingers.

M. extensor digitorum Entspringt dem lateralen Epicondylum des Humerus und ruft viele Sehnen hervor, die die Finger 2-5 strecken.

M. extensor pollicis brevis Entspringt dem distalen Radius udn setzt an der proximalen Phalanx des Daumens an. Er streckt den Daumen.

M. extensor retinaculum Eine Verdickung von tiefen Faszien, die am Handgelenksrücken verläuft. Es hält die Strecksehen am Handgelenk bei der Aktivierung der Streckmuskeln.

M. flexor carpi ulnaris Entspringt dem medialen Epicondylum des Humerus und setzt am Os pisiforme an. Er flektiert und adduziert die Hand.

M. flexor digitorum superficialis Entspringt dem medialen Epicondylum des Humerus. Er beugt sie mittleren Phalangen der Finger 2-5 an den proximalen Phalangen.

M. palmaris brevis Ein kleiner Muskel, der die Arteria und den Nervus ulnaris schützt, und die Konkavität der Hand verstärkt, wenn er kontrahiert.

M. pectoralis major Siehe S. 60–61.

M. pronator teres Verläuft vom medialen supracondylären Kamm des Humerus zum Radius. Er proniert den Unterarm.

M. triceps brachii Ein dreiköpfiger Muskel auf der posterioren Seite des Oberarms. Er entspringt dem Tuberculum infraglenoidale der Scapula und der Hinterseite des Humerus, und setzt an das Olekranon an. Er streckt den Unterarm. **Sehnen der Extensoren der Finger** Setzt an den Streckerhauben über dem Dorsum jedes Fingers bis zu den distalen Phalangen an.

Retinaculum flexorum Ein festes Faserband, das um das Handgelenk verläuft, und den Karpalbogen in einen Tunnel verwandelt. Er verhindert das Beugen der Flexorsehnen während der Aktivierung der Streckmuskeln des Unterarms.

Sehne des M. flexor carpi radialis Setzt an der Basis der zweiten und dritten Metakarpalknochen an. Sie verursacht Flektion und Adduktion der Hand.

Sehne des M. flexor carpi ulnaris Setzt am Os pisiforme an und übt ihre Kraft durch die Bänder zwischen dem Os pisiforme und Os hamatum und den fünften Metakarpalknochen zu anderen Karpalknochen aus. Sie verursacht Flektion und Adduktion der Hand.

Sehne des M. palmaris longus Entspringt dem Retinaculum flexorum und der palmaren Aponeurose, um Spannung in der zweiten aufzubauen.

Sehne des M. Triceps brachii Setzt am Olekranon an, um den Unterarm zu strecken.

Sehnenscheide Hülle aus Bindegewebe, die die tiefen und oberflächlichen Flexorsehnen der Finger umhüllt. Inn diesen Hüllen sind die Sehnen von einer Synovialmembran umgeben, um Reibung zu reduzieren.

Thenarmuskulatur Muskeln am Beginn des Daumens. Diese Muskeln flektieren oder adduzieren den Daumen, oder stellen ihn den anderen Fingern gegenüber.

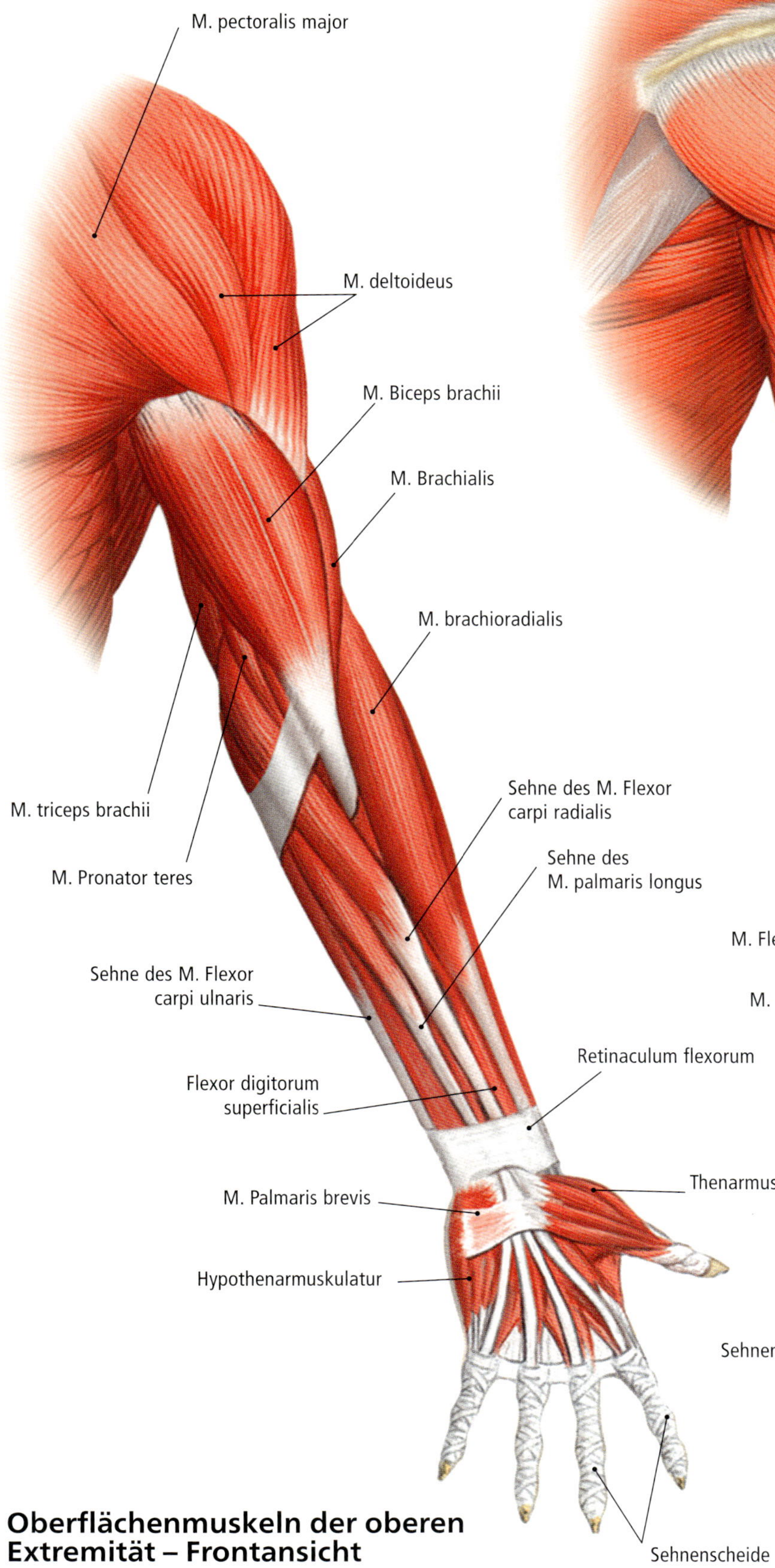

Oberflächenmuskeln der oberen Extremität – Frontansicht

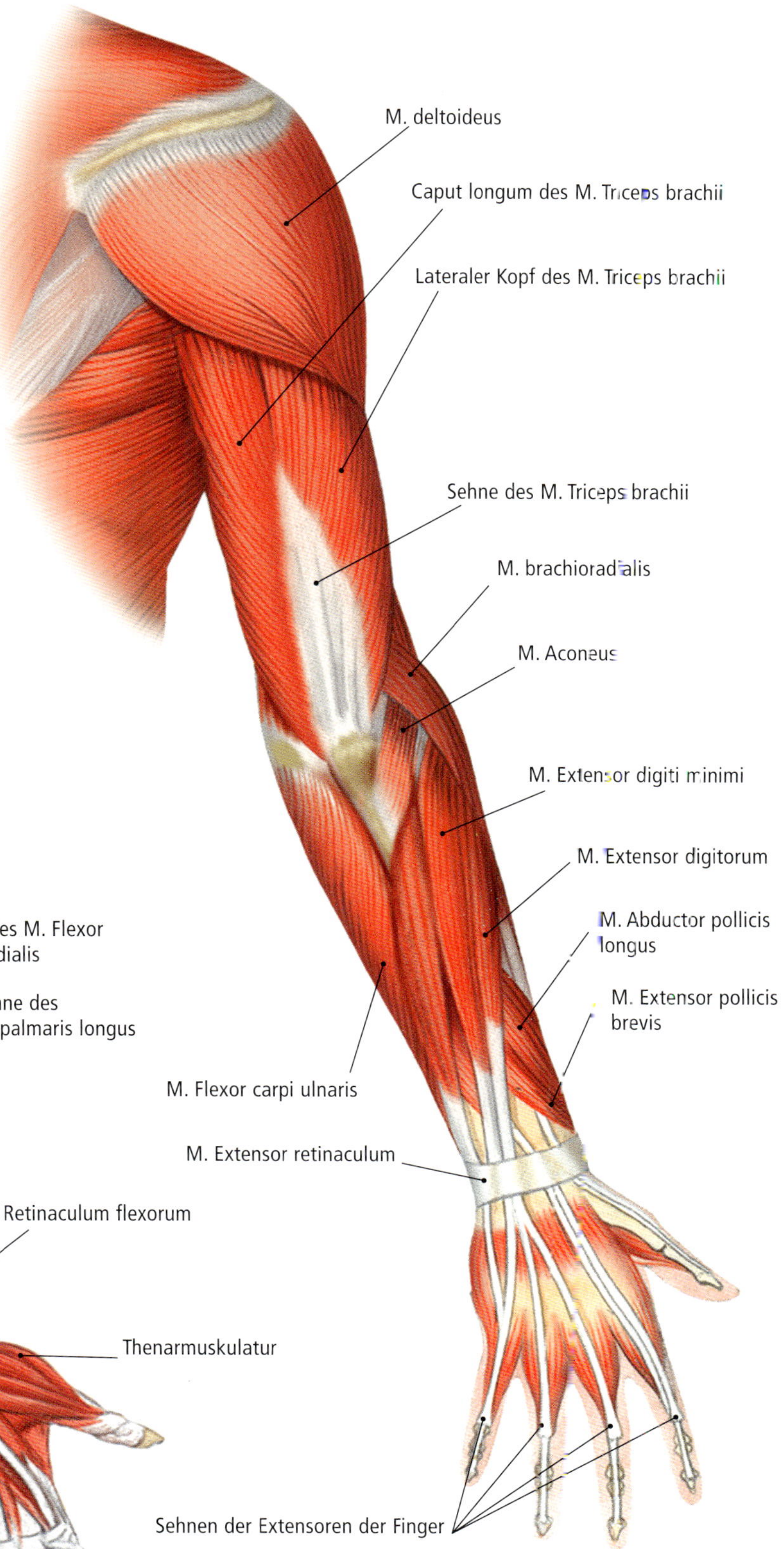

Oberflächenmuskeln der oberen Extremität – Rückansicht

Muskeln der unteren Extremität

Die Muskeln der unteren Extremität sind unterteilt in die Glutealmuskulatur (hauptsächlich um den Femur nach lateral und posterior zu bewegen); Muskelgruppen des anterioren, medialen und posterioren Oberschenkels (M. quadriceps femoris, Adduktoren und Kniesehnen); Muskeln des Unterschenkels, geteilt in anterolaterale und posteriore Gruppen; und intrinsische Muskeln des Fußes in vier Schichten. Die Nerven und Gefäße verlaufen meist in den Bindegewebsebenen, die die Muskelkompartimente trennen.

Schlüsselbegriffe:

Caput lateralis des M. gastrocnemius Entspringt dem lateralen Oberfläche des Epicondylum des Femurs. Er kann ein Sesambein enthalten, das man Fabella nennt.

Caput medialis des M. gastrocnemius Entspringt der poplietalen oberfläche des Femur und des oberen Condylus medialis des Femur.

Ligamentum inguinale Ein Band, das den anterioren superioren Darmbeinstachel mit dem Tuberculum pubicum verbindet. Es bildet den Boden des Leistenkanals, der den Ductus deferens von den Hoden überträgt.

M. adductor longus Dieser Muskel entspringt dem Körper des Os pubis und setzt an der medialen Lippe eines Kammes hinten am Femur (Linea aspera) an. Er adduziert den Oberschenkel und stabilisiert ihn während Extension und Flexion.

M. adductor magnus Hat zwei Teile: einen langen Adduktorteil, der vom Ramus ischiopubicum zum Femur verläuft, und einen Extensorteil, der von der Tuberositas iliaca zum Tuberculum adductorium femoris verläuft.

M. biceps femoris Dieser Kniesehnenmuskel hat einen langen Kopf von der Tuberositas iliaca und einen kurzen Kopf vom Femur. Die gemeine Sehne von beiden Köpfen formt die laterale Grenze der Mulde hinter dem Knie.

M. Extensor digitorum longus Verläuft vom lateralen Kondylus der Tibia und teilt sich in vier Sehnen, die unter dem M. Extensor retinaculum des Knöchels vorbeigehen, bevor sie an Zehen 2-5 ansetzen. Er streckt die Zehen.

M. fibularis (peroneus) longus Entspringt dem lateralen Kondylus der Tibia und der Fibula. Seine Sehnen kreuzen sich unter dem Fuß, bevor sie am medialen Os cuneiforme und der Basis der ersten Metatarsalknochen ansetzen. Er wendet und plantarflektiert den Fuß.

M. gastrocnemius Ein zweiköpfiger Muskel, der dem Femur entspringt. Die zwei Bäuche formen zusammen ein Membranblatt, das sich mit der Sehne des darunterliegenden M. soleus zusammenwächst. Er flektiert das Bein und plantarflektiert den Fuß.

M. Gluteus maximus Dieser große Muskel entspringt dem Os Ilium, dem dorsalen Sacrum und dem Coccyx. Es setzt an der Hinterseite des Femur und des Tractus iliotibialis der Fascia lata an. Er wirkt als kräftiger Extensor des Oberschenkels.

M. Gluteus medius Ein Muskel der glutealen (posterolateralen) Oberfläche des Ilium, das an der lateralen Oberfläche des Trochanter major ansetzt. Er abduziert den Oberschenkel und stützt das Becken während des Einbeinstands.

M. gracilis Ein schlanker Muskel, der vom Körper des Os pubis zur oberen medialen Tibia verläuft. Er ist Flexor, Adduktor und medialer Rotator des Oberschenkels.

M. iliopsoas Die Sehnen des M. psoas major und M. iliacus setzen gemeinsam am Trochanter minor des Femur an. Dieser kombinierte Muskel verursacht Flexion des Oberschenkels.

M. pectineus Entspringt der Linea pectinea des Os pubis und inseriert am Femur. Er adduziert den Oberschenkel.

M. semimembranosus Entspringt der Tuberositas iliaca durch eine abgeflachte Sehne (daher der Name) und setzt an der medialen Tibia an. Er flektiert das Bein und streckt den Oberschenkel.

M. semitendinosus Entspringt gemeinsam mit dem caput longum des M. biceps femoris. Bildet eine lange, dünne Sehne, die an der oberen medialen Tibia ansetzt. Er flektiert das Bein und streckt den Oberschenkel.

M. Soleus Entspringt der posterioren Fibula und dem Septum intermusculare posterius. Er wird von der Sehne des M. gastrocnemius inseriert, um eine dicke, starke Sehne zu bilden, die am Calcaneus ansetzt. Er plantarflektiert den Fuß.

M. tibialis anterior Entspringt dem anterioren Condylum der Tibia und der anterioren Membrana interossea, und setzt am medialen Os cuneiforme und der Basis der ersten Metatarsalknochen an. Er dorsiflektiert und invertriert den Fuß.

Tractus iliotibialis Ein Band aus festem Bindegewebe, das von der Crista iliaca zu einem Blatt von dichtem Bindegewebe verläuft, und an der Seite der Patella (retinaculum laterale) ansetzt.

Retinaculum extensorum inferius Einer der beiden Retinaculi extensori, die die Strecksehnen an ihrem Platz halten, wenn sie anterior und lateral am Knöchelgelenk vorbeilaufen.

Retinaculum extensorum superius Einer der beiden Retinaculi extensori, die die Strecksehnen an ihrem Platz halten, wenn sie anterior und lateral am Knöchelgelenk vorbeilaufen.

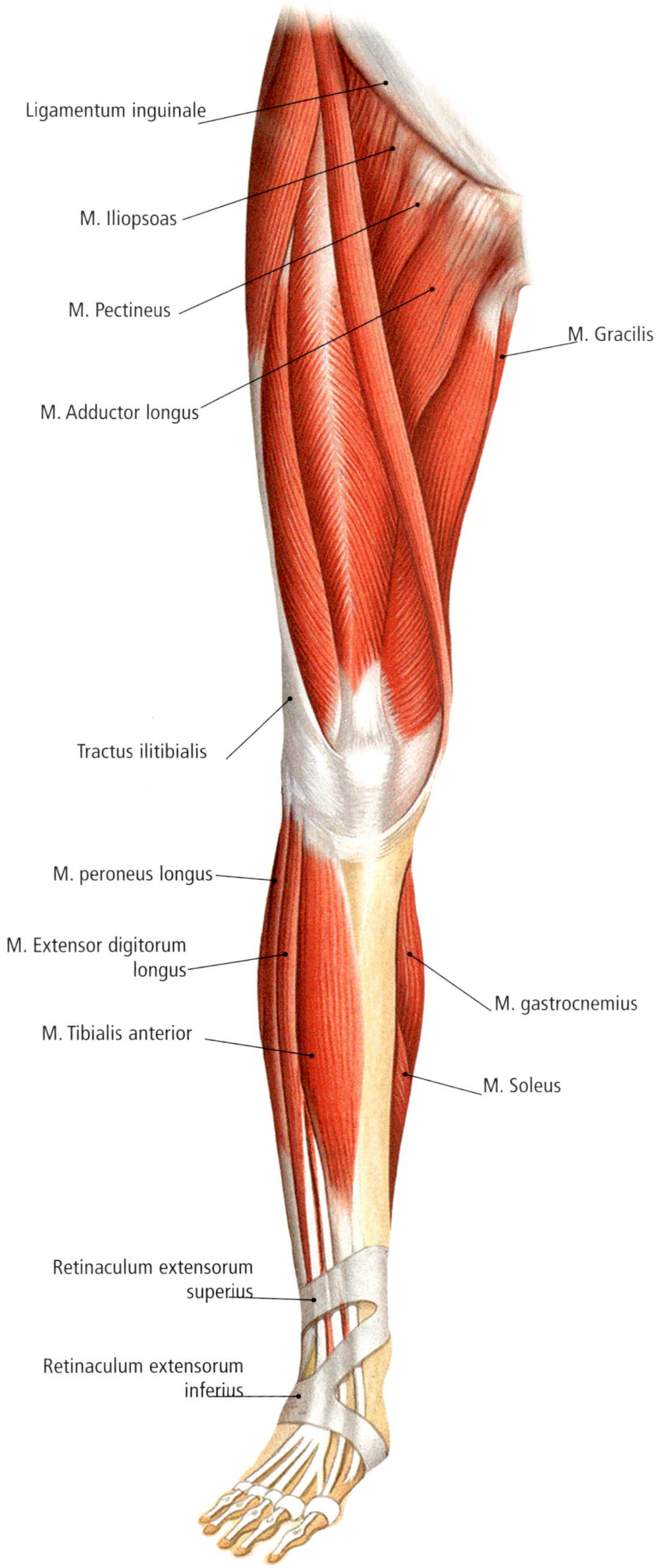

Oberflächenmuskeln der unteren Extremität – Frontansicht

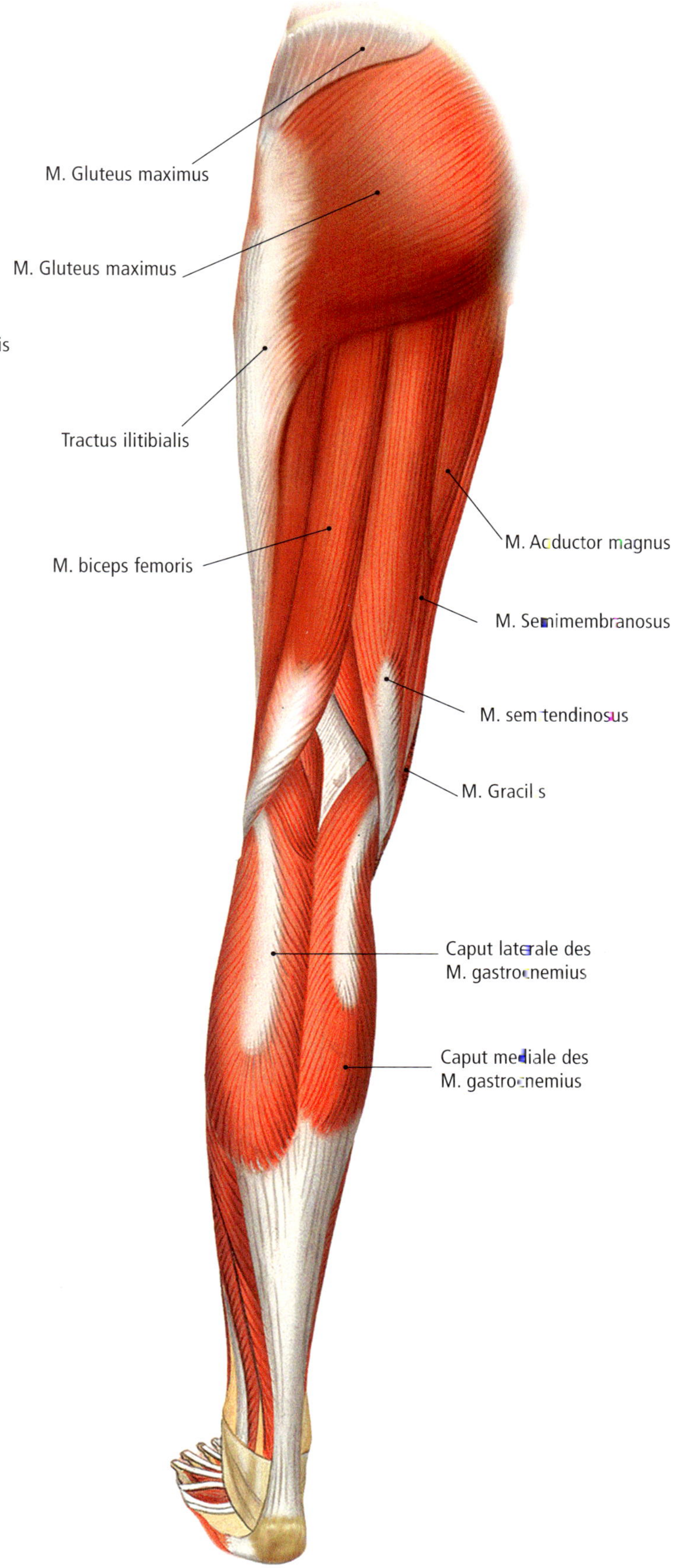

Oberflächenmuskeln der unteren Extremität – Rückansicht

Wahr oder Falsch?

1 *Gesichtsmuskeln haben für gewöhnlich einen Ansatz am Knochen und den anderen an subkutanem Gewebe.*

2 *Muskelkontraktion wird grundsätzlich durch die Interaktion zwischen Troponin- und Tropomyosinproteinen verursacht.*

3 *Digastrische Muskeln werden aufgrund ihrer Bäuche zu genannt.*

4 *Konzentrische, zirkuläre oder Sphinktermuskeln umgeben für gewöhnlich Körperöffnungen.*

5 *Muskeln der anterolateralen Bauchwand sind (von außen nach innen): M. transversus abdominis, M. obliquus externus und M. obliquus internus.*

6 *Bei Frauen wird der Beckenboden von Urethra, Vagina und dem canalis anorectalis durchquert.*

7 *Die medialen Fasern des Beckenbodens spielen eine Schlüsselrolle bei der Unterstützung des Blasenhalses und der Kontrolle der Mikrotuition.*

8 *Die posterioren Muskeln der Rotatorenmanschette (M. infraspinatus/M. teres minor) spielen eine Schlüsselrolle in der lateralen Rotation des Humerus.*

9 *Die zwei Köpfe des M. biceps brachii setzen am Tuberculum supragleoidale und dem processus coracoideus der Scapula an.*

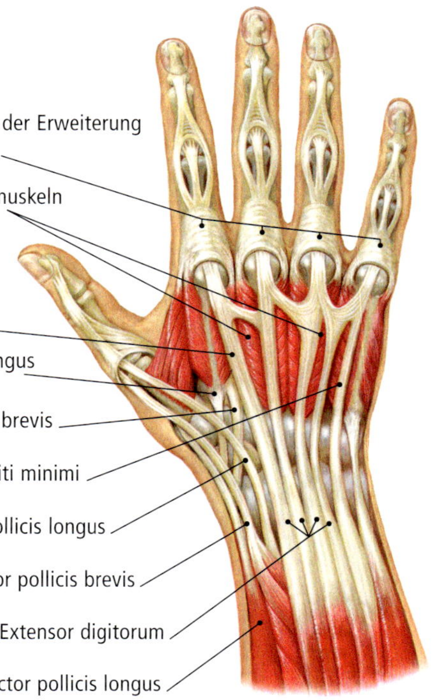

Muskeln und Sehnen der Hand – dorsale Ansicht

Die Muskeln in der Hand spielen mit denen des Unterarms zusammen, um die feinen motorischen Fähigkeiten und die Geschicklichkeit der Hand und der Finger zu ermöglichen.

10 *Der M. triceps brachii setzt am Tuberculum supraglenoidale der Scapula an.*

11 *Die Rolle des M. Biceps brachii ist auf die Fexion des Ellbogens beschränkt.*

12 *Der M. triceps brachii setzt am processus coronoideus ulnaris an.*

13 *Die Muskeln des anterioren Kompartments des Unterarms befassen sich mit der Flexion der Finger und des Handgelenks.*

14 *Es gibt einen eigenen M. Extensor indicis, der dem Zeigefinger erlaubt, eigenständig gestreckt zu werden, um z.B.: auf etwas zu zeigen.*

15 *Alle intrinsischen Muskeln der Hand sind auf die Thenar- und Hypothenarmuskulatur beschränkt.*

16 *Die hauptsächliche Funktion des M. Gluteus maximus ist, die Hüfte zu stützen, wenn man auf einem Bein steht.*

17 *Die Extension des Knies wird durch den Musculus quadriceps femoris produziert.*

Verletzung der Oberschenkelmuskeln

Oberschenkelmuskeln, vor allem der quadriceps und die Adduktoren sind anfällig für Verletzungen durch schnelles Strecken bei intensiven Sportarten. Risse des M. Quadriceps femoris spürt man durch einen plötzlichen Schmerz auf der Vorderseite des Oberschenkels, manchmal begleitet von Schwellungen und blauen Flecken. Risse der Adduktormuskeln spürt man als plötzliches Einsetzen von Leistenschmerzen. Es kann auch Schwellung auftreten, nur ist diese meist so weit innen, dass sie nicht sichtbar ist. Zerrungen werden meist durch Schutz, Ruhe, Eis, Druck und Hochlagerung behandelt.

18 *Die Muskeln für das Evertieren des Fußes befinden sich auf der lateralen Seite des Beins.*

19 *Die M. gastrocnemii können nur das Knöchelgelenk bewegen.*

20 *Die Muskeln des Fußes sind in fünf Schichten angeordnet.*

Malen und Bezeichnen

i) Benenne jede der in den Abbildungen gezeigten Strukturen

Muskelfasern – Mikrostruktur

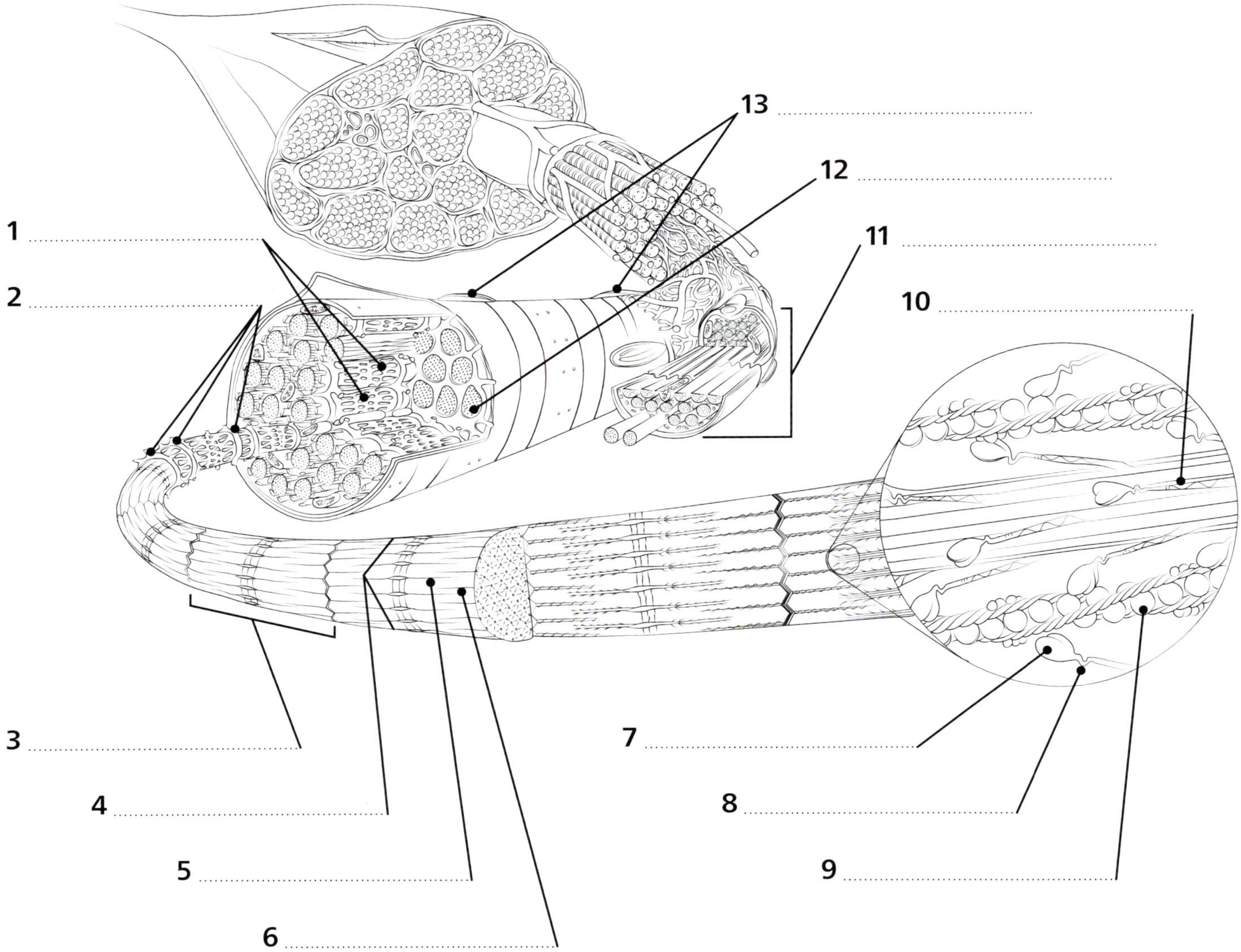

Muskelformen

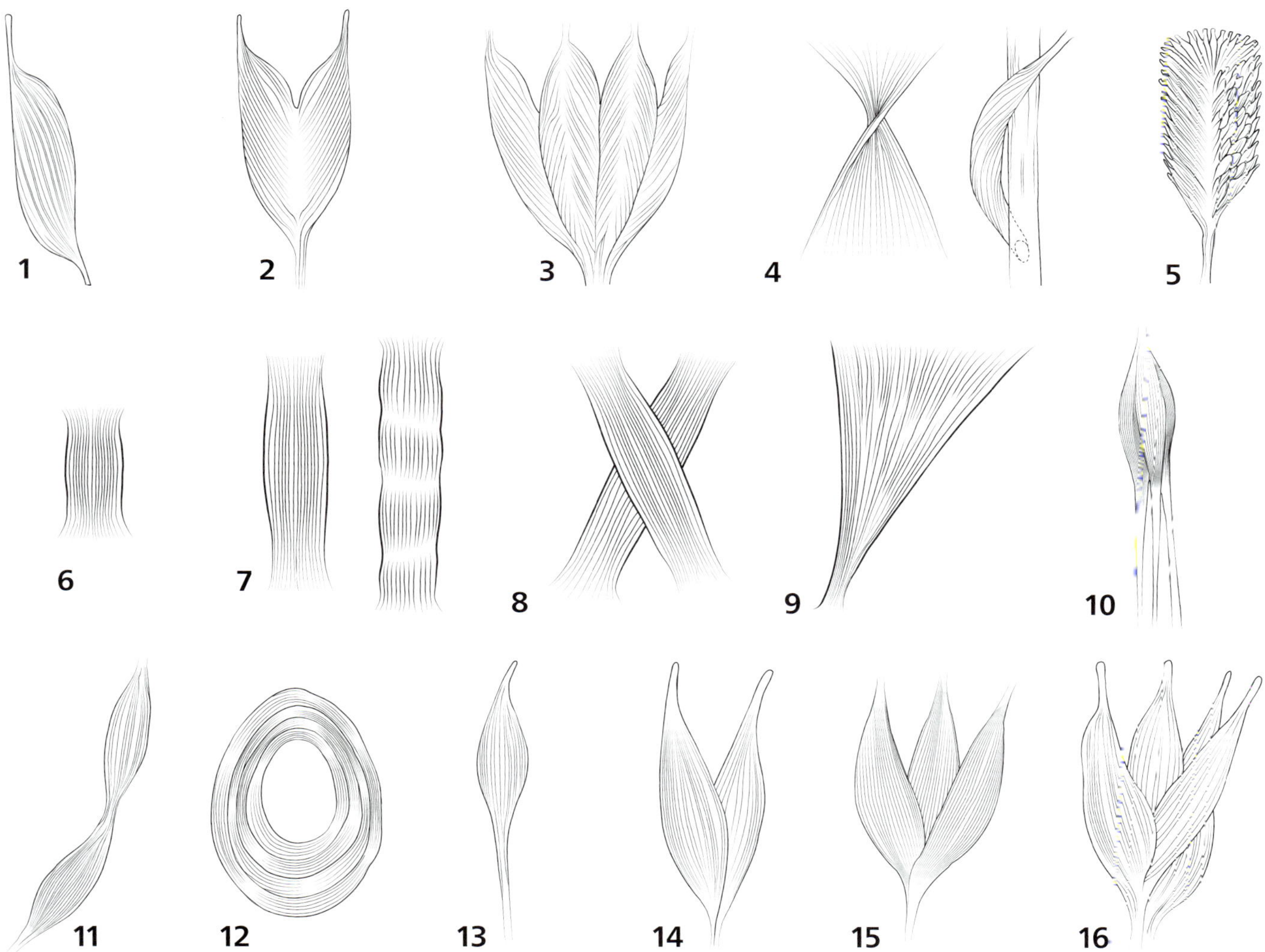

i) Nummeriere die untenstehenden Boxen, um jede Bezeichnung dem korrekten Teil der Zeichnung zuzuordnen.

Mehrfach gefiedert ☐	Multicaudal ☐
Strahlenförmig ☐	Triangulär ☐
Einfach gefiedert ☐	Digastrisch ☐
Vierköpfig ☐	Bandförmig ☐
Doppelt gefiedert ☐	Spindelförmig ☐
Quadratisch ☐	Zweiköpfig ☐
Ringmuskel ☐	Dreiköpfig ☐
Gekreuzt ☐	Spiralförmig ☐

Multiple-Choice

1 *Die Rolle des T-Tubuli-Systems der Muskelfaser ist:*

Ⓐ die Bindung von Aktin und Myosinproteinen zu erlauben
Ⓑ überschüssiges Kalzium nach jeder Kontraktion aufzunehmen
Ⓒ elastische potentielle Energie während multipler Muskelzuckungen zu speichern
Ⓓ Aktionspotentiale von der Zelloberfläche in das Innere zu transportieren
Ⓔ Acetylcholin für die Freisetzung währen Endplattenpotentialen zu speichern

2 *Welches der Folgenden ist ein Beispiel für einen mehrfach gefiederten Muskel*

Ⓐ M. Gracilis
Ⓑ M. Deltoideus
Ⓒ M. Biceps brachii
Ⓓ Diaphragma
Ⓔ M. Obliquus externus

3 *Welche architektonischen Besonderheiten eines Muskels erhöhen die Muskelkraft aufgrund der Größe?*

Ⓐ große Querschnittsfläche
Ⓑ Spindelform
Ⓒ Kreuzform
Ⓓ Bandform
Ⓔ sowohl A und D sind korrekt

4 *Welcher der folgenden Muskeln kann das Kiefer beim Kauen schließen?*

Ⓐ M. Sternomastoideus
Ⓑ M. Orbicularis oris
Ⓒ M. Masseter
Ⓓ M. Zygomaticus major
Ⓔ M. Zygomaticus minor

5 *Welche der folgenden Strukturen geht NICHT durch das Diaphragma?*

Ⓐ Absteigende Aorta
Ⓑ Vena cava inferior
Ⓒ Ösophagus
Ⓓ rechter Nervus phrenicus
Ⓔ Pfortvene

6 *Welche der Folgenden ist KEINE Aufgabe der anterolateralen Bauchmuskeln?*

Ⓐ Inspiration (Einatmen)
Ⓑ Expiration (Ausatmen)
Ⓒ Rumpfrotation nach links
Ⓓ Rumpfflexion auf die Seite
Ⓔ intraabdominellen Druck erhöhen

7 *Welcher der folgenden Muskeln setzt am processus coracoideus der Scapula an?*

Ⓐ M. Triceps brachii
Ⓑ M. Brachialis
Ⓒ kleiner Brustmuskel
Ⓓ großer Brustmuskel
Ⓔ M. Subscapularis

8 *Welcher der Musklen ist der hauptsächliche Flexor des Ellbogens?*

Ⓐ M. Biceps brachii
Ⓑ M. Coracobrachialis
Ⓒ großer Brustmuskel
Ⓓ M. Brachialis
Ⓔ M. Brachioradialis

9 *Welcher der folgenden Muskeln flektiert die distalen Interphalangealgelenke der Finger 2–5?*

Ⓐ M. Flexor digitorum superficialis
Ⓑ M. Flexor digitorum profundis
Ⓒ M. Flexor carpi ulnaris
Ⓓ M. Lumbricalis
Ⓔ Hypothenarmuskulatur

10 *Flexion der Metacarpophalangealgelenke, während die Interphalangialgelenke und Radiokarpalgelenke gestreckt sind, erfordert:*

Ⓐ M. Adductor pollicis
Ⓑ M. Abductor digiti minimi
Ⓒ M. Interossei
Ⓓ M. Lumbricalis
Ⓔ sowohl C und D sind korrekt

11 *Welcher der Folgenden ist KEIN Bestandteil des M. Quadriceps femoris?*
Ⓐ M. Vastus intermedius
Ⓑ M. Vastus lateralis
Ⓒ M. Rectus femoris
Ⓓ M. Vastus medialis
Ⓔ M. Gracilis

12 *Welcher Muskel wird vom Adduktorenkanal durchbohrt?*
Ⓐ M. Adductor magnus
Ⓑ M. Adductor brevis
Ⓒ M. Adductor magnus
Ⓓ M. Semitendinosus
Ⓔ M. Semimembranosus

13 *Welcher der Folgenden Muskeln kann Flexion sowohl am Knie als auch an der Hüfte provozieren?*
Ⓐ M. Sartorius
Ⓑ M. Gracilis
Ⓒ M. Rectus femoris
Ⓓ M. Adductor magnus
Ⓔ M. Vastus intermedius

14 *Inversion des Fußes (Nach innen drehen der Sohle) wird hauptsächlich verursacht von:*
Ⓐ M. Fibularis (peroneus longus)
Ⓑ M. Extensor digitorum longus
Ⓒ M. Tibialis posterior
Ⓓ M. Flexor digitorum longus
Ⓔ M. Flexor hallucis longus

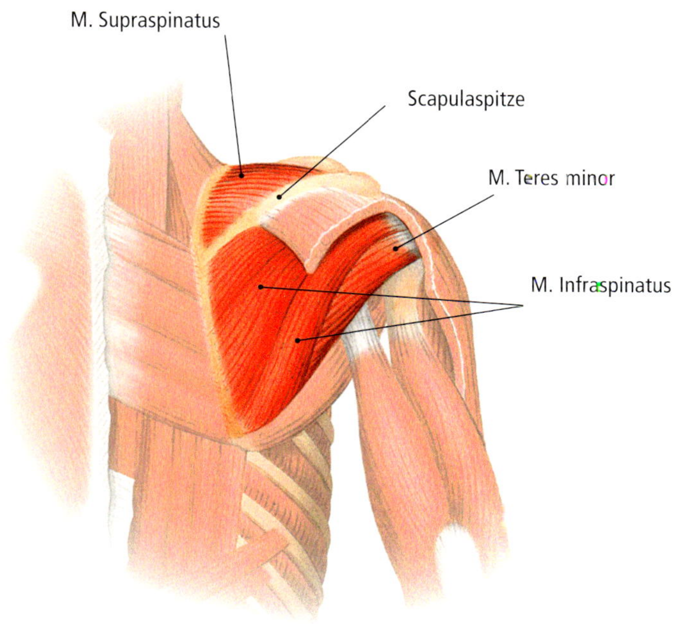

Muskeln der Rotatorenmanschette – Rückansicht

Die Muskeln der Rotatorenmanschette haben ihren Ursprung an der Scapula (Schulterblatt), laufen richtung außen und setzen rund um den Humeruskopf an.

Rotatorenmanschette und Painful Arc Syndom

Die Stabilität des Schultergelenks ist normalerweise durch die Muskeln der Rotatorenmanschette gewährleistet (M. supraspinatus, M. Subscapularis, M. Infraspinatus, und M. Teres minor). Abnutzung der Supraspinatussehne aufgrund jahrelanger Abduktion des Oberarms gegen Widerstand kann zu Entzündung der Supraspinatussehne führen. Diese Sehne geht durch einen engen Raum unter dem Acromion der Scapula, wo sie während der Bewegung direkt mit harten Oberflächen in Berührung kommen kann. Patienten mit einer Entzündung des Supraspinatussehne oder dem angrenzenden Beutel klagen über Schmerzen mein abduzieren des Armes bei mehr als 60°. Wenn die Abduktion bis zu 120° weitergeführt wird, verschwindet der Schmerz, da der Humerus unter dem Acromion rotiert, und die Sehne nicht länger unter Druck steht. Die nennt man das Painful Arc Syndrom.

Lücken füllen

1 *Kaumusklen beinhalten ___________, ___________, ___________, und ___________.*

2 *Der M. Sternocleidomastoideus produziert ___________gegen Widerstand, wenn er bilateral agiert und dreht den Kopf ___________wenn er unilateral agiert.*

3 *Das Diaphragma hat Ansätze an drei Gruppen von Knochen: ___________, ___________, und ___________.*

4 *Der Beckenboden hat Ansätze an den Knochen ___________, ___________, ___________und ___________.*

5 *Die Komponenten des Beckenboden beinhalten ___________, ___________, ___________, und ___________.*

6 *Die zwei hauptsächlichen Muskeln, die bei Push-ups verwendet werden sind: ___________und ___________.*

7 *Die Muskeln, die den Unterarm ponieren beinhalten den ___________und den ___________.*

8 *Der M. Biceps brachii produziert die Bewegungen der Ellbogen___________, Schulter___________und Unterarm___________dank seiner Ansätze über der Schulter und unter dem Ellbogen.*

9 *Die zwei Muskeln, die für die Supination des Unterarms verantwortlich sind, sind: ___________und ___________.*

10 *Genauer Griff hängt hauptsächlich von den Aktionen der ___________muskeln der Hand ab.*

11 *Kräftiger Griff wird hauptsächlich durch die Anwendung der ___________muskeln der Unterarm verursacht.*

12 *Die Muskeln der ___________gruppe sind wesentlich für die Fähigkeit, das Körpergewicht auf einem Bein während des Gehens tragen zu können.*

13 *Die Oberschenkelmuskeln sind in 3 Gruppen eingeteilt; M. Quadriceps femoris, __________ und __________.*

14 *Die __________ bietet Ansatz für die Kniesehnen und den M. Adductor magnus.*

15 *Der einzige Muskel der Gruppe der M. Quadriceps femoris, der zwei Gelenke kreuzt, ist der __________.*

16 *Die Muskeln der Kniesehnen-Gruppe beinhalten __________, __________, und __________.*

17 *Externe oder laterale Rotatoren der Hüfte beinhalten __________, __________, __________, und __________.*

18 *Die Muskeln der Adduktor-Gruppe des Oberschenkels beinhalten __________, __________, __________, __________, __________ und __________.*

Beckenbodenmuskulatur (Frau) – Frontansicht

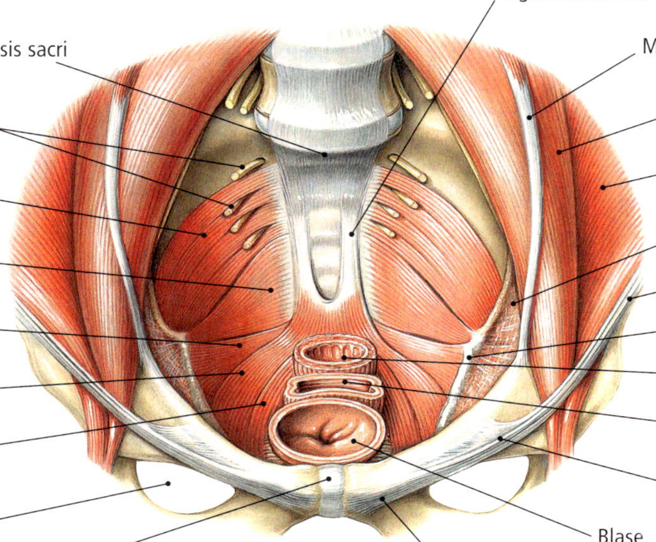

Die Beckenbodenmuskeln überspannen das Becken, und formen so eine muskuläre Wiege für Beckenorgane.

Malen und Bezeichnen

Oberflächen- und Tiefenmuskulatur von Kopf und Nacken – Frontansicht

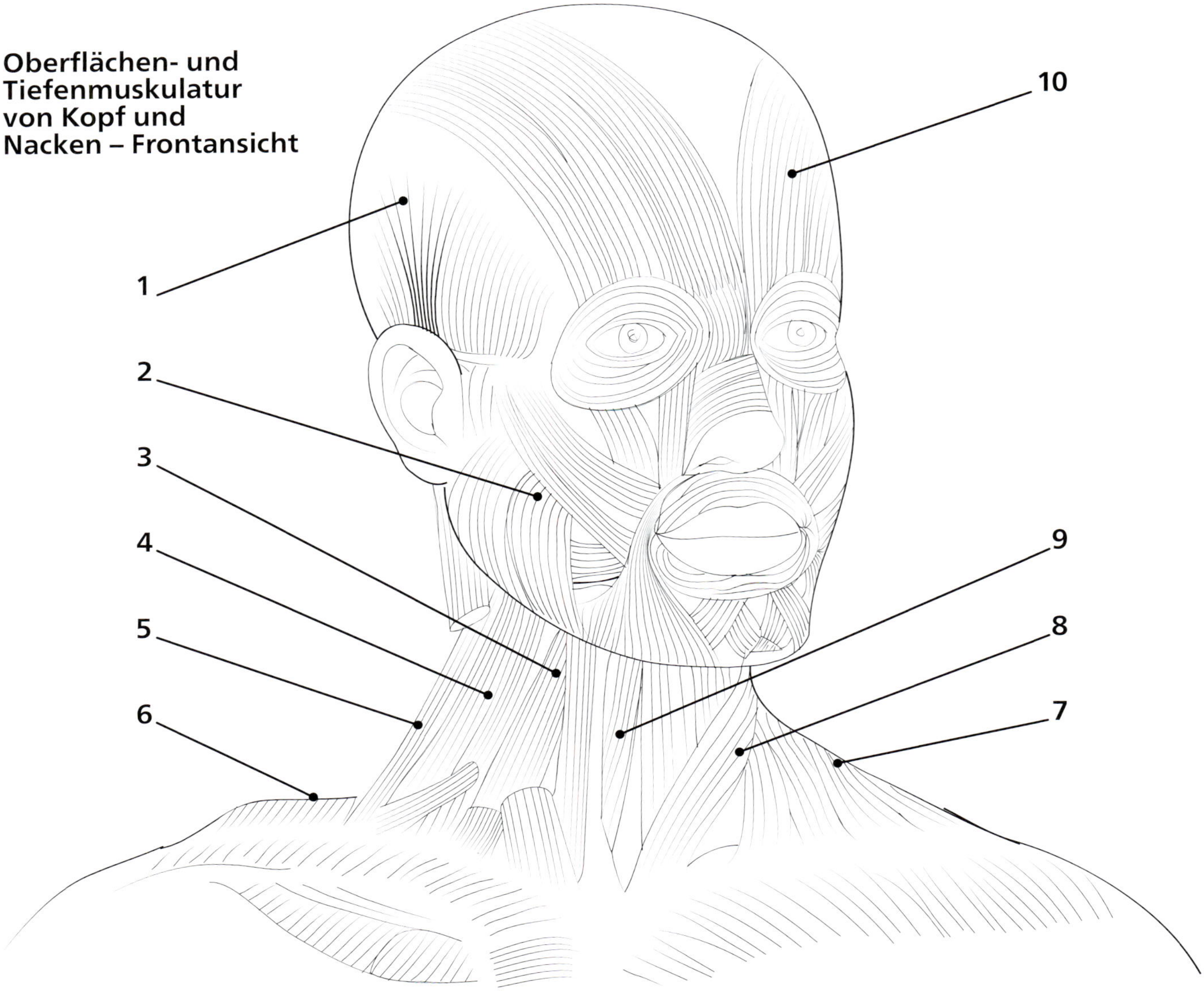

i) Nummeriere die untenstehenden Boxen, um jede Bezeichnung dem korrekten Teil der Zeichnung zuzuordnen.

M. Scalenus medius ☐	M. Trapez (abgeschnitten) ☐
M. Frontalis ☐	M. Temporalis ☐
M. Scalenus anterior ☐	M. Trapezius ☐
M. Sternocleidomastoideus ☐	M. Sternohyoideus ☐
M. Levator Scapula ☐	M. Masseter

i) Benenne jede der in den Abbildungen gezeigten Strukturen

ii) Male den M. Trapezius rot und den M. Latissimus dorsi orange aus

Oberflächliche Rückenmuskulatur – Rückansicht

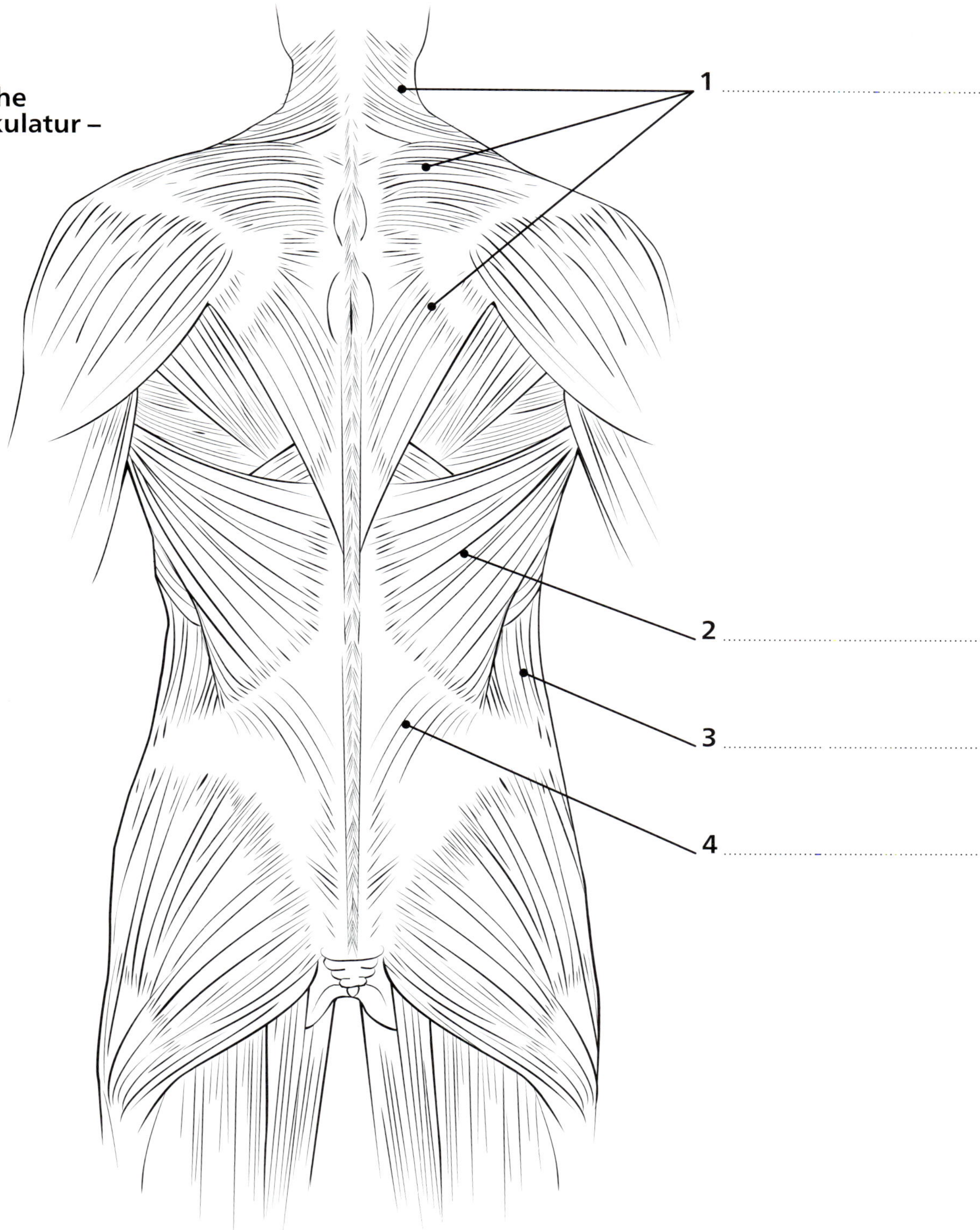

Verbinde die Aussage mit dem Grund

1 *Der M. Biceps brachii kann Supination des Unterarms verursachen, weil...*

2 *Die Fasern des M. Vastus medialis (Gruppe der M. Quadriceps femoris) erreichen die Patella schräg, weil...*

3 *Die Gruppe der M. Triceps suraue kann sowohl plantare Flexion als auch Flexion des Knies verursachen, weil...*

a *die M. Gastrocnemius laterale und mediale dem Femur über dem Kniegelenk entspringen, und alle drei Muskeln (die beiden M. Gastrocnemius und der M. Soleus) am Calcaneus unter dem Knöchelgelenk ansetzen.*

b *die beinahe horizontale Anordnung der Muskelfasern ihnen erlaubt, die Patella gegen die intercondyläre Oberfläche des distalen Femurs zu stabilisieren.*

c *wenn sich der Unterarm in der anatomischen Position befindet, windet sich die Sehne des M. Biceps femoris um den Radius um an der Tuberositas radialis anzusetzen.*

Nackenmuskeln –Querschnitt

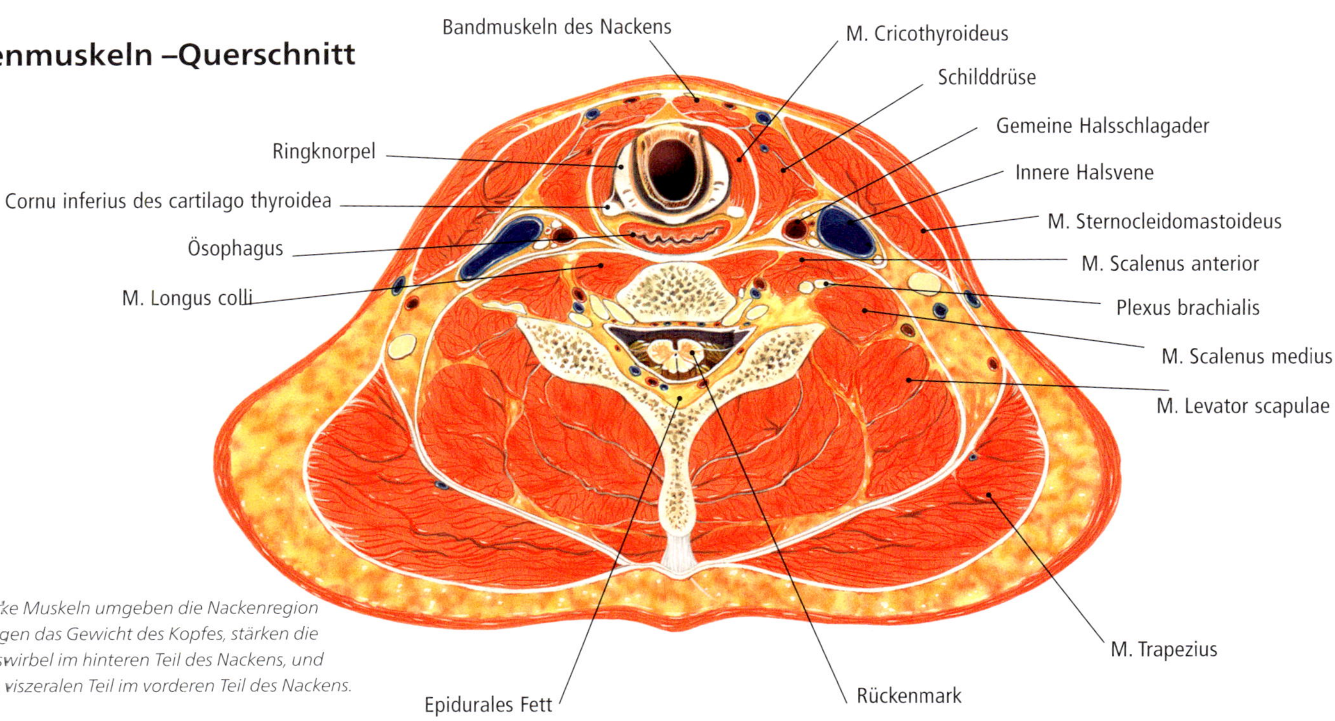

Starke Muskeln umgeben die Nackenregion , tragen das Gewicht des Kopfes, stärken die Halswirbel im hinteren Teil des Nackens, und den viszeralen Teil im vorderen Teil des Nackens.

1 *Die Nackenmuskeln von modernen Menschen sind relativ schwach im Vergleich zu unseren näheren Verwandten, weil...*

2 *Das Diaphragma unterstützt den Rückfluss von venösem Blut vom unteren Körper zu Herzen, weil...*

3 *Beckenbodenübungen sind wichtig für die Kontinenz, weil...*

4 *Der M. Gluteus maximus ist ein wichtiger Muskel für das Stiegen steigen, weil...*

5 *Der M. Latissimus dorsi ist bei Freistilschwimmern gut ausgebildet, weil...*

a *die medialen Fasern des Beckenbodens (M. Levator prostatae bei Männern und M. Pubovaginalis bei Frauen) den Harnblasenhals stützen und die Blasenentleerung steuern.*

b *er als kräftiger Extensor der Hüfte wirkt.*

c *sich der moderne Mensch mehr auf das Balancieren des Schädels als auf die muskuläre Anstrengung des Stabilhaltens des Kopfes verlässt.*

d *er als kräftiger Adduktor des Humerus wirkt, wenn der Oberarm sich über dem Kopf befindet.*

e *es den Abdomen zusammendrückt, und dadurch den Druck im Abdomen über den im Thorax hebt.*

Atemmuskeln und Lungenkrankheiten

Die größte Muskelanstrengung, wird für die normale Lungenventilation während der Inspiration (Einatmen) benötigt, da die elastische Potentialenergie, die während des Einatmens aufgebaut wird, dafür genutzt werden kann, Luft aus der Lunge zu pressen. Der wichtigste Muskel für die Inspiration is das Diaphragma, das die vertikale Dimension der Brust erhöht, wenn es kontrahiert. Zusätzliche inspiratorische Kraft wird von den äußeren Zwischenrippenmuskeln, und von den Muskeln des Schultergürtels, die eine Verbindung zu den Rippen haben (M. Pectoralis major und minor, und M. Serratus anterior) angewandt. Die Verwendung des letzten sieht man bei der chronischen obstruktiven Lungenerkrankung, bei der der Patient Schwierigkeiten hat, Luft in die Lunge zu bekommen. Patienten, die Schwierigkeiten haben, auszuatmen, beispielsweise bei Asthma, verwenden die anterolateralen Muskeln der Bauchdecke.

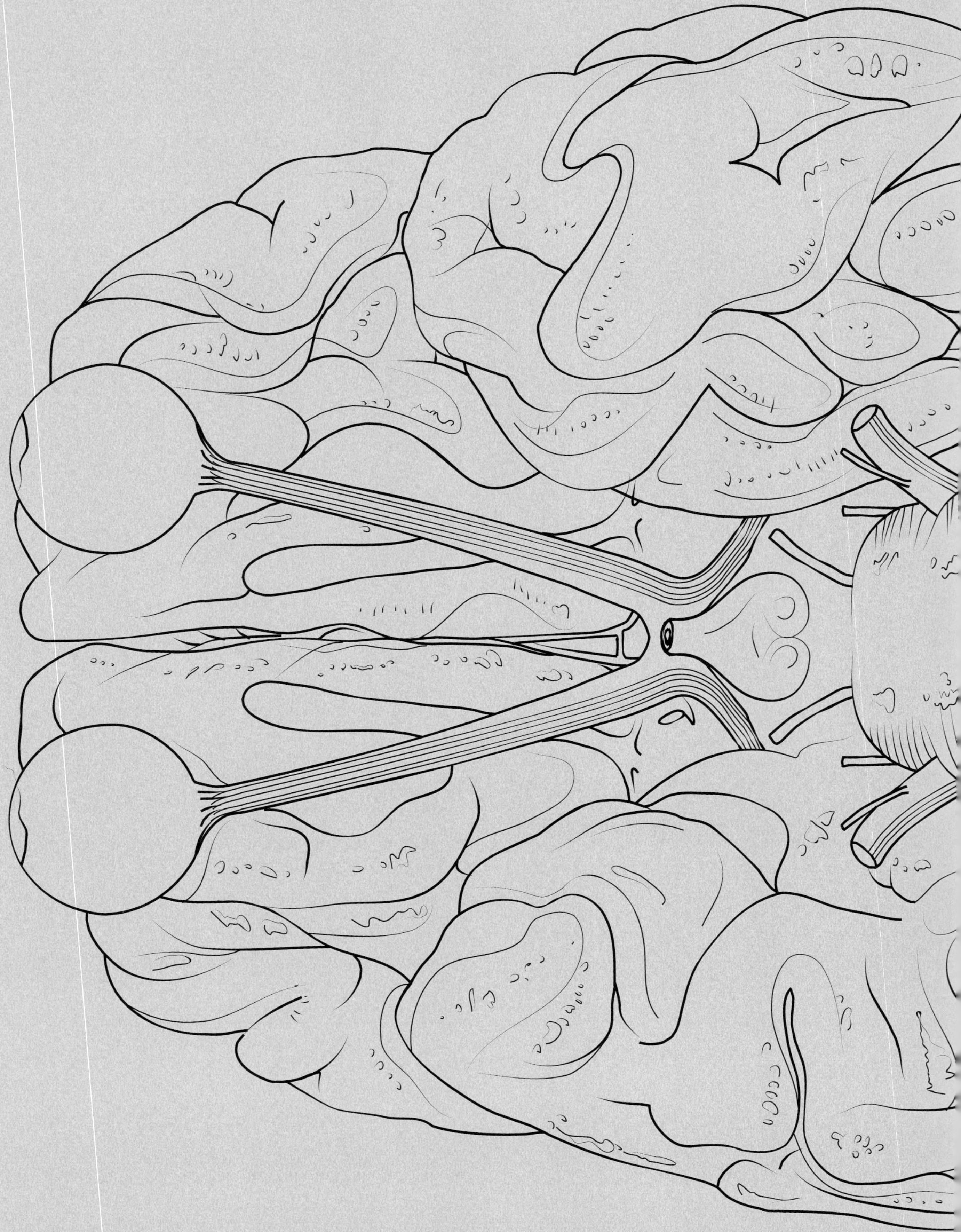

KAPITEL 3: DAS NERVENSYSTEM

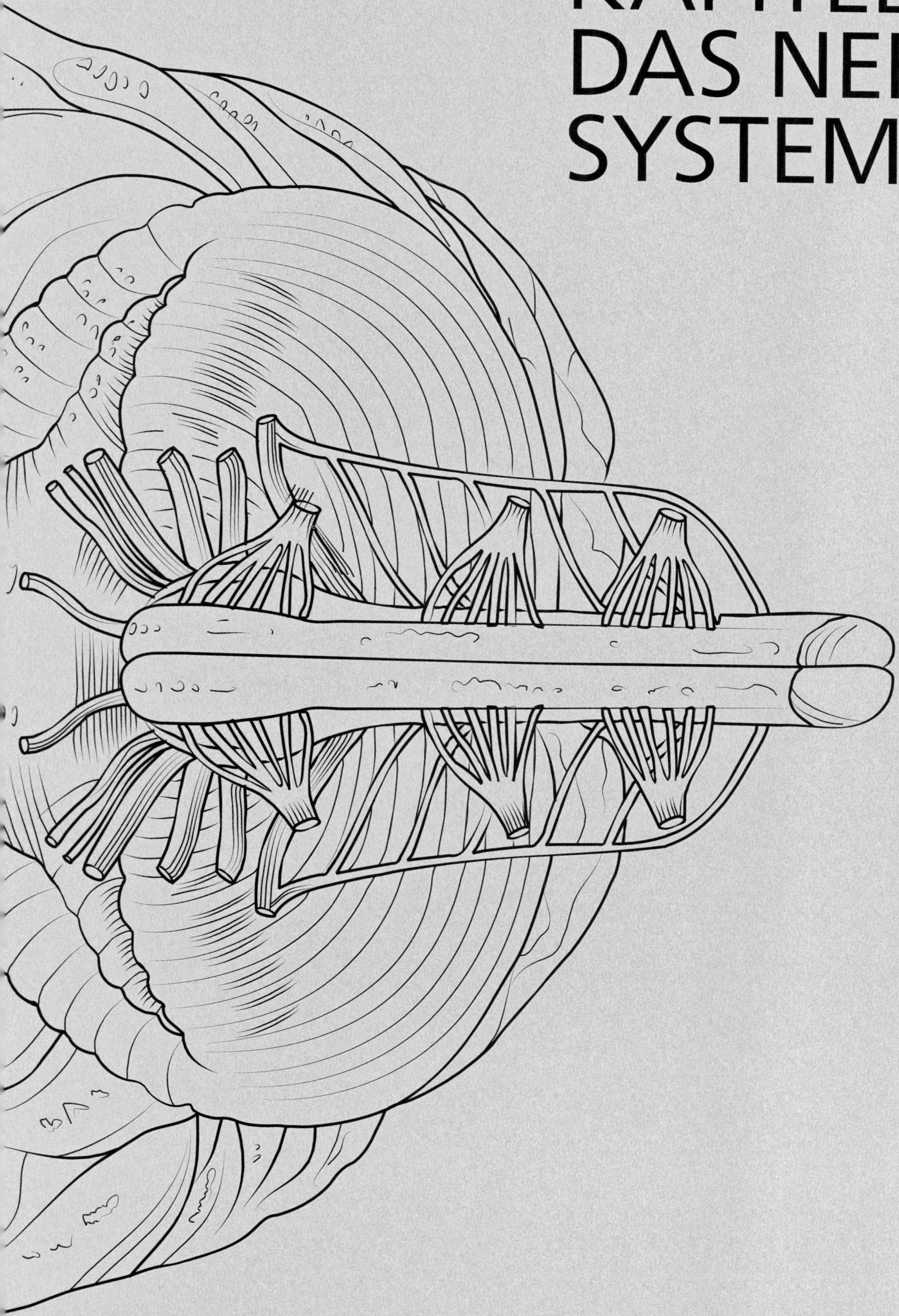

Peripheres Nervensystem

Das periphere Nervensystem ist jener Teil des Nervensystems, der nicht zum Gehirn und dem Rückenmark gehört. Es umfasst Ansammlungen von Nervenzellkörpern (Ganglien) sowie die peripheren Nerven. Ganglien können eine sensorische Funktion haben, z.B. das sensorische Hirnnerven-Ganglion oder das Hinterwurzelganglion, oder (als Teil des sympathischen oder des parasympathischen Nervensystems) autonom sein. Auch im Darm befindet sich ein Nervengeflecht (enterisches Nervensystem).

Schlüsselbegriffe:

Cauda equina Die Wurzel der Lumbal-, Sacral- und Coccygealnerven am unteren Teil des Rückenmarks im Wirbelkanal.

Interkostalnerv Verläuft im Raum zwischen benachbarten Rippen. Die oberen Interkostalnerven innervieren Muskeln sowie Haut im Brustbereich. Die unteren Interkostalnerven reichen bis in das Abdomen (thorakalabdominale Nerven) und innervieren abdominale Muskeln sowie die Bauchhaut.

Intumescentia cervicalis Umfangszunahme des Rückenmarks im Bereich des fünften Zervikal- bis ersten Thorakalsegments. Sie innerviert die oberen Extremitäten und beinhaltet Neuronen, die für den sensorischen Input und die motorische Kontrolle dieser Gliedmaßen verantwortlich sind.

Intumescentia lumbosacralis Umfangszunahme des Rücken marks im Bereich des zweiten Lumbal- bis dritten Sacralsegments. Es beinhaltet Neuronen die Muskeln der unteren Gliedmaßen kontrollieren oder Informationen der Haut an den unteren Gliedmaßen verarbeiten.

Ischiasnerv Dieser Ast des Plexus sacralis ist der größte Nerv im Körper. Er teilt sich in den Nervus tibialis und den nervus fibularis communis, die den Muskel an der Hinterseite des Oberschenkels sowie das gesamte Bein und den Fuß innervieren.

Medulla oblongata Der unterste Teil des Hirnstamms. Sie verbindet das Rückenmark mit dem Pons.

Nervus axillaris Ein Ast des Plexus brachialis, der die Deltamuskeln und die Musculi teres minor sowie das Schultergelenk und die Haut an der seitlichen Schulter innerviert.

Nervus cutaneus femoris lateralis Ast des Plexus lumbalis, der die Haut am seitlichen Oberschenkel sensibel versorgt.

Nervus digitalis verläuft an Ober- und Unterseite der Finger oder Zehen und induzieren Empfindungen an den jeweiligen Stellen.

Nervus femoralis Der größte Ast des Plexus lumbalis, welcher aus dem Musculus psoas major austritt und durch das Leistenband bis zum Schnekeldreieck am vorderen Oberschenkels verläuft. Er innerviert den Musculus quadriceps femoris, –pectineus, –sartorius und –iliopsoas sowie die Haut am vorderen und anteromedialen Oberschenkel.

Nervus fibularis communis Ast des Ischiasnervs, der sich von der Kniekehle bis zum Fibulahals zieht und sich in tiefe und oberflächliche Fibulanerven verzweigt.

Nervus fibularis superficialis Ast des nervus fibularis communis, der den Musculus fibularis (peroneus) longus und den Musculus fibularis (peroneus) brevis sowie die Haut am lateralen Bein und Fuß- und Zehenrücken sensibel versorgt.

Nervus medianus Ast des Plexus brachialis, der sämtliche Muskeln des Unterarms sensibel versorgt, mit Ausnahme des Musculus flexor carpi ulnaris und der medialen Hälfte der Musculi flexor digitorum profundus. Darüber hinaus innerviert er die Daumenmuskeln sowie die Haut am lateralen Seite der Handfläche und der Finger.

Nervus musculocutaneus Ast des Plexus brachialis, der den Musculus biceps brachii und die Haut des Unterarms innerviert.

Nervus obturatorius Ast des unteren Plexus lumbalis, der die Adduktoren der Oberschenkelmuskeln sowie die Haut an der oberen Innenseite der Oberschenkel sensibel versorgt.

Nervus proneus profundis Innerviert den Musculus tibialis anterior, den Musculus extensor hallucis, den Musculus extensor digitorum longus und den Musculus fibularis (peroneus) tertius sowie das Tarsalgelenk und die dorsale Haut des ersten und zweiten Zehs.

Nervus radialis Ast des Plexus brachialis, der den Musculus triceps brachii, den Musculus anconeus, den Musculus brachioradialis sowie die Streckmuskeln des Unterarms innerviert. Darüber hinaus sorgt er für die sensible Versorgung der Haut am lateralen Handrücken.

Nervus suralis Ein kutaner Ast des Nervus tibialis, welcher die Rückseite der Wade, den Fuß und die Ferse innerviert.

Nervus tibalis Ast des Ischiasnervs, der durch die Kniekehle verläuft und sich zum Musculus soleus, zum Musculus tibialis posterior, zum Musculus flexor hallucis longus und zum Musculus flexor digitorum longus verzweigt.

Nervus ulnaris Ein Ast des Plexus brachialis, der den Musculus flexor ulnaris, den Musculus flexor digitorum profundis, die Muskeln des kleinen Fingers, die Zwischenknochenmuskeln der Hand, den Musculus adductor pollicis, sowie die beugeseitige Haut des kleinen und des Ringfingers versorgt.

Plexus brachialis Nervengeflecht aus den ventralen Ästen der Spinalnerven im Bereich des fünften Zervikal- bis zum ersten Thorakalsegments, das die oberen Gliedmaßen sensibel versorgt. Seine wichtigsten Nerven sind Nervus radialis, ulniaris, medianus, axillaris und musculocuteaneus.

Plexus lumbosacralis Ein Nervengeflecht aus den ventralen Ästen der Spinalnerven im Bereich des zweitel Lumbal- bis zum dritten Sacralsegments, das die unteren Gliedmaßen sowie das Perineum sensibel versorgt. Er kann in den Plexus lumbalis an der hinteren Bauchdecke und den Plexus sacralis in der Beckenhöhle unterteilt werden.

Zervikalnerven Äste des Plexus cervicalis, die die Nackenmuskeln und die Haut im Nacken und am Hinterkopf sensibel versorgen.

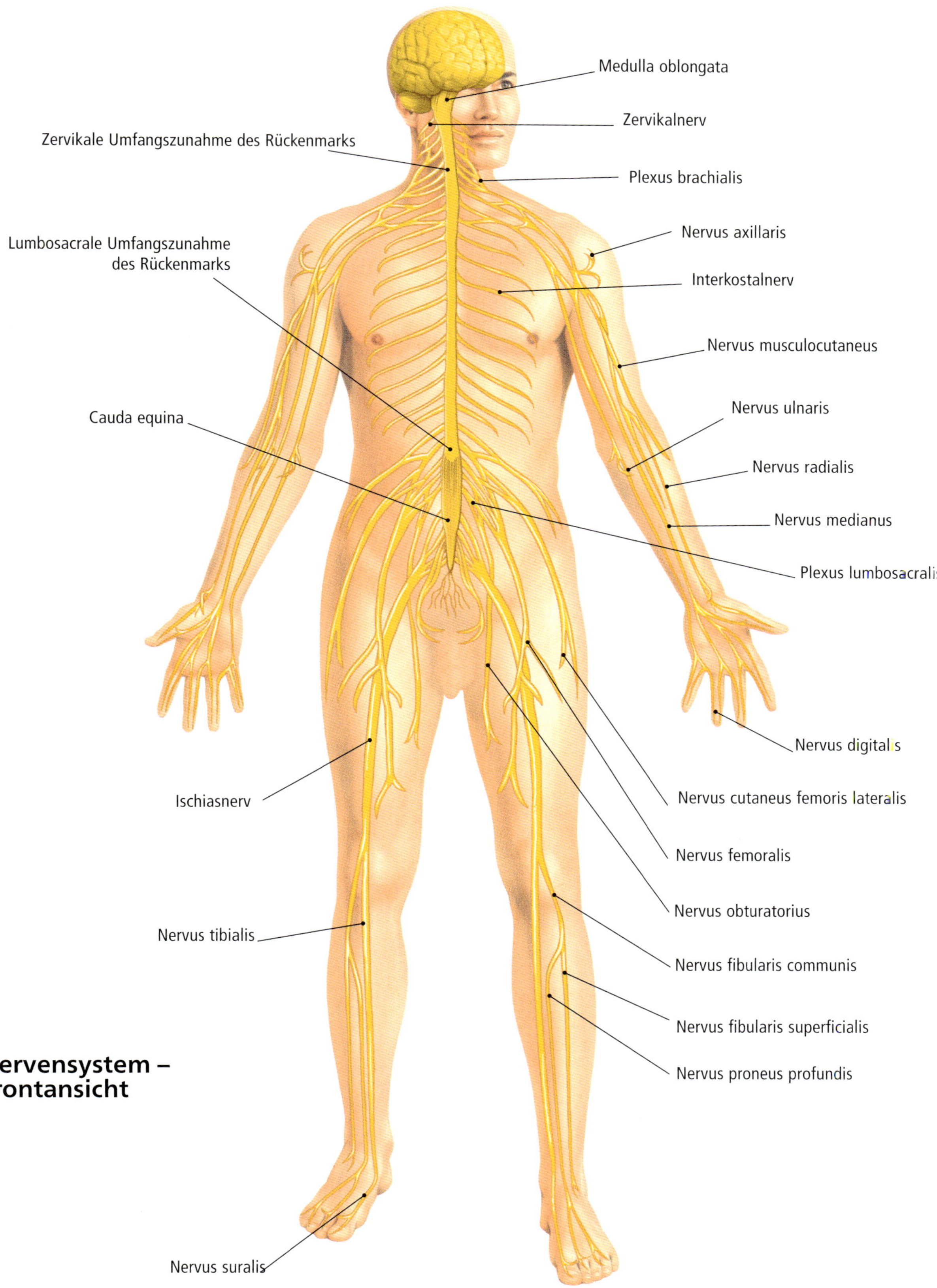

Nervensystem – Frontansicht

Rückenmark

Das Rückenmark bildet jenen Teil des Zentralnervensystems, der innerhalb des Wirbelkanals verläuft. Es ist am oberen Ende mit dem Gehirn verbunden und bildet mehr als 32 paarige Spinalnerven. Das Rückenmark verzweigt sich jeweils an den posterolateralen und anterolateralen Rändern in hintere (dorsale) und vordere (ventrale) Äste. Die hinteren Äste übertragen sensorische Informationen der Haut, der Gliedmaßen, der Körperwand und der inneren Organe, während die vorderen Äste motorische und autonome Kommandos an Muskeln und Drüsen weitergibt.

Schlüsselbegriffe:

Arachnoidea Eine feine spinnennetzähnliche Membran, die unter der Dura mater liegt.

Arteria radicularis anterior Feine Arterie, die entlang der ventralen Wurzeln des Rückenmarks verläuft und sie versorgt.

Arteria radicularis posterior Ein Arterienast, der entlang der dorsalen und posterioren Äste des Rückenmark verläuft und diese versorgt.

Axon (Nervenfaser) Der lange Fortsatz einer Nervenzelle, der Impulse an das Gehirn oder an andere Körperteile leitet.

Dorsale Wurzeln Feine Nervenfasern, die sensorische Information der Hautoberfläche, Muskeln und der inneren Organe weiterleiten.

Dura mater Die robuste äußerste Schicht der Hirnhäute.

Endoneurium Feines Bindegewebe, das die einzelnen Nervenfasern einer Faszie (feines Nervenbündel) zusammenhält.

Epineurium Bindegewebsschaft, der ganze Spinalnerven oder Nervenstränge umhüllt.

Fasciculus cuneatus Ein nach oben verlaufender Nervenfaserstrang, der Information über Berührungen, Vibration sowie über bewusste Tiefensensibilität von den oberen Extremitäten und dem Rumpf an die Medulla weiterleitet.

Fasciculus gracilis Nach oben verlaufender Nervenfaserstrang, der Information über unterschiedliche Berührungen, Vibrationen sowie über bewusste Tiefensensibilität von den oberen Gliedmaßen und dem Rumpf an die Medulla weiterleitet.

Fissura mediana anterior Eine tiefe Einkerbung an der Vorderfläche des Rückenmarks.

Graue Substanz des Rückenmarks Ein H-förmiger Bereich in der Mitte des Rückenmarks.

Grauer Verbindungsast Ein Nervenstrang, der sich mit dem Grenzstrang zum Spinalnerv verbindet.

Hintere Rückenmarksarterie Paarig ausgebildete Arterie, die longitudinal entlang der Einkerbungen des Rückenmarks (wo die Hinterwurzeln ansetzen) verläuft.

Hintere Rückenmarksvene Eine Vene, die longitudinal in der fissura mediana posterior des Rückenmarks verläuft.

Hinterhorn Jener Bereich der grauen Substanz des Rückenmarks, der für den sensorischen Input verantwortlich ist.

Hinterstrang Bereich der weißen Substanz an der dorsalen und posterioren Seite des Rückenmarks.

Lateraler Vorderstrang Bereich der weißen Substanz an der lateralen Seite des Rückenmarks.

Markscheide der Schwann-Zelle Jede Schwann-Zelle umgibt mit ihrem Zytoplasma ein peripheres Axon und formt damit ein Internodium.

Neospinothalamtrakt Rückenmarksbahn, die Informationen über Schmerz-, Temperatur- und ähnlichen Empfindungen von allen Segmenten des Rückenmarks zum Thalamus leitet.

Perineurium Der Bindegewebeschaft um ein Faszie oder ein primäres Nervenfaserbündel.

Pia mater Die dünnste Schicht der Hirnhäute, welche direkt auf der Hirnoberfläche liegt.

Ranvier-Schnürring Jener Abschnitt eines myelinisierten Axons, an dem das Axon frei liegt.

Spinal- (Hinterwurzel-) ganglion Ansammlung von sensorischen Neuronen entlang der dorsalen Wurzel.

Sulcus dorsolateralis Eine Einkerbung, die entlang der posterolateralen Oberfläche des Rückenmarks longitudinal nach unten verläuft.

Tractus corticospinalis anterior Rückenmarksbahn, die von der Großhirnrinde hinab durch beinahe alle Segmente des Rückenmarks verläuft.

Tractus corticospinalis lateralis Rückenmarksbahn, die von der Großhirnrinde hinab durch beinahe alle Segmente des Rückenmarks verläuft.

Tractus reticulospinalis lateralis Rückenmarksbahn, die von der Retikulärformation im Hinrstamm hinab in das Rückenmark verläuft.

Tractus reticulospinalis medialis Rückemarksbahn, die von der Retikulärformation des Hinrstamms hinab in das Rückenmark verläuft.

Tractus spinocerebellaris posterior (Flechsig-Bahn) Rückenmarksbahn, die Information der unbewussten Tiefenwahrnehmung aus dem oberen Bereich des Rückenmarks zum Cerebellum weiterleitet.

Tractus spinocerebellaris ventralis Rückenmarksbahn, die Information der unbewussten Tiefenwahrnehmung aus dem unteren Bereich des Rückenmarks zum Cerebellum leitet.

Tractus vestibulospinalis lateralis Rückenmarksbahn, die vom lateralen Vestibulariskern im Hirnstamm hinab zu allen Segmenten des Rückenmarks verläuft.

Tractus vestibulospiralis medialis Rückemarksbahn, die von den Vestibulariskernen des Hirnstamms hinab in den zervikalen Bereich des Rückenmarks verläuft.

Ventrale Wurzeln Feine Nervenfasern, die Motoneuronenaxone von der ventralen Oberfäche des Rückenmarks zum Spinal-

Rückenmark – Querschnitt

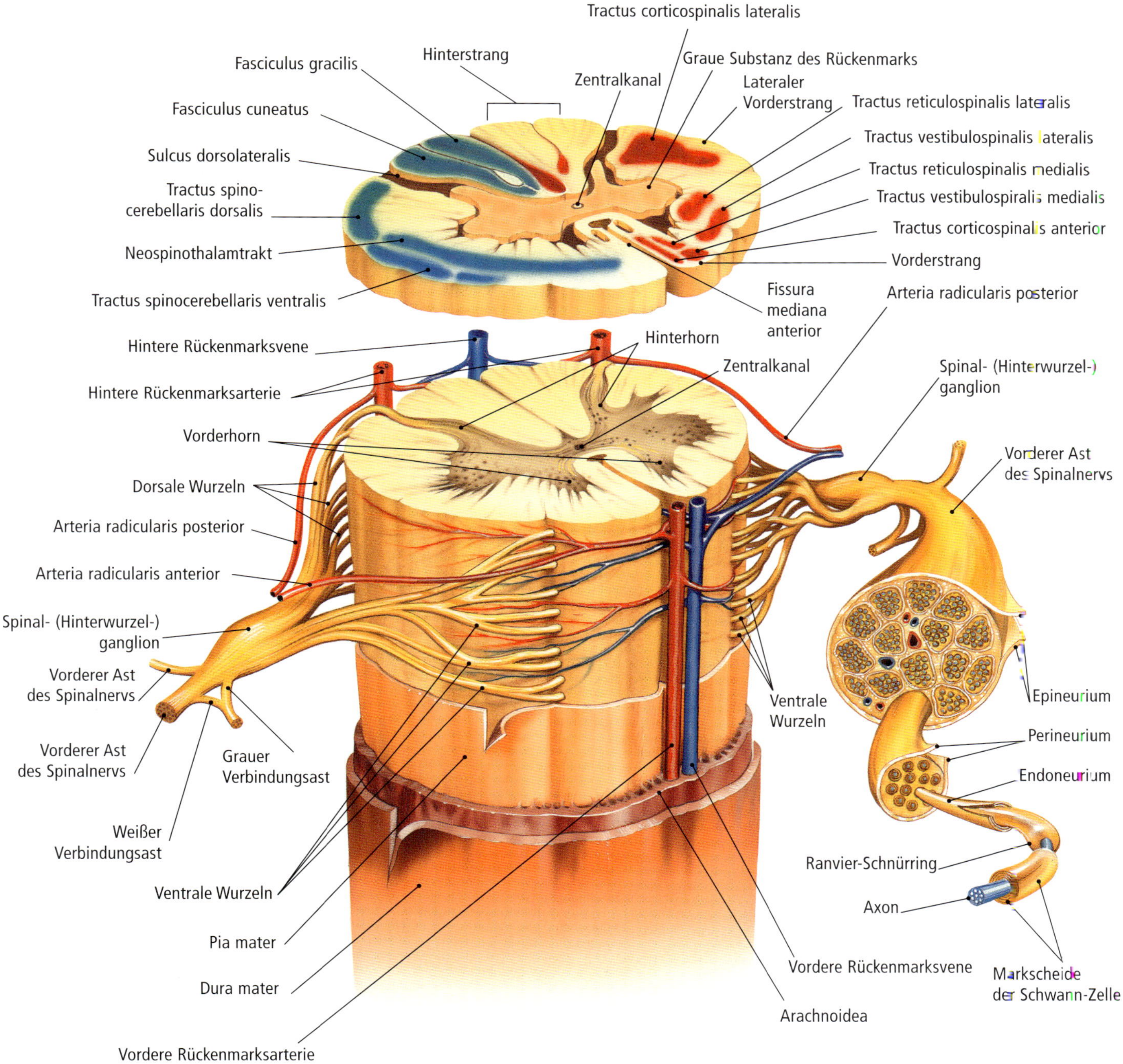

nerv transportieren.

Vordere Rückenmarksarterie Eine Arterie, die longitudinal in der Fissura mediana anterior des Rückenmarks verläuft.

Vordere Rückenmarksvene Eine Vene, die longitudinal in der fissura mediana anterior des Rückenmarks verläuft.

Vorderer Ast des Spinalnervs Ast des Rückenmarks. Versorgt Muskeln, Knochen, Gelenke und die Haut der Gliedmaßen sowie der anterolateralen Körperwand und die Organe der ventralen Körperhöhlen.

Vorderer Ast des Spinalnervs Ast des Spinalnervs, der Muskeln, Knochen, Gelenke, sowie die Haut des Rückens versorgt.

Vorderhorn Jener Bereich der grauen Substanz des Rückenmarks, wo sich die Zellkörper der Motoneuronen und derer Interneuronen befinden.

Vorderstrang Bereich der weißen Substanz an der lateralen oder anterioren Seite des Rückenmarks.

Weißer Verbindungsast Ein Nervenstrang, der sich mit sympathischen Ganglien zum Spinalnerv verbindet.

Zentralkanal Eine feine, mit Flüssigkeit gefüllte Röhre in der Mitte des Rückenmarks.

Wahr oder Falsch?

1 *Die nach oben sowie die nach unten verlaufenden Rückenmarksbahnen befinden sich in der grauen Substanz des Rückenmarks.*

2 *Das Hinterhorn beinhaltet Neuronen, die für die sensorische Funktion der Haut, Muskeln und Gelenke verantwortlich sind.*

3 *Die ventrale Wurzel des Rückenmarks beinhaltet efferente Axone der Motoneuronen der Skelettmuskulatur sowie präganglionäre viszerale autonome Neuronen.*

4 *Die Zellkörper des Hinterwurzelganglions haben eine autonome viszeromotorische Funktion.*

5 *Die Blutversorgung für das Rückenmark wird durch die unpaarige, mittig verlaufende, vordere Rückenmarksarterie und die paarige hintere Rückenmarksarterie sichergestellt.*

6 *Der Nervus radialis innerviert den Triceps brachii und die Streckmuskeln des Unterarms.*

7 *Der größte Nerv des Körpers ist der Nervus femoralis, welcher den Musculus quadriceps femoris innerviert.*

8 *Der Nervus medianus verläuft durch den Karpaltunnel im Handgelenk, wo eine Nervenkompression zum Karpaltunnelsyndrom führen kann.*

9 *Der Nervus ulnaris ist besonders dort verletzungsanfällig, wo er an der Rückseite des Epicondylus lateralis humeri verläuft.*

10 *Der Ischiasnerv teilt sich in den Nervus tibialis posterior und den Nervus peroneus (fibularis) communis.*

Multiple-Choice

1 *Welches der folgenden Gewebe oder Zelltypen sind NICHT innerhalb des Rückenmarks zu finden?*

Ⓐ Plexus choroideus
Ⓑ Mikrogliazellen
Ⓒ Astrozyten
Ⓓ Oligodendrozyten
Ⓔ vaskuläre Endothelzellen

2 *Wo befinden sich die autonomen präganglionären Neuronen?*

Ⓐ im Hinterhorn
Ⓑ im Vorderhorn
Ⓒ im Seitenhorn
Ⓓ in der weißen Substanz
Ⓔ im Bauchhöhlenganglion

3 *Von den Spinalneven gibt es beim Menschen:*

Ⓐ 7 zervikale, 12 thorakale, 5 lumbale und 5 sacrale
Ⓑ 8 zervikale, 11 thorakale, 5 lumbale und 5 sacrale
Ⓒ 8 zervikale, 12 thorakale, 5 lumbale und 5 sacrale
Ⓓ 8 zervikale, 12 thorakale, 4 lumbale und 5 sacrale
Ⓔ 7 zervikale, 11 thorakale, 5 lumbale und 5 sacrale

4 *Welche der folgenden Muskeln werden vom Nervus medianus innerviert?*

Ⓐ Biceps brachii
Ⓑ kurze Daumenmuskulatur (Daumenballen)
Ⓒ Musculus brachioradialis
Ⓓ Streckmuskeln des Handgelenks
Ⓔ Muskeln des kleinen Fingers (Hypothenar)

5 *An welcher Stelle ist der Nervus radialis am verletzlichsten?*

Ⓐ am Daumenansatz an der Oberseite des Handgelenks
Ⓑ in der Fossa cubitalis nahe der Oberarmarterie
Ⓒ im medialen Unterarm nahe dem Kleinfingerbeuger
Ⓓ in seinem Verlauf hinter dem mittleren Bereich des Oberarmknochens
Ⓔ in der Achselhöhle an der Sehne des Musculus teres major

6 *Wo tritt der Nervus femoralis am nächsten an die Hautoberfläche?*

Ⓐ am Oberschenkeldreieck
Ⓑ direkt oberhalb des Tuberculum adductorium femoris
Ⓒ in seinem Verlauf vor dem Darmbeinmuskel
Ⓓ nahe des vorderen oberen Darmbeinstachels
Ⓔ beim mittleren Gesäßmuskel

7 *Welche(r) der folgenden Muskeln wird/werden vom Ischiasnerv innerviert?*

Ⓐ Gluteus maximus
Ⓑ Musculus adductor magnus
Ⓒ Musculus semitendinosus
Ⓓ Musculus biceps femoris
Ⓔ sowohl C und D sind korrekt

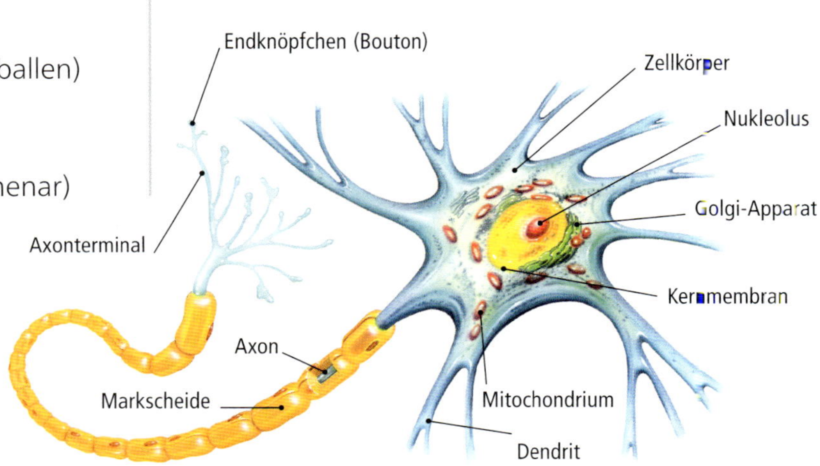

Neuron

Die einzigartige Struktur der Neuronen besteht aus mehrere Dendriten und einem Axon, das aus dem Zellkörper herausragt. Die Dendriten empfangen Nervenimpulse und leiten sie zum Zellkörper weiter, während das Axon Impulse vom Zellkörper wegleitet.

Lücken füllen

1 *Der ____________________ des Rückenmarks ist ein mit Flüssigkeit gefülltes Rudiment des embryonalen Neuralrohrs.*

2 *Die ____________________ des Rückenmarks beinhaltet die Nervenzellkörper und den Großteil der Dendritenfortsätze.*

3 *Der Plexus brachialis zur sensiblen Versorgung der oberen Gliedmaßen befindet sich in der Regel zwischen den Segmenten ____________________ bis ____________________ des Rückenmarks.*

4 *Der Nervus axillaris innerviert den ____________________-muskel und die Hautpartie an der Oberseite der ____________________.*

5 *Der Musculus biceps brachii und der Musculus brachialis werden vom ____________________nerv innerviert.*

6 *Die sympathische Efferenz aus dem Zentralnervensystem erfolgt durch die Spinalnerven ____________________ bis ____________________.*

7 *Die parasympathische Innervation der Beckenorgane erfolgt durch die Nervi ____________________.*

8 *Der Nervus ____________________ innerviert die Adduktormuskeln des Oberschenkels.*

9 *Die sensible Versorgung der medialen Seite des Beins erfolgt durch den Nervus ____________________, einem Ast des Nervus ____________________.*

10 *Alle intrinsischen Muskeln des Fußes werden von einem Ast des Nervus ___________ innerviert, welcher wiederum ein Ast des ____________________ ist.*

Querschnittslähmung

Eine Querschnittslähmung ist die Folge einer Schädigung des Rückenmarks zwischen den Wirbeln T1 und L2. Die Folge ist der Bewegungsverlust in den Körperteilen unterhalb des verletzten Bereichs.

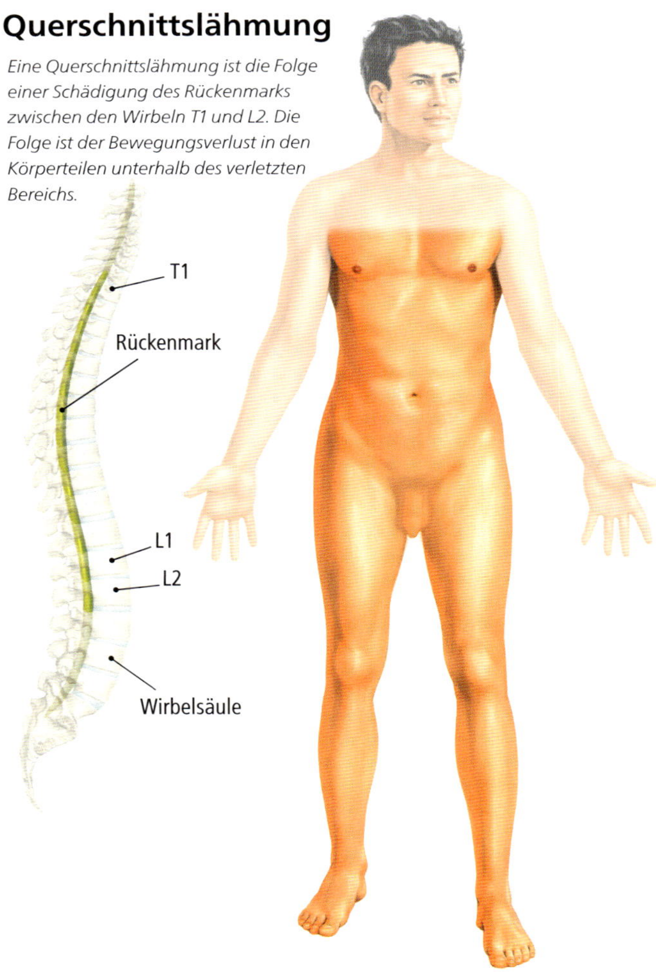

Verbinde die Aussage mit dem Grund

1 *Eine Verletzungen der Wand der absteigenden Aorta kann zu einem Infarkt (Gewebsuntergang) im kaudalen Segment des Rückenmarks führen, weil....*

2 *Mittige Speichenbrüche können eine Fallhand verursachen, weil...*

3 *Injektionen in den Musculus gluteus maximus sollten immer in den oberen äußeren Quadranten der Gesäßbacke erfolgen, weil...*

4 *Frakturen des distalen Oberarmknochens können zu einer Lähmung des Daumens und Gefühlsverlust an der lateralen Hälfte der Handfläche führen, weil...*

a *der Ischiasnerv durch den medialen und unteren Quadranten der Gesäßbacke verläuft und durch eine Injektion verletzt werden könnte.*

b *der Nervus radialis, der hinter dem Humerusschaft verläuft, die Strecker des Handgelenks innerviert.*

c *der Nervus medianus, der die Daumenmuskeln und die Haut der lateralen Hälfte der Handfläche innerviert, vor dem distalen Humerus verläuft.*

d *die arterielle Versorgung des lumbosacralen Rückenmarks durch die abdominale Aorta erfolgt.*

Querschnittslähmung

Schädigungen des Rückenmarks unterhalb des ersten Thorakalsegments (T1) führen zu einer Lähmung des unteren Rumpfes und der unteren Extremitäten (Querschnittslähmung) sowie zum Verlust der direkten kortikalen Kontrolle des Darms und der Harnblasenfunktion. Ist ein größeres Areal von der Verletzung betroffen, wird sowohl die auf- als auch die absteigende Informationsweiterleitung blockiert. Eine Rückenmarksschädigung kann angeboren sein, zum Beispiel bei der Spina bifida, oder durch eine Verletzung, z.B. durch einen Verkehrs-, Schusswaffen-, Messerstich- oder Sportunfall entstehen. Die Muskeln der betroffenen Gliedmaßen sind spastisch gelähmt, wobei sich Muskeltonus und -reflexe steigern.

Malen und Bezeichnen

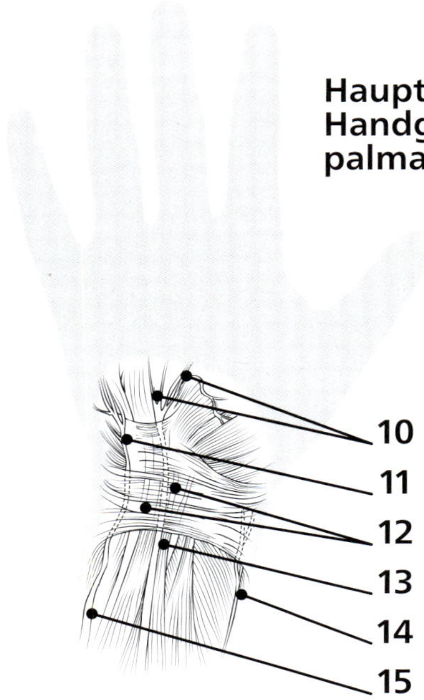

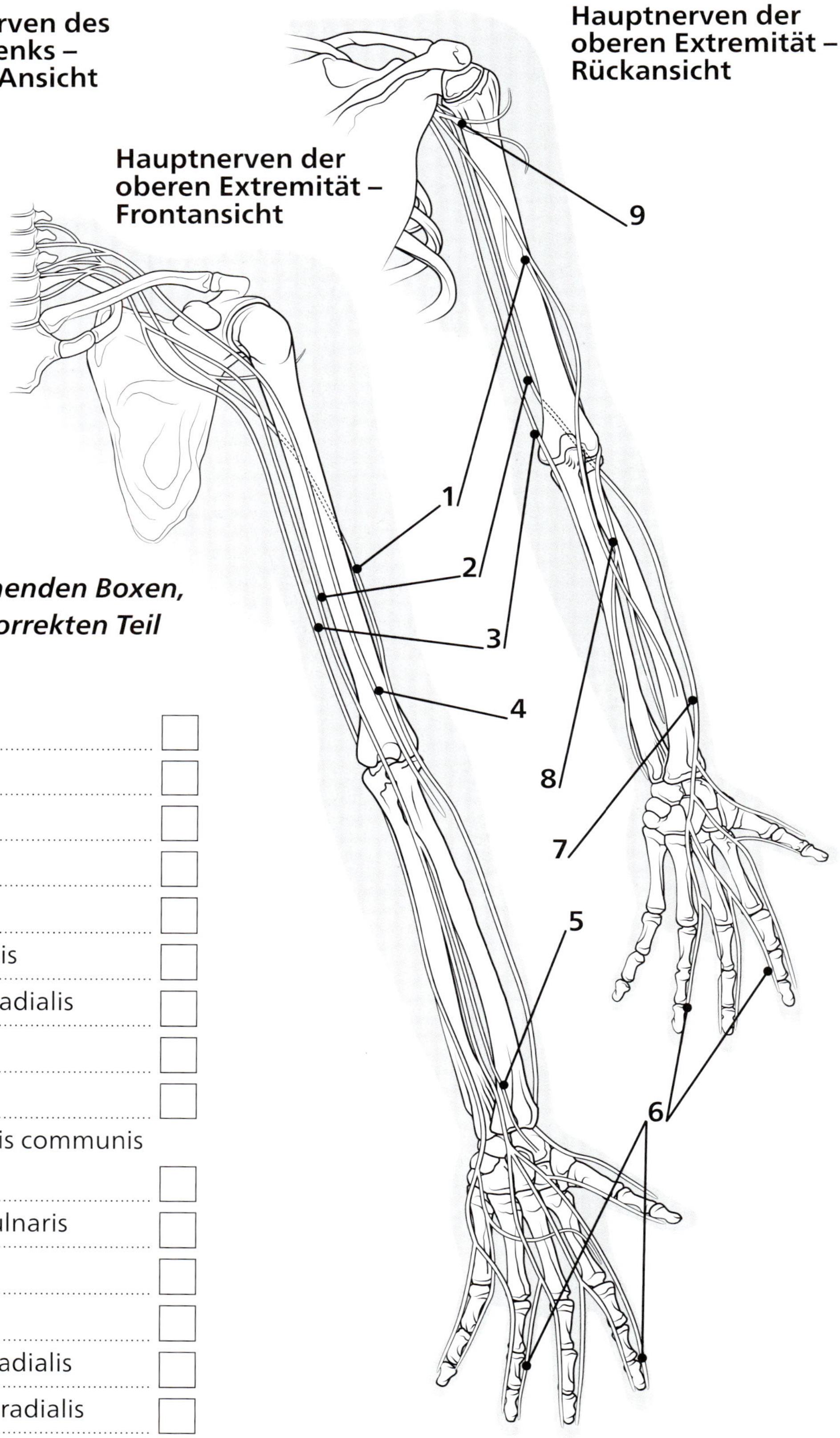

i) Nummeriere die untenstehenden Boxen, um jede Bezeichnung dem korrekten Teil der Zeichnung zuzuordnen.

- Nervus radialis ☐
- Nervus axillaris ☐
- Nervus medianus ☐
- Retinaculum flexorum ☐
- Nervus interosseus anterior ☐
- Nevus digitalis des Nervus radialis ☐
- Oberflächlicher Ast des Nervus radialis ☐
- Nervus medianus ☐
- Nervus ulnaris ☐
- Äste des Nervus palmaris digitalis communis des Nervus medianus ☐
- Oberflächlicher Ast des Nervus ulnaris ☐
- Nervus musculocutaneus ☐
- Nervus ulnaris ☐
- Oberflächlicher Ast des Nervus radialis ☐
- Tiefer gelegener Ast des Nervus radialis ☐

Hauptnerven der unteren Extremität – Frontansicht

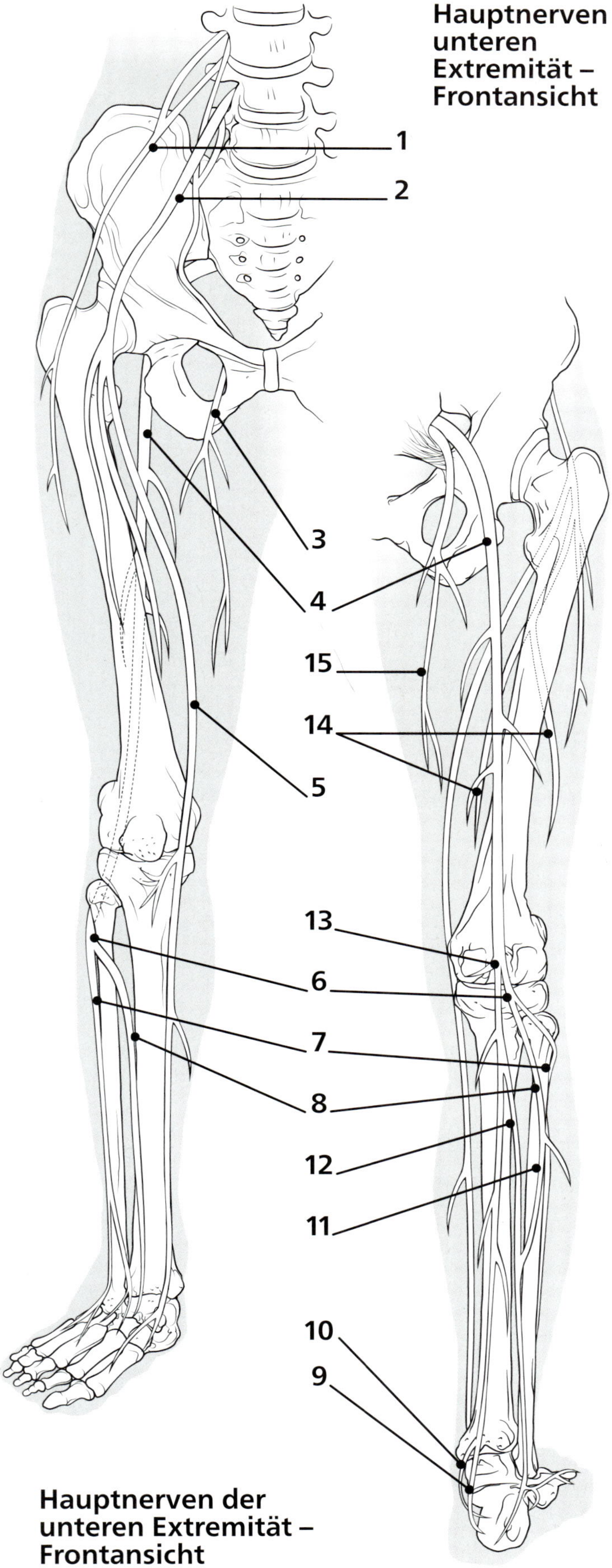

Hauptnerven der unteren Extremität – Frontansicht

i) Nummeriere die untenstehenden Boxen, um jede Bezeichnung dem korrekten Teil der Zeichnung zuzuordnen.

- Nervus fibularis superficialis ☐
- Nervus plantaris lateralis ☐
- Nervus saphenus ☐
- Ischiasnerv ☐
- Nervus obturatorius ☐
- Nervus fibularis communis ☐
- Nervus cutaneus femoris lateralis ☐
- Nervus proneus profundis ☐
- Nervus plantaris medialis ☐
- Nervus femoralis ☐
- Nervus cutaneus surae lateralis ☐
- Nervus cutaneus surae medialis ☐
- Nervus cutaneus femoris posterior ☐
- Äste des Nervus femoralis ☐
- Nervus tibialis ☐

Das Gehirn

Gemeinsam mit dem Rückenmark bildet das Gehirn das Zentralnervensystem. Das Gehirn ist für die Verarbeitung sensorischer Informationen über unsere Umgebung und den Zustand der Organe unseres Körpers verantwortlich. Es verarbeitet Informationen, um bewusste oder unbewusste Entscheidungen zu treffen und erzeugt Veränderungen in der Umwelt – entweder die externe Umwelt durch Bewegungen der Skelettmuskulatur oder der willkürlichen Muskeln, oder die interne Umwelt durch die Aktivierung von Drüsen oder der glatten Muskulatur.

Schlüsselbegriffe:

Cerebellum (Kleinhirn) Jener Teil des Gehirns, der unter dem Großhirn und hinter dem Pons des Hirnstamms liegt. Es hat eine gefaltete Kleinhirnrinde und ist für die motorische Koordination verantwortlich.

Corpus callosum (Balken) Ein großer Faserzug, der die beiden Gehirnhälften verbindet. Es besteht aus mehr als 300 Millionen Axonen und ermöglicht Interaktion zwischen den Hälften des Vorderhirns.

Epiphyse Eine Drüse an der hinteren Oberfläche des Zwischenhirns. Sie schüttet das Hormon Melatonin aus und steuert biologische Rhythmen. Sie wird auch Zirbeldrüse genannt.

Fornix Ein gewölbter Faserzug, der vom Hippocampus vorbei am Temporallappen zum Bereich des Septums am Hypothalamus verläuft.

Großhirn Der größte Teil des Gehirns, das die Gehirnhälften und tieferen Strukturen (z.B. den Thalamus) im Vorderhirn umfasst.

Gyrus Eine Wölbung der Oberfläche der Gehirnhälfte. Die einzelnen Gyri sind durch Sulci (Gräben) voneinander getrennt.

Hirnstamm Ein Begriff, der für die Gesamtheit von Mittelhirn, Pons und Medulla oblongata verwendet wird.

Hypothalamus Der inferiore Teil des Zwischenhirns. Er ist für die Aufrechterhaltung des internen Gleichgewichtszustandes (Homöostase), Motivation sowie für die Kontrolle des autonomen Nervensystems verantwortlich.

Inselrinde Ein Bereich der Gehirnrinde, der tief in der Sulcus lateralis verstreckt liegt.

Längsfurche Die tiefe, mittige Furche, die das Gehirn in die zwei Hemisphären teilt. Sie verläuft entlang der sagittalen Knochennaht des Schädels und ist mit einer Schicht der harten Hirnhaut, der Falx cerebri, belegt.

Rückenmark Jener Teil des Zentralnervensystems, der sich vom Hinterhauptsloch an der Schädelbasis bis zur Bandscheibe zwischen dem ersten und zweiten Lendenwirbel erstreckt.

Sulcus Eine Einkerbung an der Oberfläche der Gehirnhälfte. Eine tiefe Einkerbung wird auch Furche genannt.

Thalamus Eine eiförmige Struktur, die auf beiden Seiten an den dritten Ventrikel grenzt. Er nimmt eine Relais-Funktion zwischen dem Hirnstamm und dem Kortex ein. Der Thalamus beinhaltet Kerne, die für die Weiterleitung sensorischer Impulse des Seh-, Hör- und Tastsinns sowie für die Rückkopplung motorischer Signale verantwortlich sind.

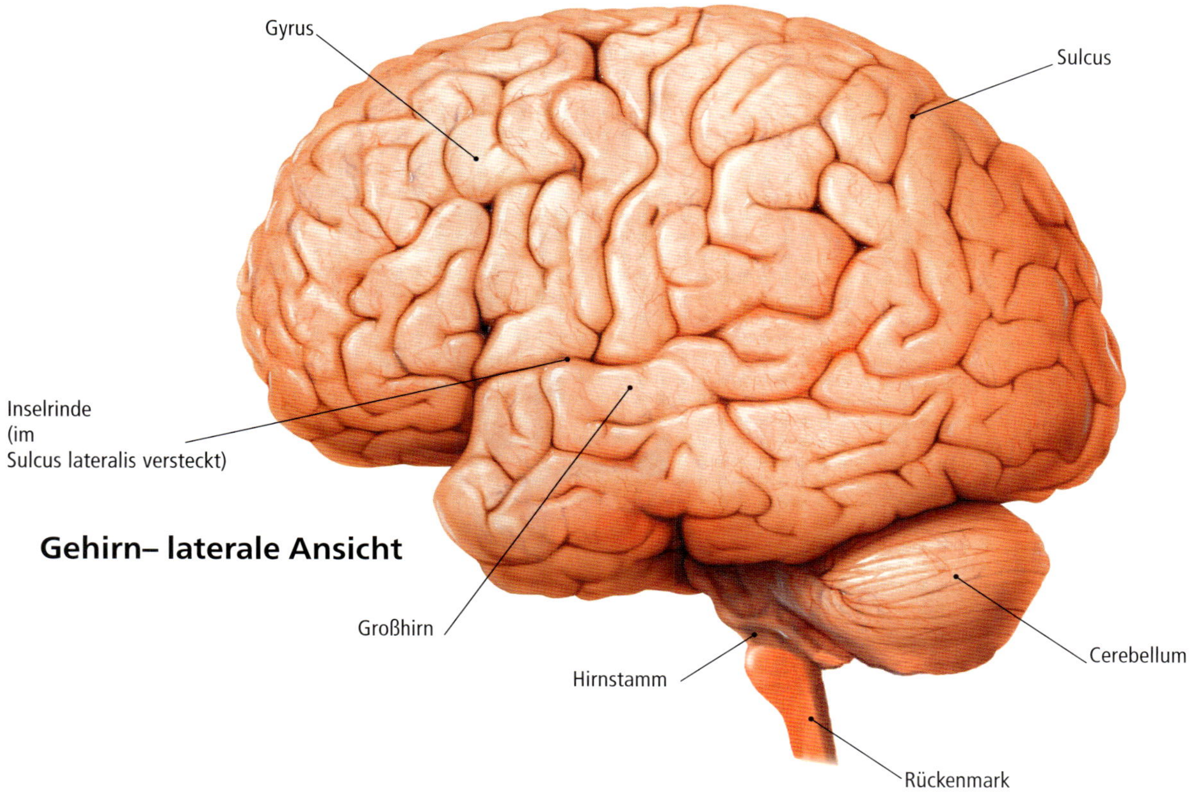

Gehirn– laterale Ansicht

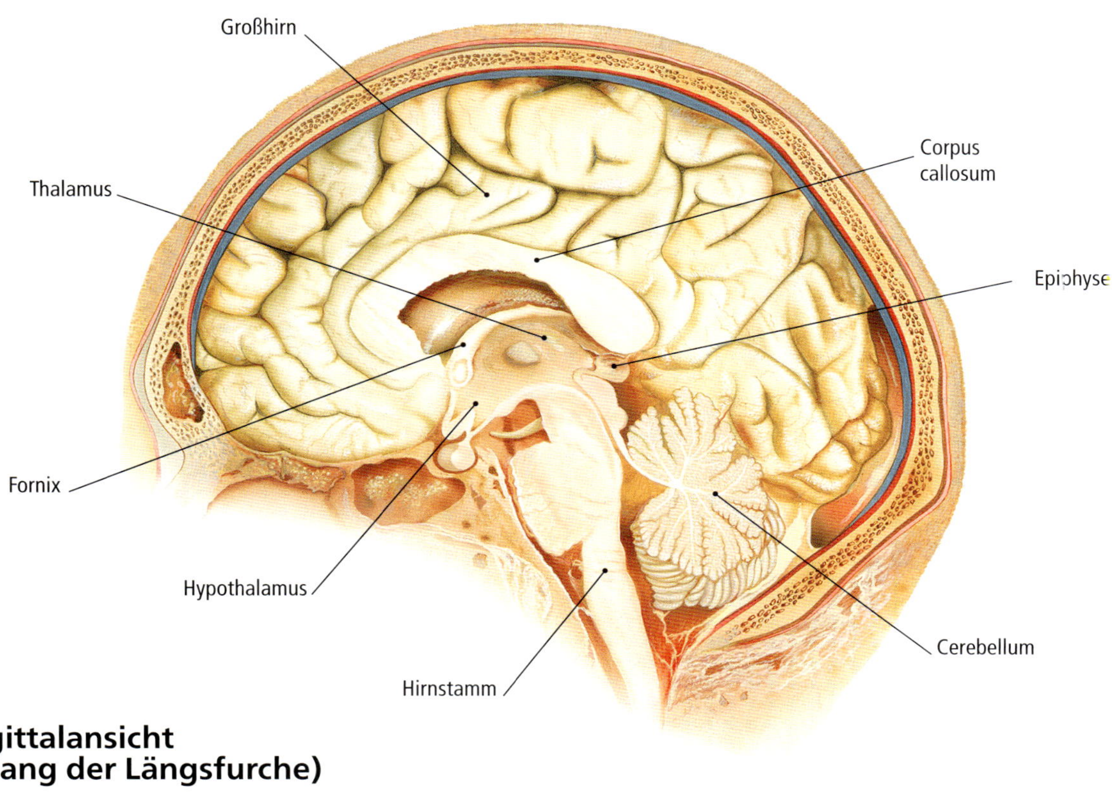

Gehirn – Sagittalansicht
(Schnitt entlang der Längsfurche)

Das Gehirn: Hirnlappen und Funktionsbereiche

Jede Hemisphäre des Gehirns wird in Hirnlappen unterteilt. Vier davon (Frontal-, Parietal-, Okzipital-, Temporallappen) sind an der äußeren Oberfläche sichtbar, während der fünfte (Inselrinde) tief in dem Sulcus lateralis verborgen ist. Die wichtigsten sensorischen Areale sind der primär-somatosensorische Kortex (Berührung/Schmerz/Temperatur) im Parietallappen, der primär-auditive Kortex im Temporallappen, der pimär-visuelle Kortex im Okzipitallappen und der primär-olfaktorische Kortex (Geruch) im medialen Temporallappen. Der primär-motorische Kortex befindet sich im Frontallappen.

Schlüsselbegriffe:

Auditorisches Assoziationsareal Jener Bereich des Kortex, der den primären auditorischen Kortex umgibt. Dort werden auditorische Informationen (z.B.Tonhöhe, Klangfarbe, von Schallquellen) verarbeitet.

Frontallappen Der Hirnlappen, der sich unter dem Stirnknochen befindet. Er umfasst den präfrontalen Kortex, Regionen zur Steuerung von Augenbewegungen (frontale Augenfelder), zwei Formen motorischer Kortizes (prä- und primärmotorischer) sowie das Broca-Areal.

Gyrus Eine Wölbung der Oberfläche der Gehirnhälfte. Die einzelnen Gyri sind durch Sulci (Gräben) voneinander getrennt.

Gyrus postcentralis Der Gyrus, in dem der primäre somatosensorische Kortex liegt. Er ist somatotopisch gegliedert (unterschiedliche Körperteile und –funktionen werden von den entsprechenden Regionen des Kortex gesteuert).

Gyrus precentralis Der Gyrus, in dem der primäre motorische Kortex liegt. Er ist muskulotopisch gegliedert (unterschiedliche Muskeln werden von den entsprechenden Regionen gesteuert).

Sulcus lateralis Die Furche zwischen Frontal- bzw. Parietallappen und Temporallappen. Er verdeckt die Inselrinde.

Leseverständnisareal Auch visuolexisches Areal genannt. Es ist für das Verstehen geschriebener Sprache verantwortlich.

Motorisches Sprachzentrum (Broca-Areal) Eines der zwei bekannten kortikalen Sprachzentren des Gehirns, das für die expressiven Aspekte der Sprache verantwortlich ist, wobei dafür auch die Inselrinde von Bedeutung sein könnte. Es befindet sich innerhalb des Gyrus frontalis inferior.

Okzipitallappen Der hinterste Hirnlappen. Dort befinden sich der primäre visuelle Kortex und das visuelle Assoziationsareal.

Präfrontaler Kortex Jener Teil des Frontallappens, der für Vorsorge, Planung und soziale Interaktion verantwortlich ist.

Primärer auditorischer Kortex Der Teil des Kortex, der für die Verarbeitung auditiver Information verantwortlich ist, die vom Nucleus geniculatus medialis, dem auditiven Relais-Nucleus des Thalamus, gesendet werden. Er überträgt Informationen an das auditive Assoziationareal.

Primärer motorischer Kortex Jener Teil des Kortex, durch welchen Motoneuronen im Hirnstamm und im Rückenmark durch lange Nervenfaserbahnen direkt angesteuert werden. Die Bahn zum Hirnstamm wird Tractus corticobularis genannt, jene zum Rückenmark Tractus corticospinalis.

Primärer somatosensorischer Kortex Das Kortexareal, welches Informationen vom Nucleus ventralis posterior, dem somatosensorischen Relais-Nucleus des Thalamus, erhält. Er überträgt Informationen an das somatosensorische Assoziationareal.

Primärer visueller Kortex Das Kortexareal, welches Informationen vom Nucleus geniculatis lateralis, dem visuellen Relais-Nucleus, erhält. Er ist retinotopisch gegliedert (unterschiedliche Aspekte der visuellen Welt werden von den entsprechenden Regionen des Kortex verarbeitet). Zur Weiterverarbeitung visueller Informationen leitet er diese an das visuelle Assoziationareal weiter.

Sensorisches Sprachzentrum (Wernicke-Areal) Eines der zwei bekannten kortikalen Sprachzentren. Es soll für das Verstehen gesprochener Sprache verantwortlich sein und befindet sich normalerweise im hinteren Bereich des Gyrus temporalis superior (Planum temporale), kann aber auch im vorderen Bereich des Parietallappens sein.

Somatosensorisches Assoziationsareal Jener Kortex, der für die Verarbeitung somatosensorischer Informationen verantwortlich ist. Es erzeugt ein dreidimensionales Modell der Umgebung und verarbeitet haptische Wahrnehmungen.

Sulcus Eine Einkerbung an der Oberfläche der Gehirnhälfte. Eine tiefe Einkerbung wird auch Furche genannt.

Temporallappen Jener Hirnlappen, der unter dem Schläfenbein liegt. Dort befinden sich der primäre auditive Kortex und das auditive Assoziationsareal, der Hippocampus sowie die Amygdala.

Visuelles Assoziationsareal Die Region der Großhirnrinde, die für die Verarbeitung visueller Information (Farben, visuelle Textur, Gestalt, Form) verantwortlich ist.

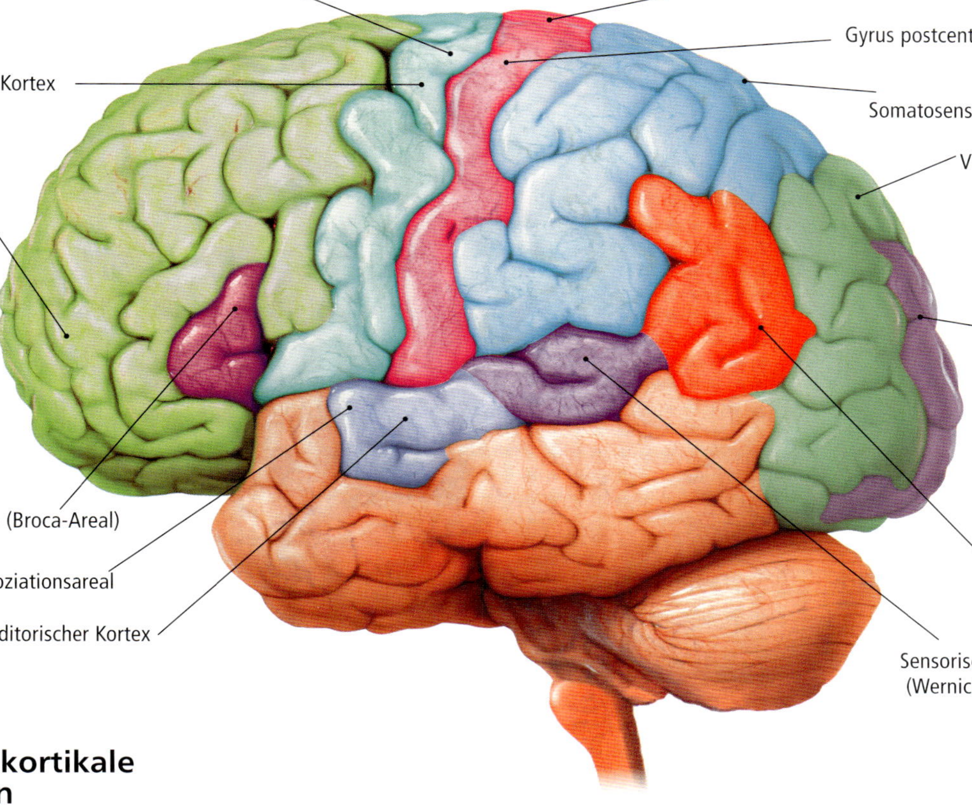

Funktionale kortikale Hirnregionen

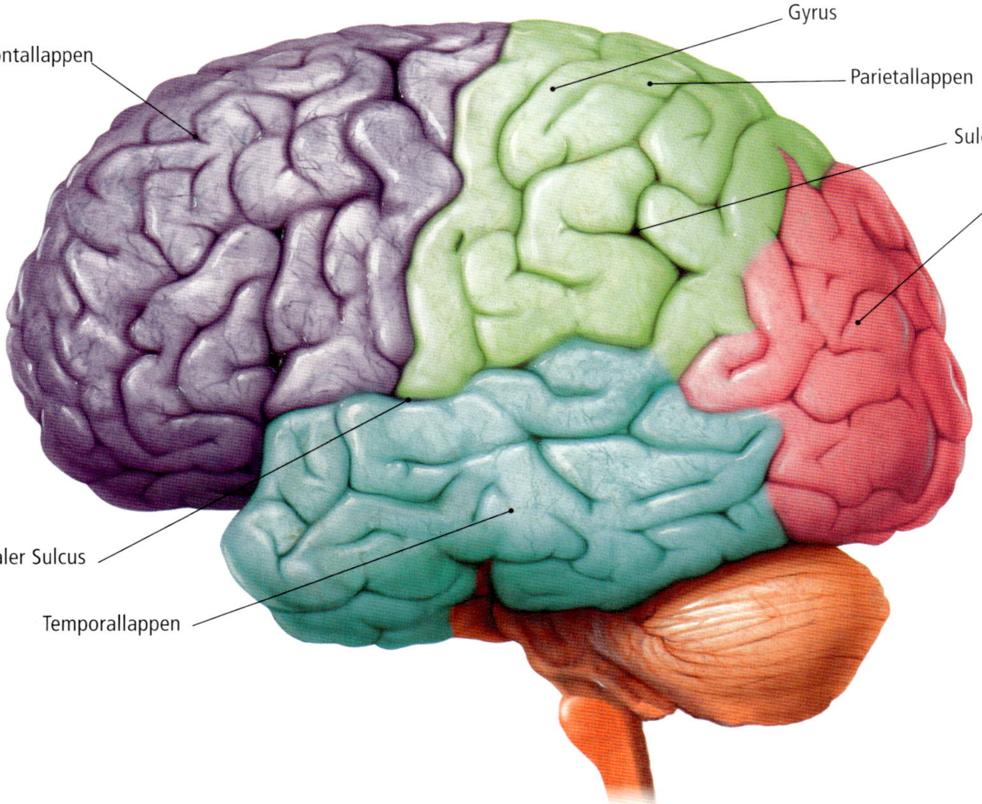

Hirnlappen

Wahr oder Falsch?

1 *Astrocyten bezeichnen jenen Zelltyp, der im Gehirn für den Ionenausgleich in den Nervenzellzwischenräumen verantwortlich ist.*

2 *Die Hauptaufgabe eines Dendriten ist es, Information an andere Nervenzellen weiterzuleiten.*

3 *Die Markscheide eines Axons kann die Geschwindigkeit der Impulsübertragung verhundertfachen.*

4 *Der am häufigsten vorkommende Zelltyp in der Großhirnrinde ist die bipolare Zelle.*

5 *Der primär-motorische Kortex befindet sich im Gyrus postcentralis.*

6 *Der auditive Kortex befindet sich an der Oberfläche des Temporallappens.*

7 *Die Amylgdala liegt im inneren Bereich des Temporallappens.*

8 *Das Corpus callosum ist für die Informationsübertragung zwischen den funktionalen Arealen der beiden Hemisphären von Bedeutung.*

9 *Der Thalamus ist eine wichtige Zwischenstation bei der Informationsweiterleitung vom Rückemark zur Großhirnrinde.*

10 *In der Körnerzellschicht ist die höchste Konzentration an Nervenzellen im Gehirn zu finden.*

11 *Über die dorsalen Rückenmarksbahnen werden Motoneuronen durch die Hirnrinde kontrolliert.*

12 *Der Nucleus caudatus und das Putamen spielen eine Schlüsselrolle für das Belohnungssystem und bei Abhängigkeiten.*

13 *Parkinson ist häufig die Folge einer Degeneration von Nervenzellen in der Substantia nigra.*

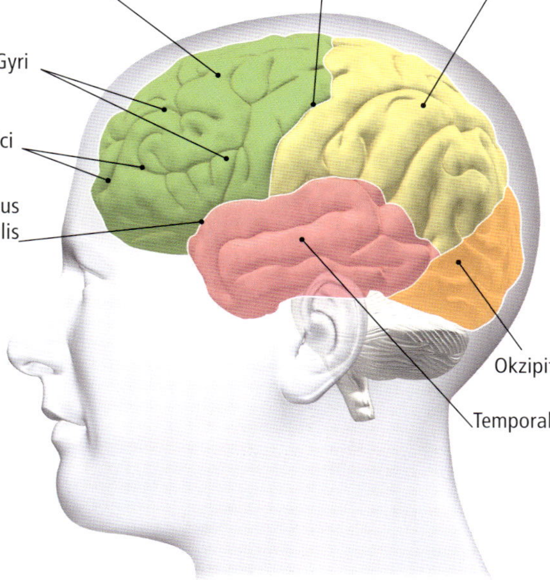

Die Großhirnrinde

Die Großhirnrinde wird in vier Bereiche, die Hirnlappen, eingeteilt. Der Frontal- und der Parietallappen werden durch die Zentralfurche voneinander getrennt.

14 *Mit dem Geruchssinn wahrgenommene Informationen werden im Parietallappen der Großhirnrinde verarbeitet.*

15 *Sprachareale befinden sich meistens in der rechten Gehirnhälfte.*

16 *Der Hypothalamus ist durch einen Stiel mit der Hypophyse verbunden.*

17 *Die Reflexzentren für Kopf und Nacken befinden sich im Hirnstamm.*

18 *Der Sehnerv leitet motorische Signale für die Pupillenerweiterung weiter.*

19 *Schädigungen an der Unterseite des Temporallappens auf beiden Seiten führen dazu, dass Gesichter nicht wiedererkannt werden können.*

20 *Eine Schädigung der präfrontalen Großhirnrinde kann zu einer Persönlichkeitsveränderung führen.*

Gliom

Vor allem primäre Hirntumore (Gliome) könne sich aus Zellen bilden, die im Gegensatz zu vollentwickelten Neuronen die Fähigkeit zur Zellteilung besitzen, so zum Beispiel Astrozyten und Oligodendrozyten, sowie deren Vorgängerzellen. Die aggressivste Form primärer Hirntumore ist das Glioblastoma multiforme, das sich möglicherweise aus einfachen Astrozyten entwickelt. Gliome verursachen Kopfschmerzen, Erbrechen, Krampfanfälle, fokal-neurologische Symptome wie Lähmungen, den Verlust sensorischer Fähigkeiten oder Persönlichkeitsveränderungen sowie Hirnnervenstörungen.

Multiple-Choice

1 *Welcher Zelltyp im Gehirn produziert Myelin?*
- Ⓐ Oligodendrozyten
- Ⓑ Neurone
- Ⓒ Astrozyten
- Ⓓ Mikrogliazellen
- Ⓔ Plexus choroideus

2 *Welcher Zelltyp im Gehirn ist für die Immunüberwachung verantwortlich?*
- Ⓐ Purkinje-Zellen
- Ⓑ Ganglienzellen
- Ⓒ Endothel
- Ⓓ Mikrogliazellen
- Ⓔ Plexus choroideus

3 *Wo befinden sich die Atemzentren im Gehirn?*
- Ⓐ in der Großhirnrinde
- Ⓑ im Thalamus
- Ⓒ im Pons
- Ⓓ in der Medulla oblongata
- Ⓔ sowohl C und D sind korrekt

4 *Welcher Hirnnerv ist für den Tastsinn im Gesicht verantwortlich?*
- Ⓐ der Glossopharyngealnerv
- Ⓑ der Trigeminusnerv
- Ⓒ der Gesichtsnerv
- Ⓓ der Nervus vesibulocochlearis
- Ⓔ der Nervus cochlearis

5 *Welche Funktion hat der Gesichtsnerv?*
- Ⓐ Kontrolle der Muskeln für Gesichts-ausdrücke
- Ⓑ Kontrolle der Ohrspeicheldrüse
- Ⓒ Wahrnehmung von Sinneseindrücken im Rachenraum
- Ⓓ Kontrolle der Schweißdrüsen im Gesicht
- Ⓔ Regulierung des Atmungsrhythmus

6 *Der Nervus versibulocochlearis transportiert Informationen über...*
- Ⓐ die audiorische Funktion
- Ⓑ Geschmackswahrnehmungen im Bereich der vorderen zwei Drittel der Zunge.
- Ⓒ die visuelle Funktion
- Ⓓ Gleichgewicht und Orientierung
- Ⓔ sowohl A und D sind korrekt

7 *Wo befinden sich die Hunger- und Sättigungszentren?*
- Ⓐ in der Großhirnrinde
- Ⓑ im Thalamus
- Ⓒ im Hypothalamus
- Ⓓ im Cerebellum
- Ⓔ im Pons

8 *Welcher Teil des Gehirns verbindet Erinnerungen mit Emotionen?*
- Ⓐ Amygdala
- Ⓑ Hypothalamus
- Ⓒ Hippocampus
- Ⓓ Pons
- Ⓔ Mittelhirn

9 *Die bilaterale Schädigung welches Teils des Gehirns stört die Fähigkeit, neue Erinnerungen abzuspeichern?*

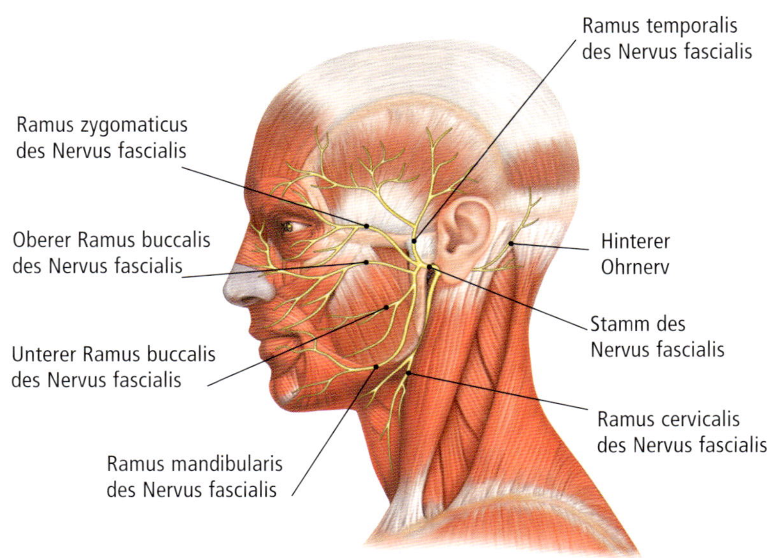

Äste des Gesichtsnervs

Anm.: In dieser Darstellung wurde die Ohrspeicheldrüse entfernt, um die Äste des Gesichtsnervs freizulegen.

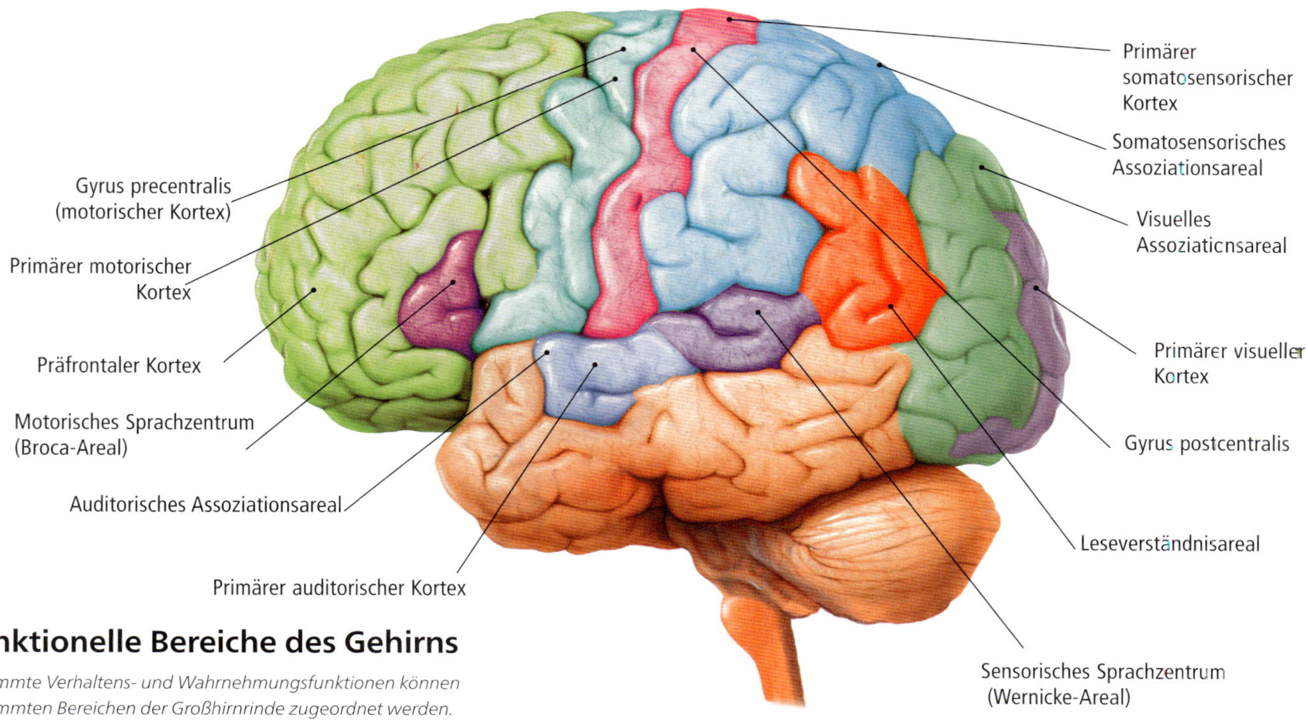

Funktionelle Bereiche des Gehirns

Bestimmte Verhaltens- und Wahrnehmungsfunktionen können bestimmten Bereichen der Großhirnrinde zugeordnet werden.

Ⓐ Hippocampus
Ⓑ Amygdala
Ⓒ Hypothalamus
Ⓓ Thalamus
Ⓔ Parietallappen

10 *Das Kleinhirn erhält sensorischen Input von…*
Ⓐ Gelenksrezeptoren
Ⓑ Gleichgewichtsorganen im Ohr
Ⓒ Berührungsrezeptoren im Gicht
Ⓓ Muskelspannungsrezeptoren der Gliedmaßen
Ⓔ alle Antworten sind richtig

11 *Der primär-somatosensorische Kortex befindet sich im…*
Ⓐ Gyrus precentralis
Ⓑ Gyrus postcentralis
Ⓒ Okzipitallappen
Ⓓ orbitalen Kortex
Ⓔ im Temporallappen

12 *Wozu kann eine Schädigung des Parietallappens führen?*
Ⓐ Probleme mit expressiven Aspekten der Sprache
Ⓑ Sehverlust im linken Gesichtsfeld
Ⓒ sensorische Vernachlässigung der linken Körperhälfte
Ⓓ Probleme mit dem Arbeitsgedächtnis
Ⓔ Verlust des Geruchssinns

13 *Wohin wird die visuelle Information des linken Blickfelds weitergeleitet?*
Ⓐ zum linken Colliculus superior
Ⓑ zum rechten Parietallappen
Ⓒ zum rechten Gyrus precentralis
Ⓓ zum rechten Okzipitallappen
Ⓔ zum linken Pons

14 *Durch welchen Teil des Gehirns wird das Arbeitsgedächtnis (die Fähigkeit einzelne Arbeitsschritte einfacher Tätigkeiten für einige Minuten in Erinnerung zu behalten) versorgt?*
Ⓐ durch den präfrontalen Kortex
Ⓑ durch den Parietallappen
Ⓒ durch das Kleinhirn
Ⓓ durch den Hypothalamus
Ⓔ durch den Temporallappen

Malen und Bezeichnen

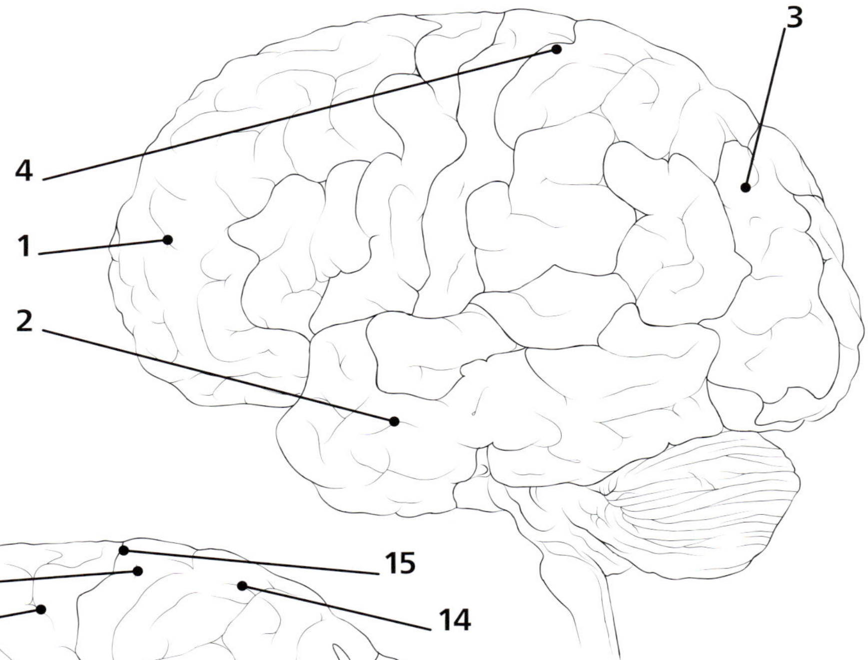

Hirnlappen — laterale Ansicht

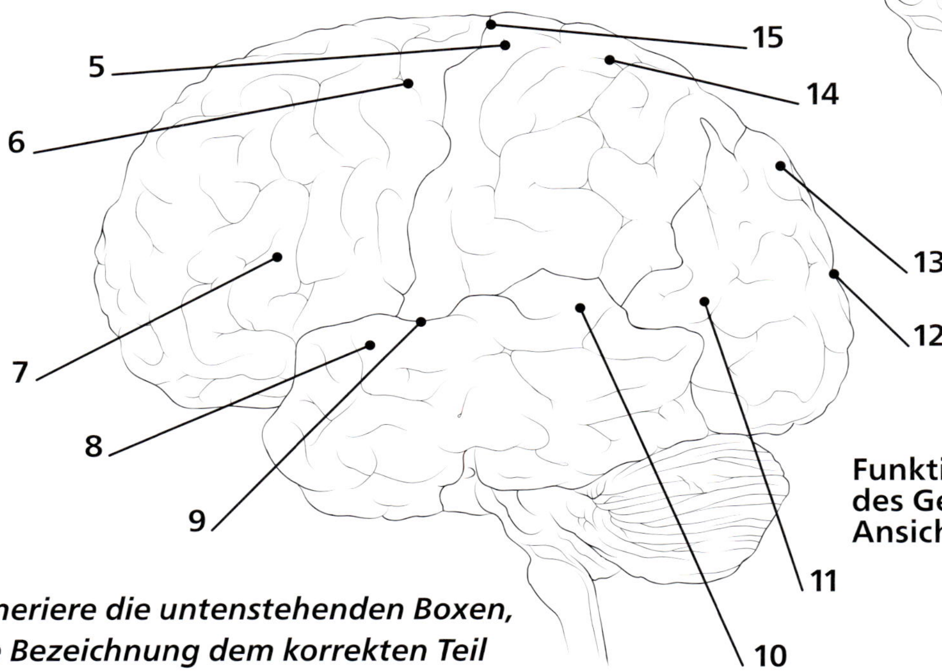

Funktionelle Bereiche des Gehirns— laterale Ansicht

i) Nummeriere die untenstehenden Boxen, um jede Bezeichnung dem korrekten Teil der Zeichnung zuzuordnen.

- Parietallappen ☐
- Okzipitallappen ☐
- Temporallappen ☐
- Frontallappen ☐
- Motorisches Sprachzentrum (Broca-Areal) ☐
- Primärer motorischer Kortex ☐
- Zentralfurche ☐
- Auditorisches Assoziationsareal ☐
- Auditorischer Kortex ☐
- Visueller Kortex ☐
- Visuelles Assoziationsareal ☐
- Sensorisches Sprachzentrum (Wernicke-Areal) ☐
- Leseverständnisareal ☐
- Primärer somatosensorischer Kortex ☐
- Somatosensorisches Assoziationsareal ☐

i) ***Benenne jede der in den Abbildungen gezeigten Strukturen***

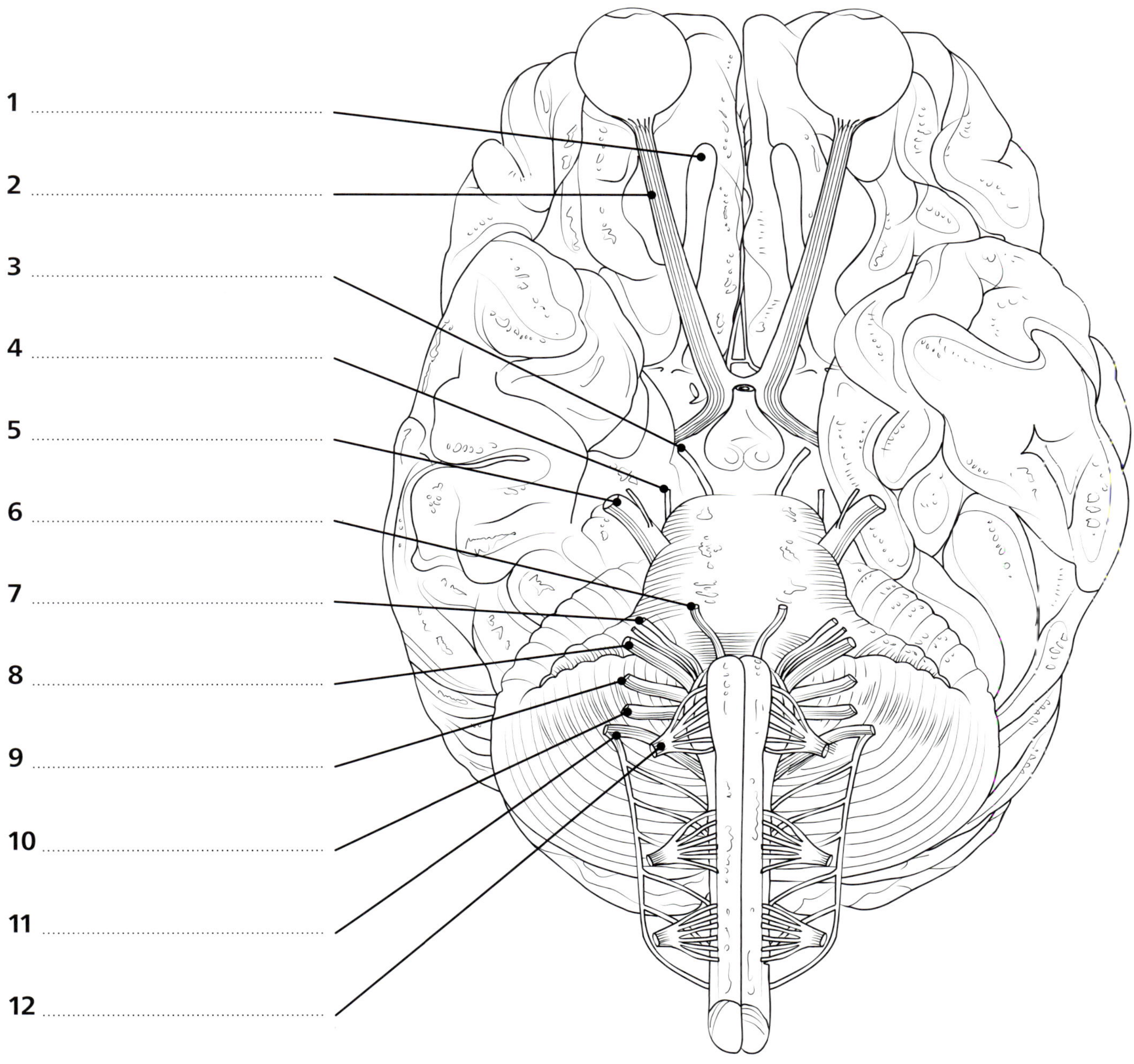

Lücken füllen

1 *Der Liquor wird hauptsächlich vom __________________ gebildet.*

2 *Die __________________ Ventrikel liegen im Inneren der Hemisphären.*

3 *Der __________________ umgibt das Gehirn und das Rückenmark.*

4 *Die __________________ sind venöse Blutleiter im Inneren der Schädelhöhle, die durch die Dura mater verstärkt werden.*

5 *Der __________________ ist ein Faserzug, der den Hippocampus mit dem Hypothalamus verbindet.*

6 *Das __________________ ermöglicht die Informationsweiterleitung zwischen den beiden Gehirnhälften.*

7 *Die __________________ beinhaltet Axone, die den Thalamus mit der Großhirnrinde verbinden.*

8 *Das __________________ ist jene Gehirnregion, in der die Axone des Sehnervs die Mittellinie kreuzen.*

9 *Der Nervus __________________ innerviert die Muskeln der Zunge.*

10 *Der __________________, der __________________ und der __________________ innervieren die Skelettmuskeln, die für Bewegungen des Auges verantwortlich sind.*

11 *Der __________________ ist jener Teil des Thalamus, der für das Sehen am wichtigsten ist.*

12 *Der __________________ ist jener Teil des Thalamus, der für das Hören am wichtigsten ist.*

13 *Der __________________ beinhaltet Axone, die von den pontinen Kernen zum Cerebellum führen.*

14 *Der __________________ und der __________________ sind für den Kornealreflex (Lidschlussreflex) verantwortlich.*

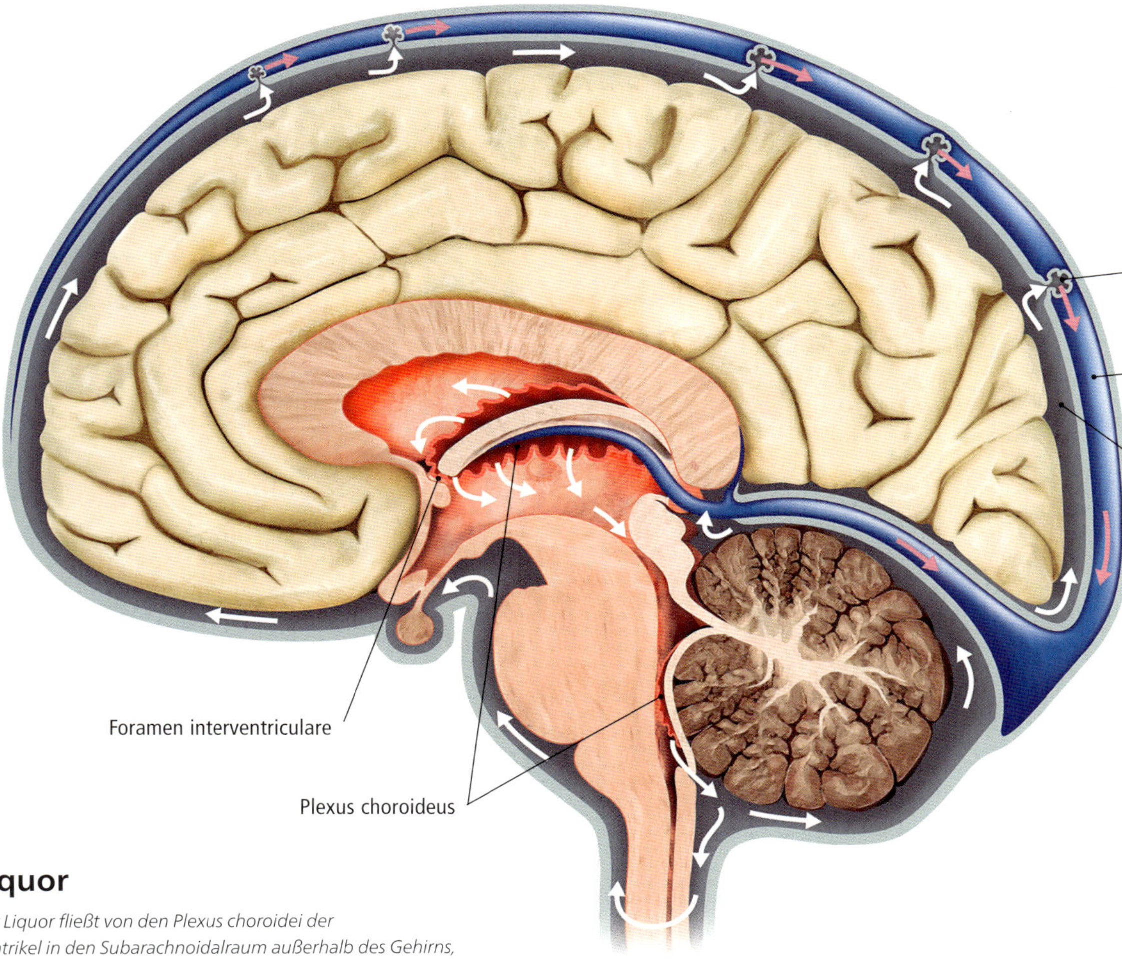

Liquor

Der Liquor fließt von den Plexus choroidei der Ventrikel in den Subarachnoidalraum außerhalb des Gehirns, und schließlich zu den Sinus durae matris am inneren Schädel.

15 *Der ___________________ und der ___________________ sind für den Würgereflex verantwortlich.*

16 *Die ___________________ trennt den primär-motorische Kortex vom somatosensorischen Kortex.*

17 *Der primär-visuelle Kortex befindet sich um den Sulcus ___________________.*

18 *Die Fissura ___________________ trennt den Frontal- vom Temporallappen.*

19 *Der ___________________ Ventrikel befindet sich zwischen Pons und Cerebellum.*

Verbinde die Aussage mit dem Grund

1 *Information von den Ganglienzellen der nasal gelegenen Seite der linken Retina gelangen zum visuellen Kortex, weil...*

2 *Im linken Gyrus postcentralis wird Information über Berührungen an der rechten oberen Gliedmaße repräsentiert, weil...*

3 *Eine Blutung in der inneren Kapsel kann schwerwiegende Folgen für neurologische Funktionen haben, weil...*

4 *Ein epileptischer Grand-mal-Anfall verbreitet sich in der Regel allmählich im gesamten Körper, weil...*

5 *Ein Tumor im Hypothalamus kann zu Fettleibigkeit führen, weil...*

a *sich die Fasern in der sensorischen Nervenbahnkreuzung auf der Höhe der Medulla oblongata kreuzen.*

b *viele absteigende und aufsteigende Axone durch einen sehr schmalen Bereich führen.*

c *sich hier das Sättigungszentrum befindet.*

d *sich die Axone der Sehnerven unterhalb des Hypothalamus kreuzen.*

e *der primäre motorische Kortex über eine Art Landkarte der Körperteile verfügt.*

Epilepsie

Epilepsie ist eine neurologische Störung aufgrund abnormaler elektrischer Entladungen in den Schaltkreisen des Gehirns. Epilepsie äußert sich durch sensorische Störungen, Bewusstseinsverlust und Krämpfe. Epilepsie kommt in unterschiedlichen Ausprägungen vor, von leichten Abscence bei Petit-mal-Anfällen, bei welchen Betroffene die Aufmerksamkeit verlieren, bis hin zu tonisch-klonischen Grand-mal-Anfällen, wobei sich Krämpfe entsprechend der Bewegung der abnormalen Entladungen über die Gehirnoberfläche im gesamten Körper ausbreiten (Jackson-Ausbreitung). Temporallappenepilepsie kann zu Déjà-vu-, und Jamais-vu-Wahrnehmungen (das Gefühl, Bekanntes noch nie gesehen zu haben – Gegenteil von Déjà vu) sowie zu Amnesie, olfaktorischen Halluzinationen und zu plötzlichen Unruhe- und Angstzuständen führen.

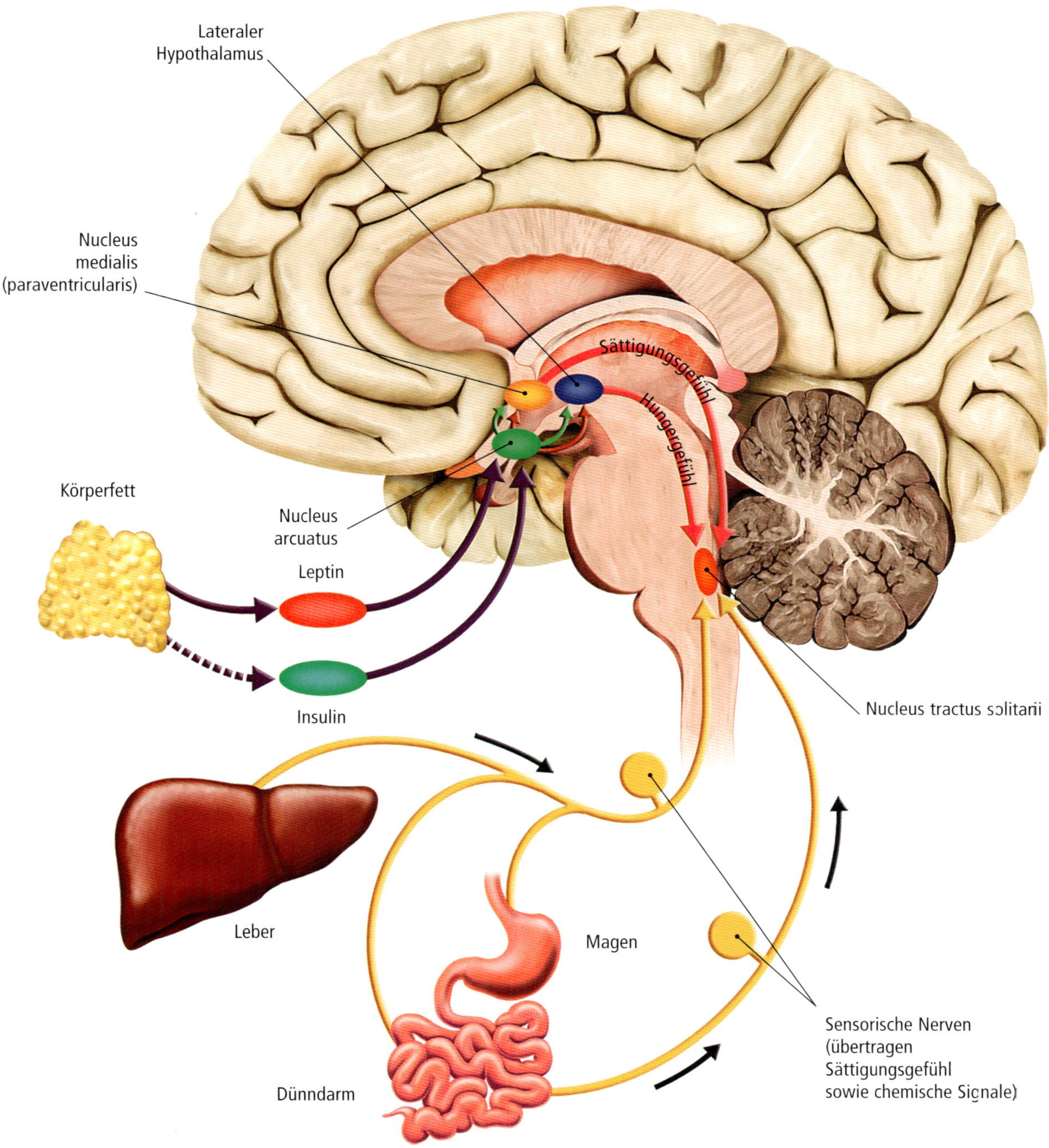

Hypothalamus und Appetitregulation

Bei der Appetitregulation spielt der Hypothalamus neben vielen anderen Faktoren eine Schlüsselrolle. Durch die Hormone Leptin und Insulin, welche dem Hirnstamm entweder ein Sättigungs- oder ein Hungergefühl vermitteln, beeinflusst die Körperfettmenge den Hypothalamus. Dies spielt mit anderen Signalen der Leber und des Darms über den Nucleus tractus solitarii zusammen und beeinflusst, wie hungrig wir uns fühlen.

Malen und Bezeichnen

i) Benenne jede der in den Abbildungen gezeigten Strukturen

ii) Verwende die Legende um die Strukturen auszumalen

- Atlas
- Epiphyse
- Zweiter Zervikalnerv

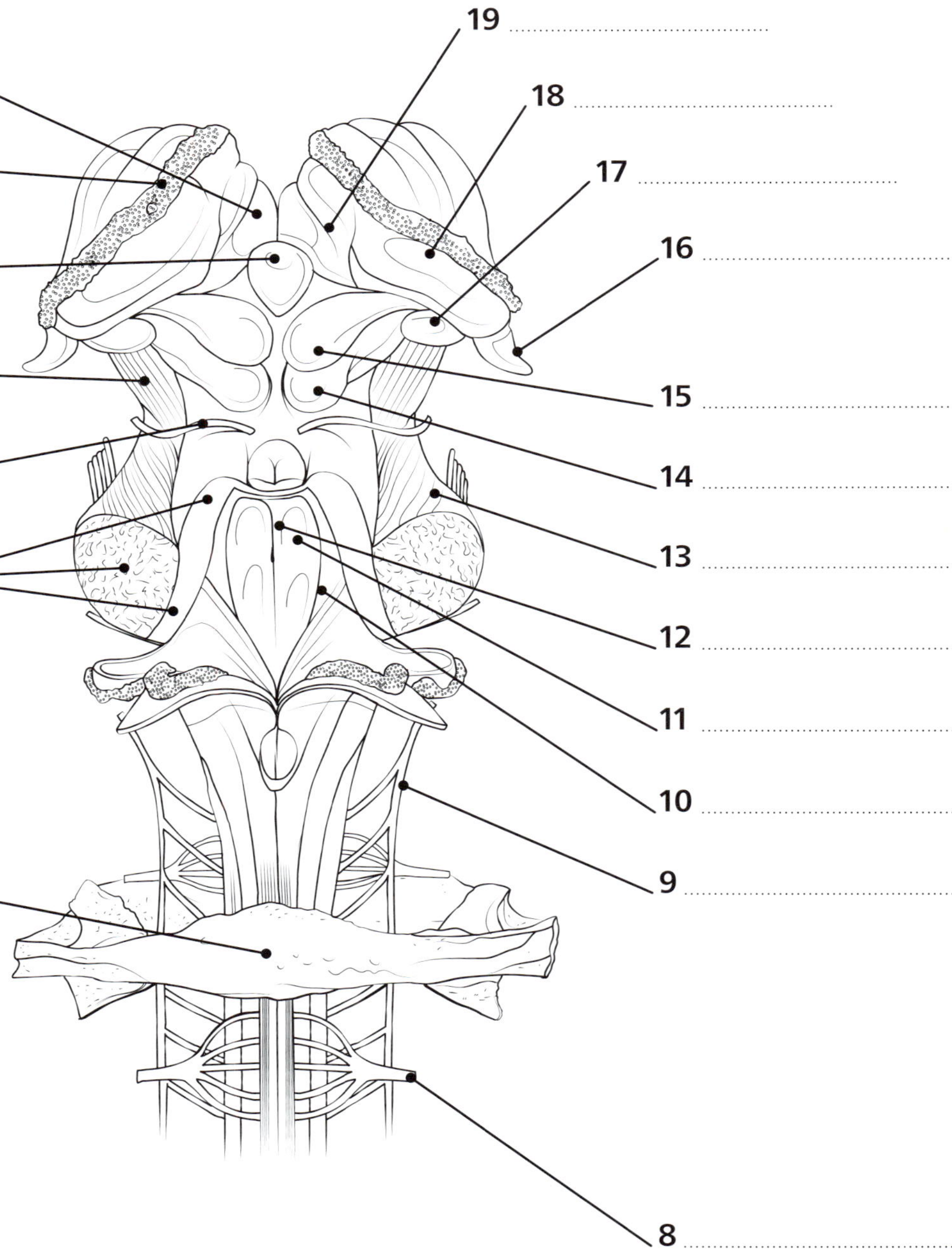

Hirnstamm – Rückansicht

Spinalanästhesie

Eine Anästhesie in Strukturen des Beckens oder der unteren Gliedmaßen kann durch die Gabe eines lokalen Anästhetikums entweder in den Subarachnoidalraum um das Rückenmark (Subarachnoidal- oder Intrathekalanästhesie) oder in das Fett um die Spinalnerven (Epiduralanästhesie) erreicht werden. Eine Spinalanästhesie kann bei Operationen der unteren Extremitäten, bei Schnittentbindungen und bei Beckenoperationen verwendet werden. Risiken und Komplikationen umfassen Kopfschmerzen, Nervenschädigungen und Infektionen.

i) Benenne jede der in den Abbildungen gezeigten Strukturen

Spinalnerven

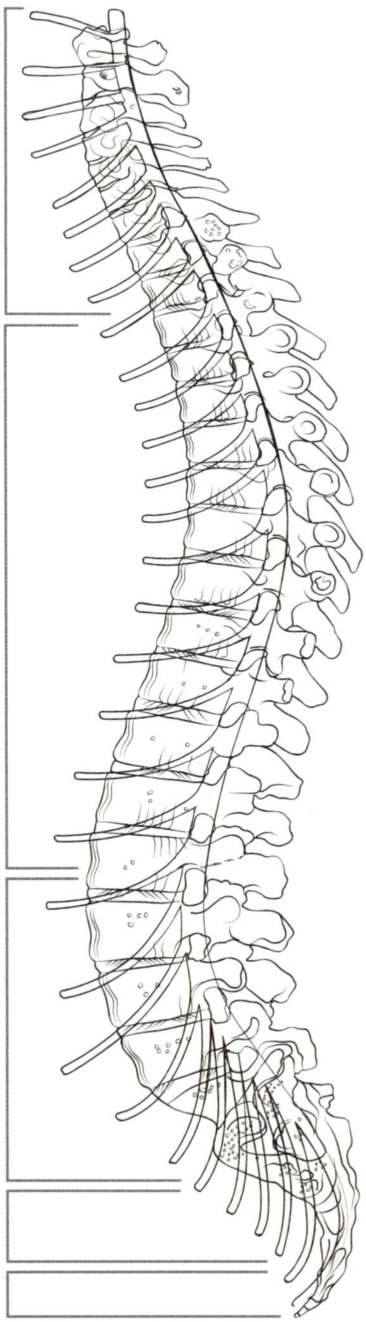

Rückenmark – Frontansicht

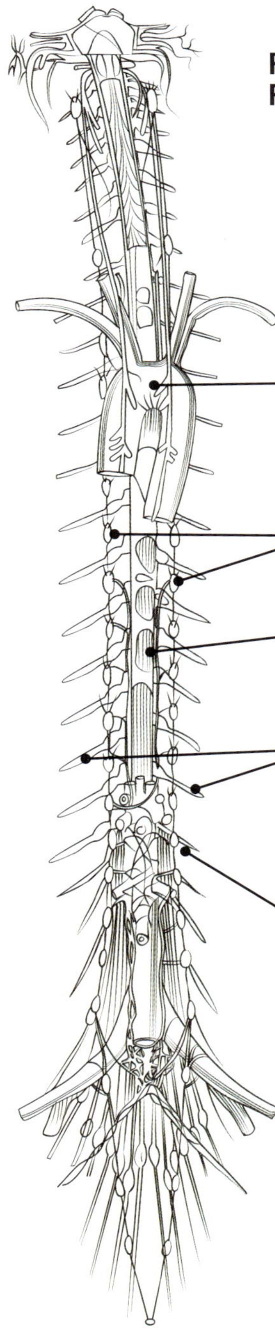

Sinnesorgane: Sehen und Hören

Schlüsselbegriffe:

Choroidea Die pigmentierte und vaskularisierte Mittelschicht des Auges. Sie versorgt die äußeren Retinaschichten durch Diffusion mit Nährstoffen.

Cornea Die dünne, konvexe, durchsichtige Oberfäche des Auges. Sie enthät keine Blutgefäße und wird durch Diffusion durch die umleigenden Gewebe versorgt. Sie ist für einen Großteil der Brechkraft, wodurch auf der Retina ein Bild entsteht, verantwortlich.

Glaskörper Der hintere, durchsichtige Hohlraum des Augapfels. Er ist mit einer Flüssigkeit, dem Kammerwasser, gefüllt.

Hintere Augenkammer Die Flüssigkeitskammer zwischen der Iris an der Vorderseite des Ziliarkörpers, den Zonulafasern und der Linse. Sie ist mit einer Flüssigkeit, dem Kammerwasser, gefüllt.

Linse Eine durchsichtige, formflexible Struktur, die die Fokussierung auf nahe und entfernte Objekte ermöglicht. Ihre natürliche Form ist annähernd kugelförmig, durch die Spannung um den Linsenäquator erhält sie jedoch ein abgeflachtes Profil.

Retina Die neuronale Schicht des Auges. Sie besteht aus mehreren Schichten mit Photorezeptoren, Bipolarzellen sowie Ganglienzellen und ist sehr gut durchblutet.

Sehnerv Jener Nerv, in dem die Axone der retinalen Ganglienzellen zum visuellen Nucleus des Thalamus (Nucleus geniculatis lateralis) und zum Mittelhirn (Colliculus superior) gebracht werden.

Vordere Augenkammer Die Flüssigkeitskammer zwischen der Hinterseite der Cornea und der Iris. Sie ist mit einer wässrigen Flüssigkeit, dem Kammerwasser, gefüllt.

Ziliarkörper Eine Erweiterung der Choroidea. Er verbindet die Choroidea mit der Iris und umfasst den Ziliarmuskel und die Ziliarfortsätze.

Ziliarmuskel Glatter Muskel, der die Spannung der Zonulafasern am Linsenäquator regelt.

Zonulafasern Ligamente, die den Ziliarkörper am Linsenäquator befestigen. Sind sie entspannt, erhält die Linse wieder eine rundere Form.

Das Auge – laterale Ansicht

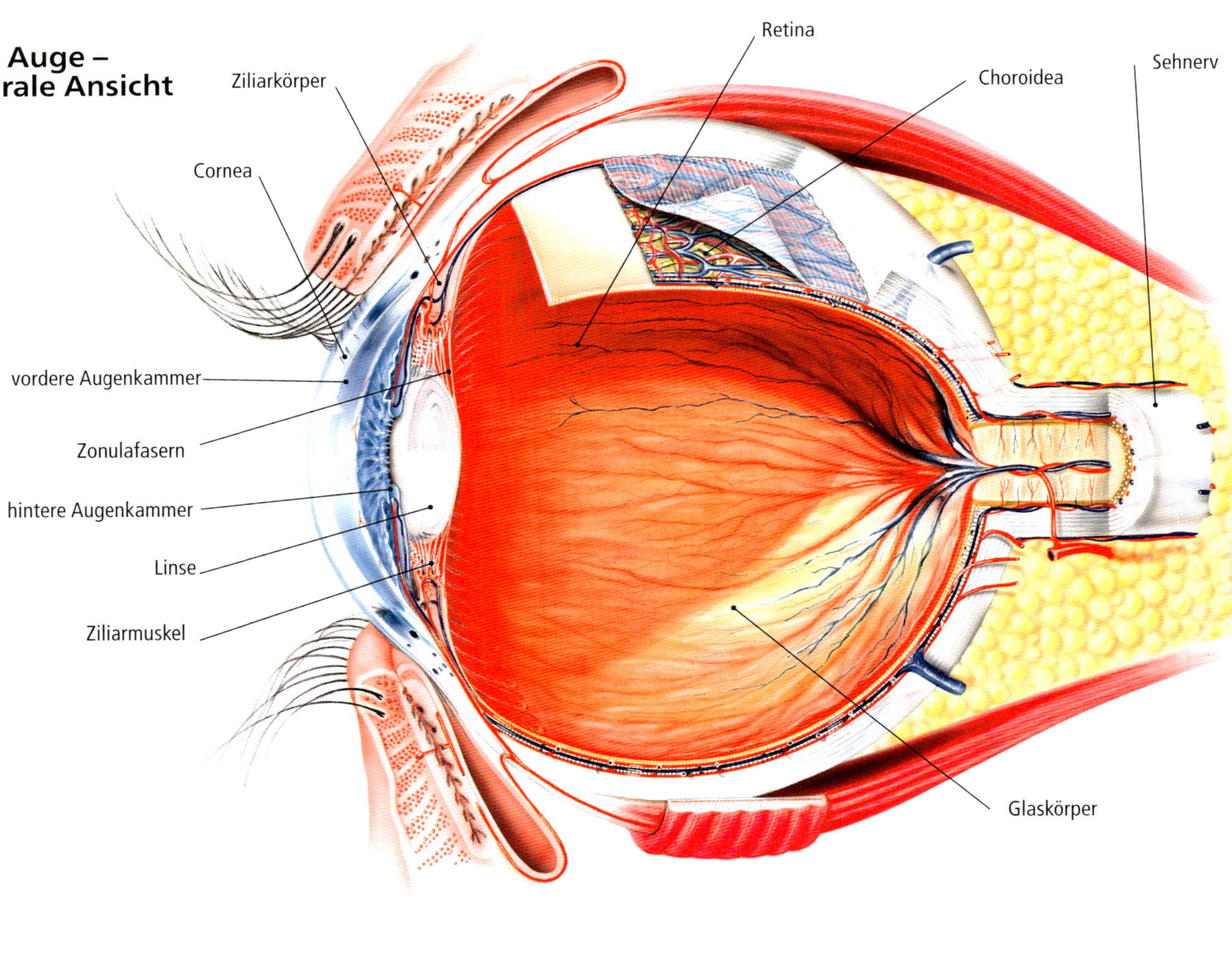

Schlüsselbegriffe:

Amboss Der mittlere Knochen der Gehörknöchelchen.

Ampulle Auswölbung an jedem Bogengang. Auf jeder Ampulle befindet sich ein Kamm (Crista), durch welchen Kopfbewegungen wahrgenommen werden.

Äste des Vestibularnervs Nervenfasern der Bestandteile des Vestibularorgans (Macula des Utriculus und des Sacculus sowie Ampulle der Bogengänge).

äußerer Gehörgang (Meatus) Die Röhre, die vom Außenohr zum Trommelfell führt.

Bogengänge Drei knöcherne Kanäle (lateraler, hinterer, und vorderer) die jeweils einen Bogengang bilden.

Cochlea Schneckenförmige Röhre des auditiven Teils des Innenohrs.

Ductus cochlearis Schneckenförmige Röhre, in der sich das Corti-Organ befindet. Er verläuft neben der Scala vestibularis und der Scala tympani.

Eustachische Röhre Eine Röhre, welche die Mittelohrhöhle mit dem Nasenrachenraum verbindet. Sie ermöglicht den Druckausgleich zwischen Mittelohrhöhle und Nasenrachenraum.

Fußplatte des Steigbügels im ovalen Fenster Die Unterseite beziehungsweise Fußplatte des Steigbügels ragt in das ovale Fenster und übermittelt Schwingungen des Trommelfells an die Perilymphe (eine Flüssigkeit) des Innenohrs.

Gehörknöchelchen Drei winzige, gelenkig miteinander verbundene Knochen in der Mittelohrhöhle.

Hammer Das Gehörknöchelchen, das in direktem Kontakt mit dem Trommelfell steht.

Helicotrema Jener Punkt an der Schneckenspitze, an dem die Scala vestibularis auf die Scala tympani trifft.

Macula sacculi Der sensorische Bereich des Sacculus. Ihre Haarzellen registrieren lineare Beschleunigungen des Kopfes.

Nervus cochlearis Das Nervenfaserbündel, das auditive Information vom Corti-Organ zum Hirnstamm weiterleitet.

Promontorium an der ersten Schneckenwindung knöcherner Vorsprung der medialen Paukenhöhlenwand des Mittelohrs an der basalen Schneckenwindung.

Rundes Fenster Ein Fenster zwischen dem Innen- und dem Mittelohr. Es wird vom Epithelium der Mittelohrhöhle bedeckt und wölbt sich nach außen, wenn die Fußplatte des Steigbügels das ovale Fenster berührt.

Sacculus Einer der Bestandteile des Vestibularorgans. Er registriert lineare Beschleunigungen des Kopfes.

Scala tympani Ein schneckenförmiger Kanal, der sich in der Cochlea von deren Basis aufwärts bis zur Schneckenspitze windet.

Scala vestibularis Ein schneckenförmiger Kanal, der sich in der Cochlea von deren Basis aufwärts bis zur Schneckenspitze windet.

Steigbügel Ein Knochen des Mittelohrs in der Form eines Steigbügels.

Trommelfell Die Membran, die den äußeren Gehörgang vom Innenohr trennt.

Utriculus Einer der Bestandteile des Vestibularorgans.

Das Ohr – laterale Ansicht

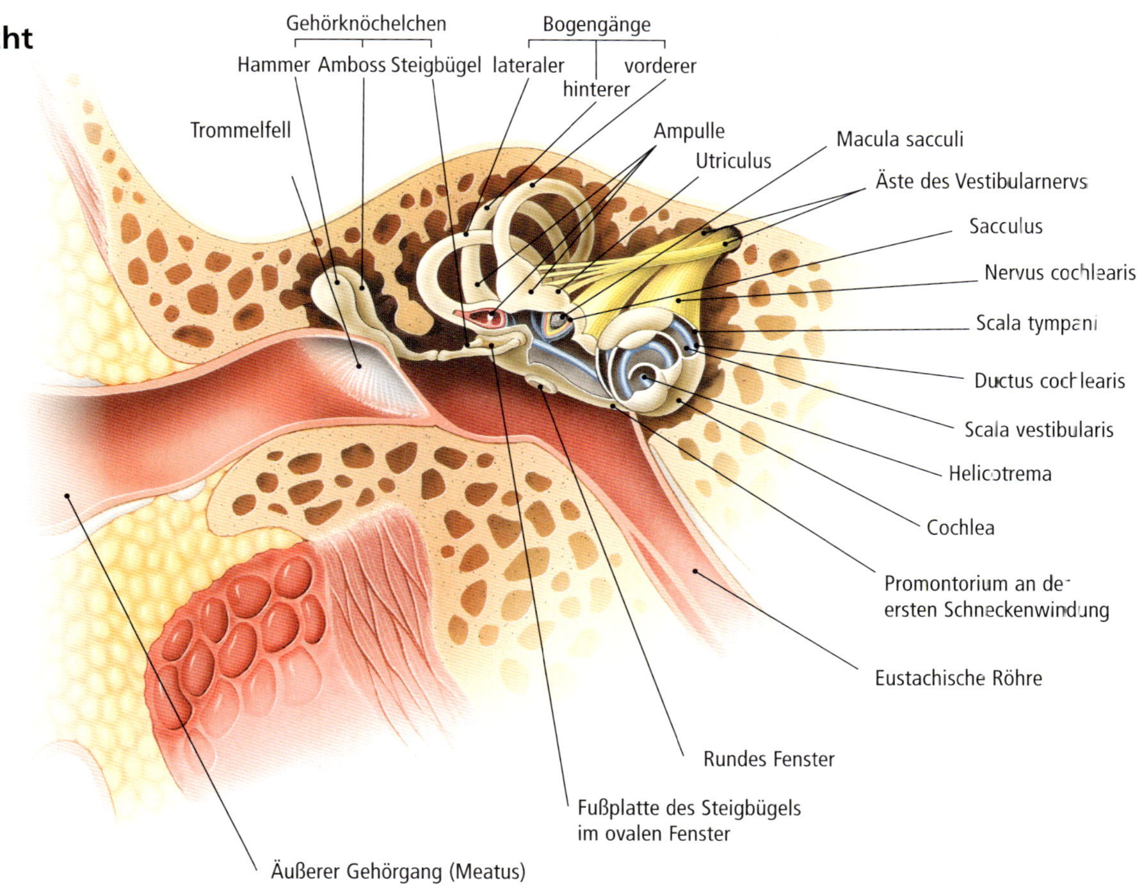

Sinnesorgane: Schmecken und Riechen

Schlüsselbegriffe:

Blattpapillen Kammartige Erhöhungen im hinteren Bereich der Zunge, an deren Oberfläche sich Geschmacksknospen befinden.

Epiglottis Ein blattförmiger Knorpel, der den Larynxeingang schützt. Beim Schlucken wird sie über den Larynxeingang gezogen.

Fadenpapillen konische Erhebungen am Zungenrücken. Sie verfügen über keine Geschmacksknospen, unterstützen allerdings den Nahrungstransport in der Mundhöhle.

Gaumenmandel (Tonsilla palatina) Ein lymphatisches Organ an der lateralen Wand des Oropharynx. Sie befindet sich zwischen dem Arcus palatoglossus und dem Arcus palatopharyngeus. Sie ist Teil eines Immunüberwachungssystems (Waldeyer'scher Ring) am Eingang zum Verdauungstrakt und den Atemwegen.

Pilzpapillen Pilzförmige Erhöhungen auf dem Zungenrücken, an deren Oberfläche sich Geschmacksknospen befinden.

Musculus und Arcus palatoglossus Der Bogen auf der Seite der Mundhöhle, der durch die Schleimhaut vom Musculus palatoglossus gebildet wird. Der Musculus palatoglossus verläuft vom Gaumensegel zur Zunge.

Musculus und Arcus palatopharyngeus Der Bogen auf der Seite des Oropharynx, der durch die Schleimhaut vom Musculus palatopharyngeus gebildet wid. Der Musculus palatopharyngeus verläuft vom Gaumensegel zur Muskelwand des Pharynx.

Sulcus medianus linguae Die mittige Einkerbung am Zungenrücken.

Sulcus terminalis linguae Eine V-förmige Mulde, welche die vorderen zwei Drittel der Zunge vom hinteren Drittel trennt.

Vallecula epiglotica Die Mulde zwischen dem hinteren Drittel der Zunge und der Epiglottis. Es kann passieren, dass dort Hähnchenknochen oder Fischgräten hängenbleiben. **Wallpapillen** Papillen, die sich in der Mulde an der Zungenoberfläche befinden. Sie sind in V-Form vor dem Sulcus terminalis linguae angeordnet. Jede Wallpapille ist von einer Furche umgeben, in der sich Geschmacksknospen befinden.

Zungenmandel (Tonsilla lingualis) Ein lymphatisches Organ, das sich an der Oberfäche im hinteren Drittel der Zunge befindet. Sie ist Teil eines Immunüberwachungssystems (Waldeyer'scher Ring) für den Eingang zum Verdauungstrakt und der Atemwege.

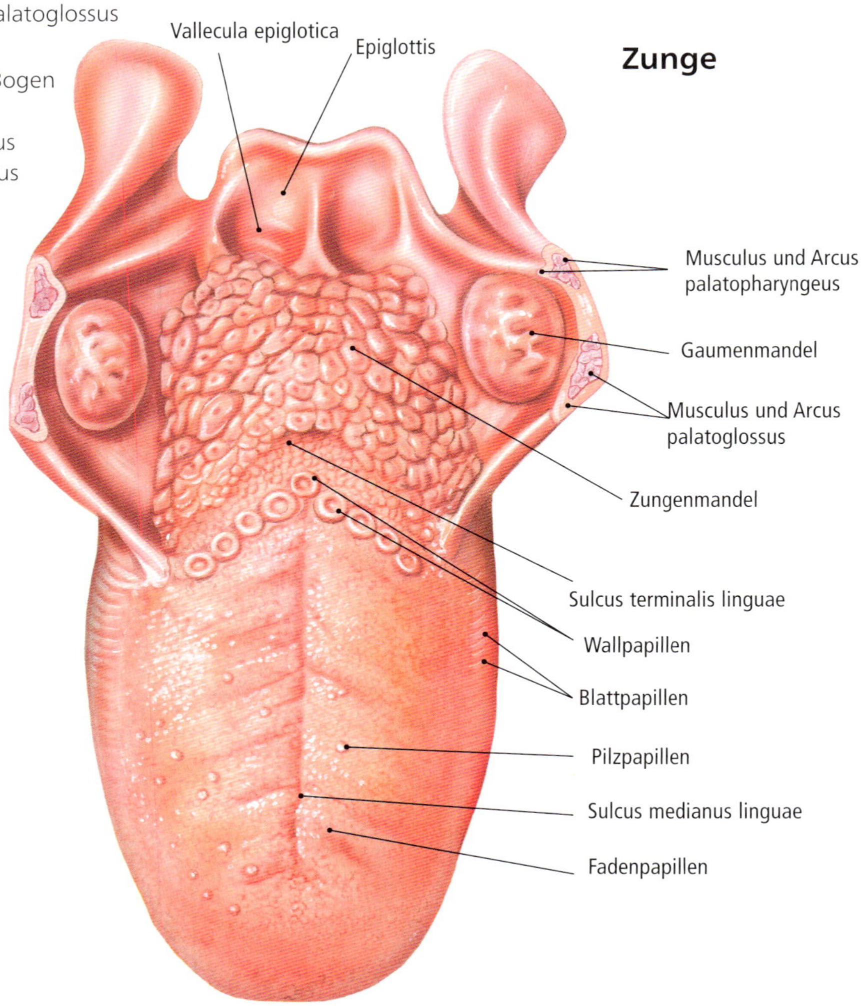

Schlüsselbegriffe:

Axon (Nervenfaser) Der lange Fortsatz einer Nervenzelle, welcher Impulse an das Gehirn oder an andere Körperteile weiterleitet.

Bowman-Drüse (Glandula olfactoria) Drüse, die eine seröse Flüssigkeit bildet, welche Duftmoleküle löst und zu den Zilien transportiert. Die Flüssigkeit beinhaltet ein geruchsbindendes Protein, das diesen Prozess unterstützt.

Fila olfactoria Geruchsnervenfasern, die durch die Lamina cribrosa ossis ethmoidalis zum Riechkolben führen.

Frontallappen Der Hirnlappen, der sich unter dem Stirnknochen befindet. Er umfasst den präfrontalen Kortex, Regionen zur Steuerung von Augenbewegungen , zwei Formen motorischer Kortizes sowie das Broca-Areal.

Geruchsnervenzelle Sensorisches Neuron in der Riechschleimhaut. Jede Zelle hat einen spitzen Fortsatz mit einem bläschenförmigen Ende und 10-20 Zilien, welche Geruchsmoleküle aus der eingeatmeten Luft aufnehmen. Am anderen Ende der Zelle befindet sich ein Axon, das zum Riechkolben führt.

Lamina cribrosa ossis ethmoidalis Eine feine, siebartige Knochenplatte, die das Dach der Nasenhöhle bildet und von Geruchsnervenfasern durchdrungen wird.

Mitralzelle Primäres Neuron des Riechkolbens. Sie projezieren Geruchsinformationen zum olfaktorischen Kortex und zum Tuberculum olfactorium im Gehirn.

Nasenschleimhaut Das Epithel der oberen Nasenhöhle, das Gerüche wahrnimmt. Die Nasenschleimhaut umfasst vier Zelltypen: Ausgereifte Geruchsnervenzellen, proliferative Basalzellen, unausgereifte Geruchsnervenzellen und Stützzellen.

Riechbahn Die Faserbahn, die vom Riechkolben zu den olfaktirischen Zentren (olfaktorischer Kortex und Tuberculum olfactorium) im Gehirn verlaufen.

Riechkolben Die längliche melonenförmige Struktur über ber Lamina cribrosa ossis ethmoidalis. Hier münden die Fila olfactoria. Geruchsinformationen werden hier verarbeitet, bevor sie durch die Riechbahn zum olfaktorischen Kortex im Gehirn geleitet werden.

Zilien Haarige Fortsätze an den Spitzen der Sinneszellen in der Nasenschleimhaut. Rezeptoren an der Oberfläche der Zilien binden Duftstoffe an Rezeptoren.

Riechapparat

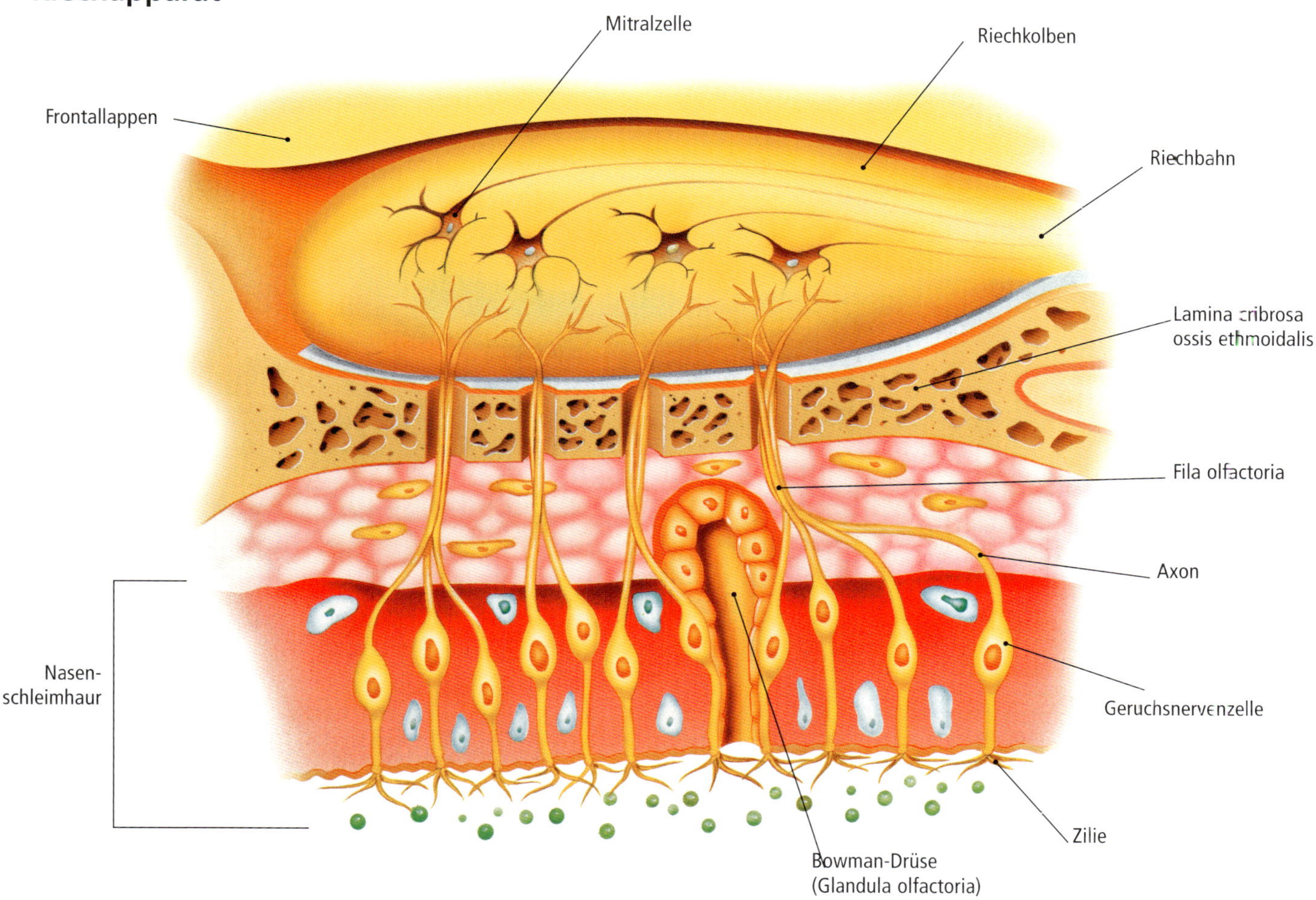

Wahr oder Falsch?

Retina — Querschnitt

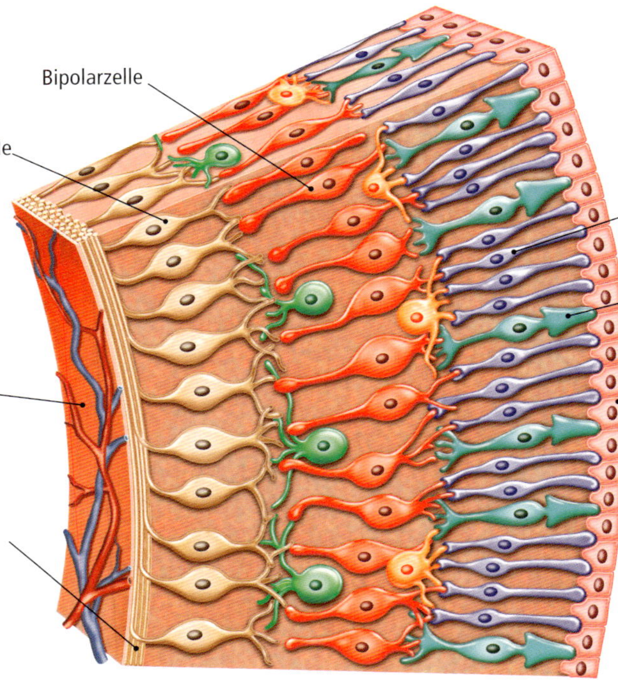

Dringt Licht in das Auge, durchläuft es zwei Zellschichten (retinale Ganglienzellen und Bipolarzellen) und gelangt dann zu den Photorezeptoren (Stäbchen und Zapfen).

1 *Von den Geruchsrezeptorzellen verlaufen Nervenfasern durch die Lamina cribrosa des Schädels.*

2 *Die olfaktorische Region der Großhirnrinde befindet sich am medialen Temporallappen.*

3 *In der Riechbahn verlaufen parasympathische Axone zur Nasenschleimhaut.*

4 *Sensorischer Geruchs-Input hat einen starken Einfluss auf das emotionale Gedächtnis.*

5 *Wallpapillen tragen Geschmacksknospen auf ihrer exponierten Oberfläche.*

6 *Süß, sauer, salzig, bitter und umami sind die fünf Geschmackswahrnehmungen.*

7 *Der Geruchssinn spielt für das Schmecken von Nahrungsmitteln und Getränken keine Rolle.*

8 *Die Tränendrüse befindet sich im oberen mittleren Teil der Orbita.*

9 *Die Bindehaut bedeckt die Lederhaut des Augapfels.*

Katarakt (Grauer Star)

Katarakt ist ein häufig auftretendes Leiden, bei dem die Linse zunehmend getrübt wird, was zum Sehverlust führen kann. Betroffene klagen über blasse Farben, verschwommenes Sehen, diffus gebrochenes Licht und über Schwierigkeiten, in der Nacht zu sehen. Weltweit sind etwa 50% der Blindheit auf Katarakt zurückzuführen, welche meist als Alterserscheindung auftritt, aber auch schon bei der Geburt vorhanden sein kann. Diabetes melitus und Tabakkonsum sind die häufigsten Risikofaktoren für ein frühes Einsetzen der Krankheit. Sie kann durch die Entfernung des getrübten Linsenkerns und Einsetzen einer faltbaren, prothetischen Linse behandelt werden.

10 *Der Ziliarmuskel wird durch das parasympathische Nervensystem kontrolliert.*

11 *Die Form der Linse wird durch Kontraktion des Ziliarmuskels kontrolliert.*

12 *Die vordere Augenkammer ist mit Glaskörperflüssigkeit gefüllt.*

13 *Stäbchen-Photorezeptorern dienen insbesondere dem Sehen in der Dämmerung und der Dunkelheit.*

14 *Zapfen-Photorezeptoren sind in der Fovea centralis in der Mitte des blinden Flecks.*

15 *Von den retinalen Ganglienzellen verlaufen Nervenfasern zum Sehnerv.*

16 *Die Mittelohrhöhle ist mit Perilymphe gefüllt.*

17 *Die Eustachische Röhre verbindet das Mittelohr mit dem Orophaynx.*

18 *Die Fußplatte des Steigbügels verdeckt das ovale Fenster.*

19 *Die Macula utriculi registriert vor allem lineare Beschleunigungen des Kopfes.*

20 *Die Kontraktion des Musculus stapedius unterstützt das Öffnen der Eustachischen Röhre.*

Multiple-Choice

1 *In welchem Teil der Nasenhöhle befindet sich die Riechregion?*

Ⓐ Am Dach der Nasenhöhle
Ⓑ An der medialen Nasenwand
Ⓒ An der lateralen Nasenwand
Ⓓ Am Nasenboden
Ⓔ Im Nasenvorhof

2 *Die Nervenfasern der Riechregion in der Nasenhöhle führen zum/zur...*

Ⓐ Temporallappen
Ⓑ Okzipitallappen
Ⓒ Amygdala
Ⓓ Riechkolben
Ⓔ Thalamus

3 *Von welchem Nerv wird Geschmacks information zum Hirnstamm weitergeleitet?*

Ⓐ Trigeminusnerv
Ⓑ Gesichtsnerv
Ⓒ Glossopharyngealnerv
Ⓓ Vagusnerv
Ⓔ sowohl B, C und D sind korrekt

4 *Aus welchem Bereich nimmt der Gesichtsnerv Geschmacksinformation auf?*

Ⓐ Aus den vorderen zwei Dritteln der Zunge
Ⓑ Vom Gaumensegel
Ⓒ Aus dem hinteren Drittel der Zunge
Ⓓ Von der Epiglottis
Ⓔ Vom Mundboden

5 *Wie gelangt die Tränenflüssigkeit vom Bindehautsack in die Nasenhöhle?*

Ⓐ Durch den Ductus nasofrontalis
Ⓑ Durch Luftzellen im Os ethmoidale
Ⓒ Durch den Tränennasengang
Ⓓ Durch die Keilbeinhöhlen
Ⓔ Durch den Canalis Nasociliaris

6 *In welchem Bereich des Auges wird Licht am stärksten gebrochen?*

Ⓐ Kammerwasser
Ⓑ Cornea
Ⓒ Linse
Ⓓ Glaskörperflüssigkeit
Ⓔ Choroidea

7 *Wie heißen die drei Schichten des Augapfels (von außen nach innen)?*

Ⓐ Retina, Choroidea, Sklera
Ⓑ Retina, Sklera, Choroidea
Ⓒ Choroidea, Sklera, Retina
Ⓓ Sklera, Choroidea, Retina
Ⓔ Choroidea, Retina, Sklera

8 *Wo befindet sich jener glatte Muskel, der die Größe der Pupille regelt?*

Ⓐ Ziliarkörper
Ⓑ Choroidea
Ⓒ Iris
Ⓓ Retina
Ⓔ Orbitarand

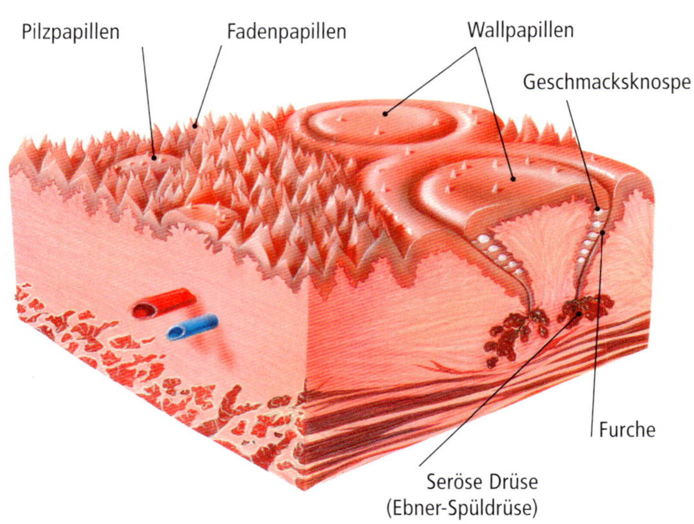

Zunge — Querschnitt

Der Großteil der Geschmacksknospen befindet sich auf der Zunge. Diese Geschmacksknospen liegen auf kleinen Erhebungen an der Zungenoberfläche, den Papillen.

9 *Welche der folgenden Zellen/Zellabschnitte findet man in der innersten Schicht der Retina?*

Ⓐ Photorezeptorzellkörper
Ⓑ Bipolarzellkörper
Ⓒ Amakrinzellen
Ⓓ retinale Ganglienzellkörper
Ⓔ retinale Ganglienzellaxone

10 *Welche der folgenden Aussagen trifft auf den blinden Fleck zu?*

Ⓐ Es handelt sich um den lichtempfindlichtsten Teil der Retina.
Ⓑ An dieser Stelle verlassen die Axone der retinale Ganglienzellen die Retina.
Ⓒ An dieser Stelle tritt die Zentralarterie in den Augapfel ein.
Ⓓ Dort befinden sich sehr viele Stäbchen- und Zapfenphotorezeptoren.
Ⓔ sowohl A und C sind korrekt.

11 *Welche Struktur bildet die Grenze zwischen Mittel- und Außenohr?*

Ⓐ Das ovale Fenster
Ⓑ Das runde Fenster
Ⓒ Das Helicotrema
Ⓓ Das Trommelfell
Ⓔ Der äußere Gehörgang

12 *Wie heißen die drei Knöchelchen, durch welche Schallwellen übertragen werden (von außen nach innen)?*

Ⓐ Amboss, Steigbügel und Hammer
Ⓑ Hammer, Amboss und Steigbügel
Ⓒ Hammer, Steigbügel und Amboss
Ⓓ Steigbügel, Amboss und Hammer
Ⓔ Steigbügel, Hammer und Amboss

13 *Was ist die Hauptfunktion der äußeren Haarzellen des Corti-Organs?*

Ⓐ Sie wandeln Wellenbewegungen der Innenohrflüssigkeit in Nervenimpulse um.
Ⓑ Sie halten die Tektorialmembran frei von Ablagerungen.
Ⓒ Sie leiten Flüssigkeit von der Scala vestibuli zum Ductus cochlearis.
Ⓓ Sie fungieren als cochleärer Verstärker, um die auditive Wahrnehmung zu verbessern.
Ⓔ Sie produzieren Flüssigkeit für den Corti'schen Kanal.

14 *Welches Sinnesorgan ist für die Wahrnehmung von Drehungen des Kopfes in der horziontalen Ebene hauptverantwortlich?*

Ⓐ Macula utriculi
Ⓑ Macula sacculi
Ⓒ Ampulle des vorderen Bogengangs
Ⓓ Ampulle des lateralen Bogengangs
Ⓔ Cochlea

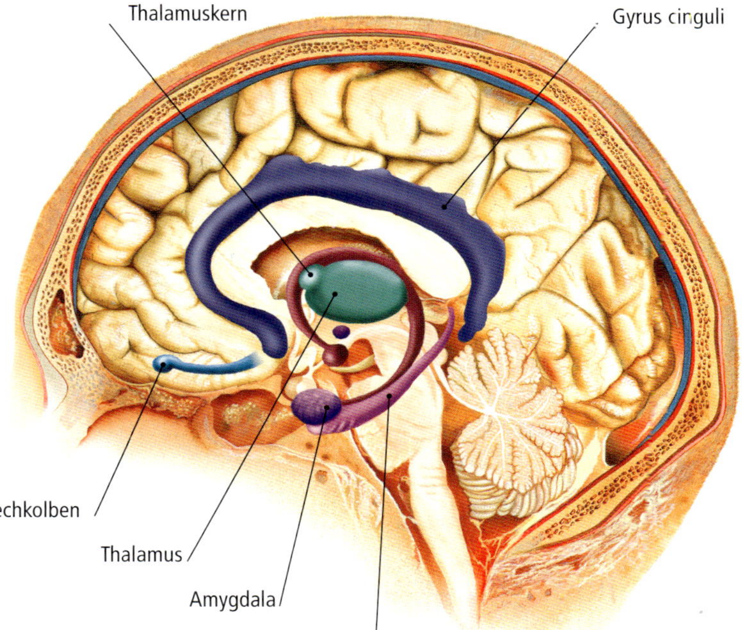

Geruch und das limbische System

Der Riechkolben ist direkt mit dem Hippocampus und der Amygdala im limbischen System verbunden, was für Gedächtnis und Emotionen eine wichtige Rolle spielt. Darum können Gerüche vergangene Erinnerungen an Orte oder Gefühle hervorrufen und Reaktionen wie Freude oder Angst erzeugen.

Malen und Bezeichnen

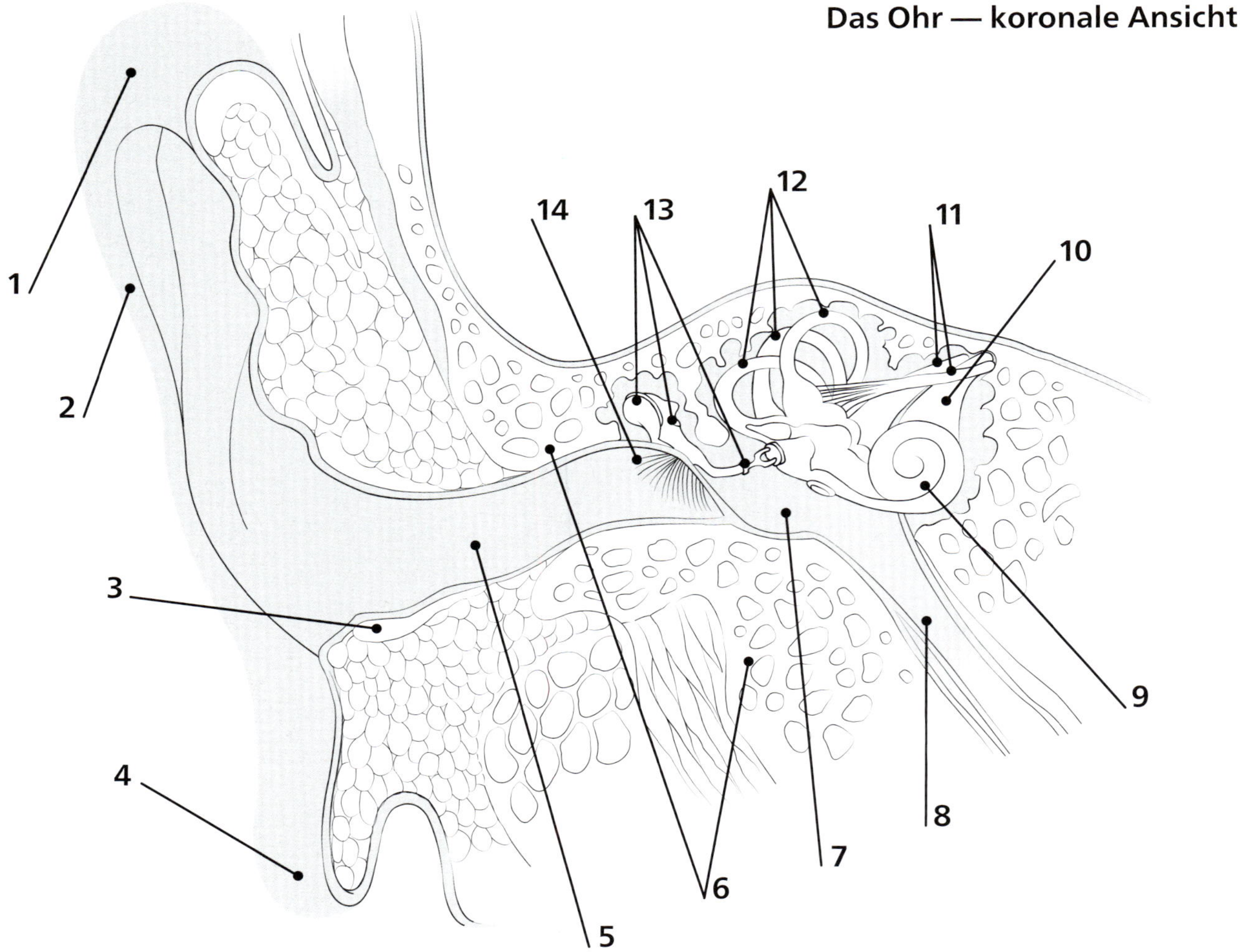

i) Nummeriere die Strukturen in dieser Darstellung mithilfe folgender Legende

Ohrläppchen	☐	Trommelfell	☐
Ohrmuschel	☐	Bogengänge	☐
Knorpel	☐	Ast des Nervus cochlearis	☐
Schnecke	☐	Äste des Vestibularnervs	☐
Mittelohr (Paukenhöhle)	☐	Cochlea	☐
Schläfenbein	☐	Gehörknöchelchen	☐
Äußerer Gehörgang (Meatus)	☐	Eustachische Röhre	☐

i) Benenne jede der in den Abbildungen gezeigten Strukturen

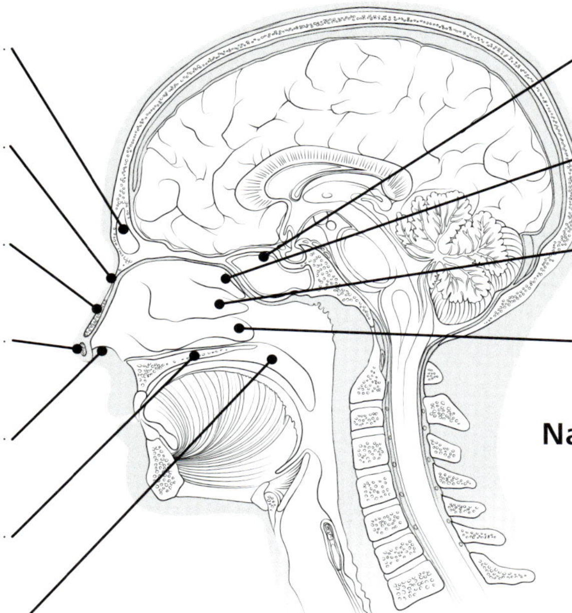

Nase — Sagittalansicht

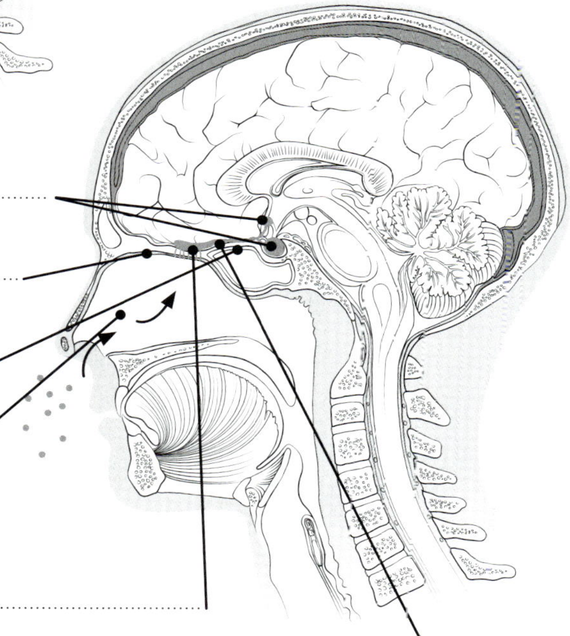

Geruchssystem

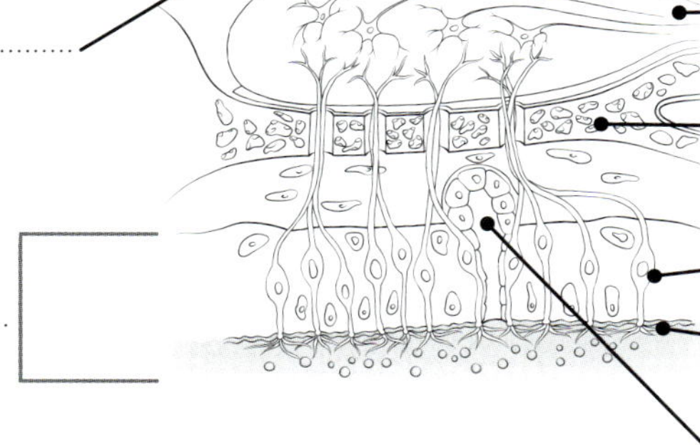

Lücken füllen

1 *Der Musculus sphincter pupillae und der Musculus dilator pupillae werden vom ____________________ als auch vom ____________________ Nervensystem gesteuert.*

2 *Die ____________________ ist der farbige Bereich des Auges.*

3 *Der Ziliarmuskel wird vom ____________________ Nervensystem gesteuert, und reguliert durch die so genannte ____________________ die Form der Linse.*

4 *Ein großer Teil der Sauerstoffversorgung der Photorezeptoren erfolgt durch Diffusion durch die ____________________.*

5 *Die ____________________ photorezeptoren sind besonders für einfarbiges Sehen bei schlechtem Licht wichtig, während die ____________________ photorezeptoren für farbiges Sehen bei*
gutem Licht verantwortlich sind.

6 *Bipolarzellen erhalten Input von ____________________ und geben Information and die ____________________ weiter.*

7 *Zapfenphotorezeptoren befinden sich im Zentrum der Retina, der so genannten ____________________, die für scharfes Farbsehen verantwortlich ist.*

8 *Der Utriculus und der Sacculus befinden sich im ____________________ des ____________________.*

9 *Die ____________________ des Corti-Organs sind auditive sensorische Neuronen, während die ____________________ als chochleäre Verstärker fungieren, um die Wahrnehmung wichtiger Frequenzen zu verbessern.*

10 *Die Flüssigkeit in der Scala media der Cochlea wird ____________________ genannt.*

11 *Eine Blockierung des ____________________ kann zu einer Mittelohrentzündung führen, die auch als ____________________ bezeichnet wird.*

12 *Die Endolymphe des Innenohrs wird von der ____________________ gebildet.*

13 *Der __________ erfasst Bewegungen des Kopfes durch Flüssigkeit, die durch die sensorische _________ des Bogengangs fließt.*

14 *Der verlängerte basale Abschnitt der Cochlea ist für das Hören _____________________ Töne verantwortlich.*

15 *Der _____________________ Abschnitt des Nervus _____________________ entspringt vom Utriculus, vom Sacculus und den Ampullen der Bogengänge im Innenohr.*

Ménière-Krankheit

Die Ménière-Krankheit ist eine Erkrankung des Innenohrs, bei welcher Patienten unter Schwindel, Tinnitus („Ohrensausen"), Gehörverlust oder einem Völlegefühl im Ohr im leiden. Die Schwindelanfälle dauern in der Regel zwischen 20 Minuten und einer Stunde. Die Ursachen für die Krankheit sind erblich oder Umweltbedingt (Gefäß-, Virus- oder Autoimmunerkrankungen) Das Hauptproblem dabei ist die Bildung von Flüssigkeit im Innenohr. Aktuell gibt es dafür kein Heilmittel, eine salzarme Ernährung, Diuretika und entzündungshemmende Medikamente wurden jedoch bereits getestet.

16 *Das Corti-Organ befindet sich auf einer _____________________ membran, deren Dicke die Frequenzempfindlichkeit in diesem Bereich der Cochlea bestimmt.*

17 *Die olfaktorischen Rezeptorneuronen haben spitze Fortsätze mit _____________________ und 10-20 _____________________, die Geruchsmoleküle aus der eingeatmeten Luft aufnehmen.*

18 *Epilepsie im __________ lappen des Gehirns kann zu olfaktorischen Halluzinationen führen.*

19 *Der _____________________ des Hirnstamms und die _____________________ der Großhirnrinde sind die zentralen Regionen für das Schmecken.*

20 *Der _____________________ Ast des __________ nervs erfasst Geschmackswahrnehmungen aus dem Bereich der vorderen zwei Drittel der Zunge.*

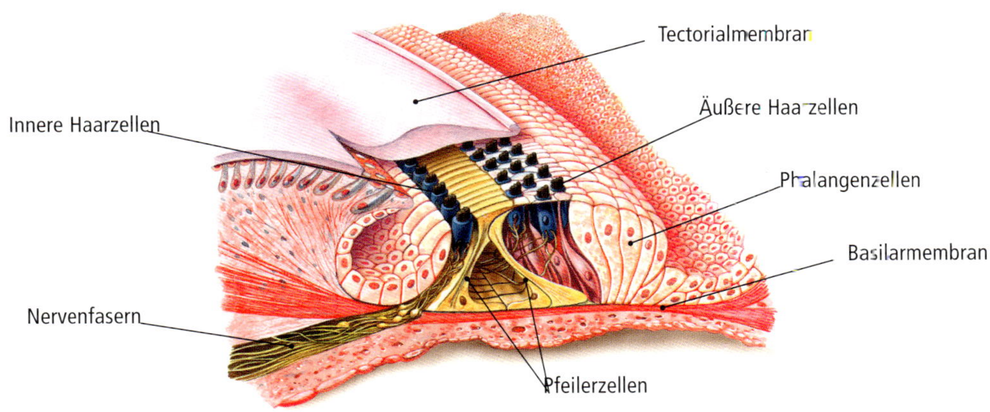

Corti–Organ

Die hochsensiblen und rezeptiven haarartigen Zellen im Corti-Organ ermöglichen auch das Hören sehr leiser Geräusche. Die Zellen werden durch Bewegung der Flüssigkeit in der Cochlea aktiviert, um dann Nervenimpulse zum auditiven Kortex des Gehirns weiterzuleiten.

Verbinde die Aussage mit dem Grund

1 *Die menschliche Retina wird von zwei Arterienästen (Choroidalarterie und Zentralarterie der Retina) mit Sauerstoff und Nährstoffen gespeist, weil...*

2 *Tumore in der Hypophyse können zur Einschränkung des Sehvermögens in den temporalen Bereichen des Auges führen, weil...*

3 *Schädigungen des primären visuellen Kortex auf einer Seite des Gehirns führt zur Erblindung in den jeweils die gegenüberliegende Körperseite betreffenden Blickfeldern, z.B. Erblindung an der temporalen Seite des rechten Auges und an der nasalen Seite des linken Auges durch eine Verletzung des visuellen Kortex, weil...*

4 *Progressive Gehörlosigkeit im Alter hinsichtlich hoher Töne ist eine Folge des Verlusts von Haarzellen in der basalen Windung der Cochlea, weil...*

5 *Schädelbasisbrüche aufgrund eines Schlags auf den Nasenrücken kann zum Verlust des Geruchssinns (Anosmie) führen, weil...*

a *die Axone der retinalen Ganglienzellen, die jeweils für die gegenüber liegenden Blickfelder verantwortlich sind, durch die selbe Gehirnhälfte führen (z.B. erhält der linke Kortex visuelle Information des rechten Blickfelds beider Augen).*

b *die empfindlichen Axone der olfaktorischen Rezeptorneurone durch kleine Löcher in der knöchernen Lamina cribrosa führen und bei einer Schädelbasisfraktur beschädigt werden können.*

c *die menschliche Retina zu dick ist, um die inneren Retinaschichten nur mittels der Aderhautzirkulation zu versorgen.*

d *sich die Axone der nasalen Retina (die aufgrund der Bildumkehr durch das Auge für das temporale Blickfeld verantwortlich ist) direkt über dem Hypophysenvorderlappen mittig kreuzen.*

e *die Inneren Haarzellen in den basalen Teilen der Cochlea besonders auf das Erfassen hochfrequenter Töne ausgerichtet sind und häufig bei längerem Einwirken durch laute Geräusche beschädigt werden.*

1 *Mittelohrentzündungen sind bei Kindern häufiger, weil...*

2 *Die Drüsen des äußeren Ohrs produzieren ein wachsiges Zerumen, weil...*

3 *Cochlea-Implantate können Gehörlosigkeit entgegenwirken, indem eine Elektrode um die Windungen der Cochlea gefädelt wird, weil...*

4 *Schädigungen der Nasenschleimhaut und der Geruchsnerven führen dazu, dass man Nahrungsmittel nicht mehr genießen kann, weil...*

5 *Mit trockenem Mund kann man nicht schmecken, weil...*

a *die Haarzellen in bestimmten Teilen der Cochlea auf bestimmte Frequenzen abgestimmt sind, wobei eine implantierte Elektrode die übrigen Nervenbahnen so stimulieren kann, dass Geräusche wieder wahrgenommen werden können.*

b *für den Transport von Geschmacksmolekülen zu den Rezeptoren eine flüssige Umgebung erforderlich ist.*

c *Fettsäuren auf viele pathogene Mikroorganismen toxisch wirken.*

d *Geruch beim Schmecken von Nahrungsmitteln eine Schlüsselrolle spielt.*

e *die Eustachische Röhre bei Kindern horizontaler liegt und sich somit schlechter entleert.*

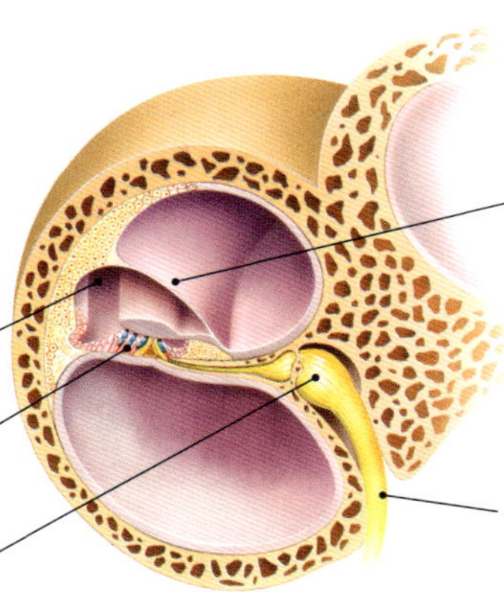

Cochlea

Die Cochlea ist eine spiralförmige Struktur des Innenohrs mit drei flüssigkeitsgefüllten Kanälen. Im mittleren Kanal befindet sich das Corti-Organ (siehe Seite 117).

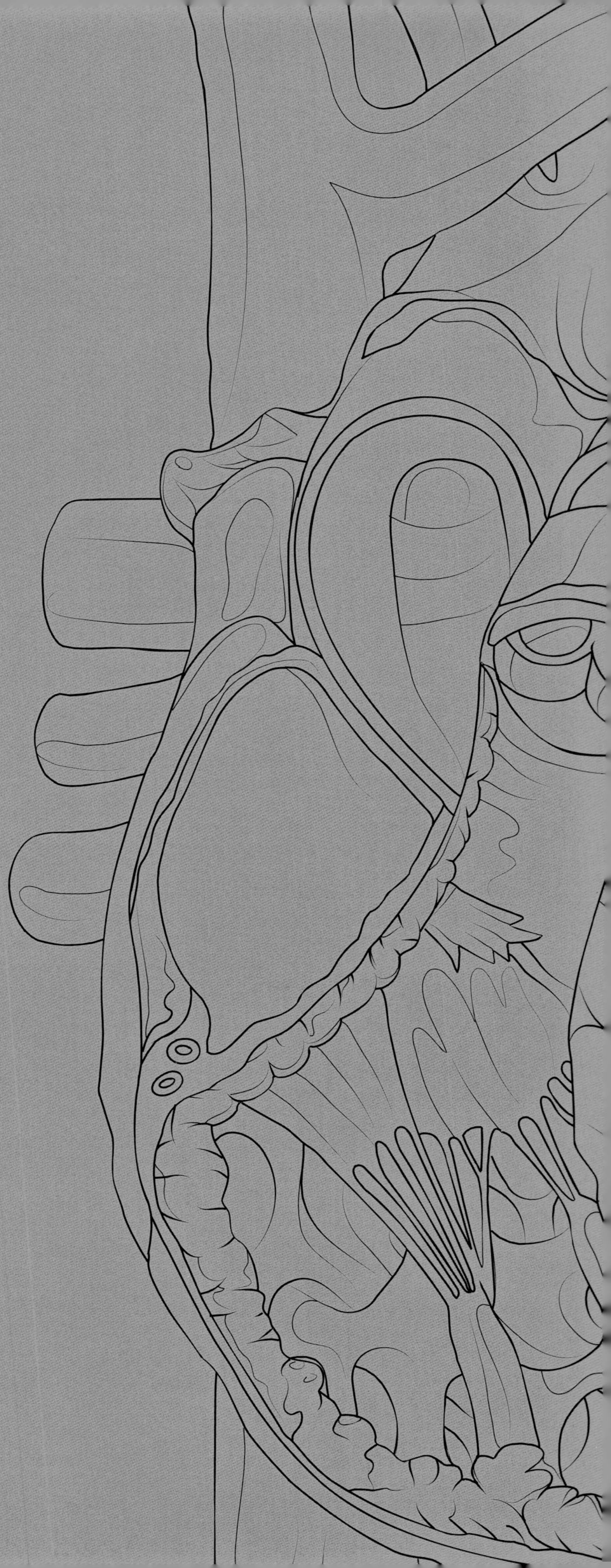

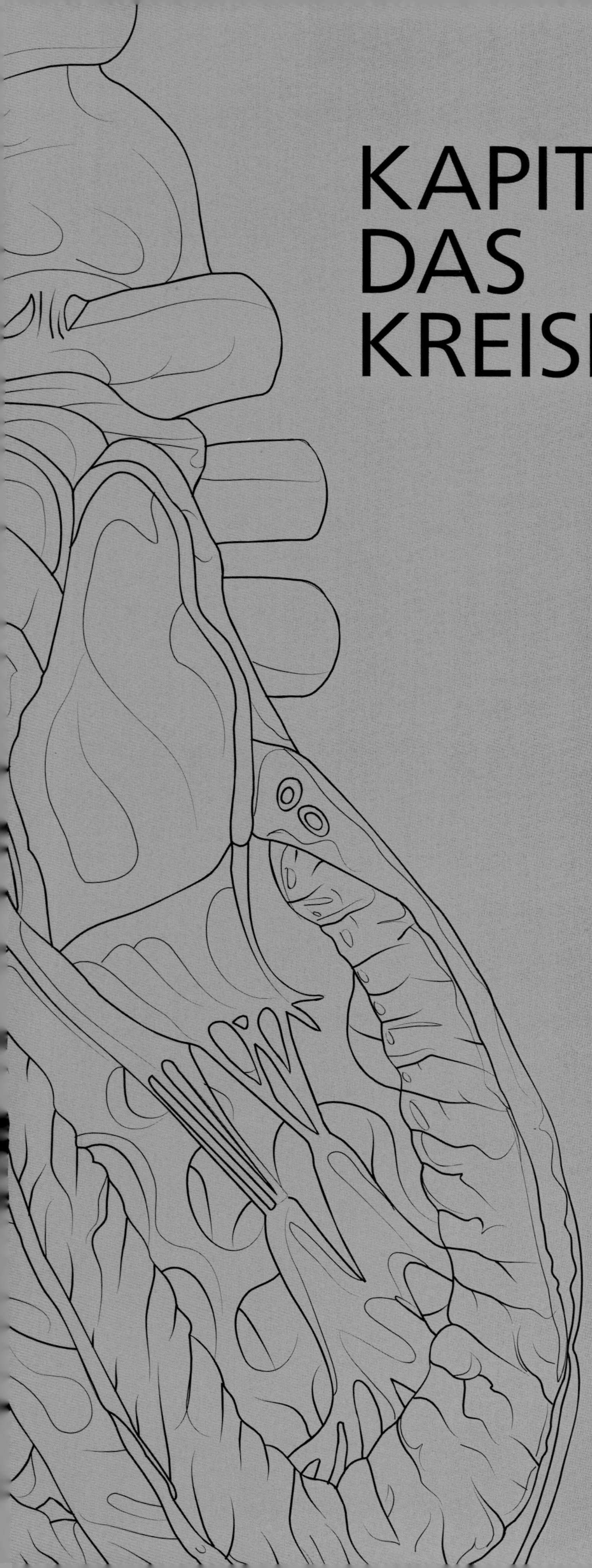

KAPITEL 4: DAS KREISLAUFSYSTEM

Das Herz

Das Herz ist eine Muskelpumpe, die das Blut im Körper- sowie Lungenkreislauf zirkulieren lässt. Im Körperkreislauf wird sauerstoffreiches Blut von der linken Seite des Herzens zu den Kapillaren aller Organe (ausgenommen der peripheren Lunge) transportiert und sauerstoffarmes Blut zur rechten Seite des Herzens zurückgepumpt. Im Lungenkreislauf wird sauerstoffarmes Blut von der rechten Seite des Herzens zu den Kapillaren der Lungen transportiert und sauerstoffreiches Blut zurück in den Körperkreislauf gepumpt.

Schlüsselbegriffe:

Absteigende Aorta Der sich distal zum Aortenbogen befindende Abschnitt der Aorta. Sie versorgt die posteriore Thoraxwand, das Rückenmark, das Abdomen, die Hüfte und die unteren Gliedmaßen.

Aortenbogen Der oberste Teil der Aorta. Die Arteria brachiocephalica (Truncus), die linke Arteria carotis communis, und die linke Arteria subclavia zweigen davon ab.

Aortenklappe Die Taschenklappe am Ursprung der Aorta. Sie verhindert den Rückfluss von Blut aus der Aorta in den linken Ventrikel während einer ventrikulären Diastole.

Arteria brachiocephalica (Truncus) Die Arteria brachiocephalica ist der erste der Aortenbogens. Von hier zweigen die rechte Arteria subclavia und die Arteria carotis communis ab.

Aufsteigende Aorta Der Abschnitt am Anfang der Aorta, vond er Aortenklappe zum Usrprucn der Arteria brachiocephalica (Truncus). Dort entspringen die Koronararterien.

Chordae tendineae Fasrige Bänder („Sehnenfäden"), die die Segel der Segelklappe an die Spitzen der Papillarmuskeln befestigen.

Linker Vorhof Die Kammer, in die relativ sauerstoffreiches Blut von den vier Lungenvenen einströmt und dieses in die linke Herzkammer weiterpumpt.

Linke Arteria carotis communis Der Ast des Aortenbogens, der die linke Seite des Kopfes und des Nackens mit Blut versorgt.

Linke untere Lungenvene Eine der vier Lungenvenen, die relativ sauerstoffreiches Blut zum linken Vorhof transportiert.

Linke Lungenarterie Der Ast der Lungenarterie, der relativ sauerstoffarmes Blut zur linken Lunge transportiert.

Linke Arteria subclavia (Schlüsselbeinarterie) Der Ast des Aortenbogens, der die linke obere Gliedmaße mit Blut versorgt.

Linke untere Lungenvene Eine der vier Lungenvenen, die relativ sauerstoffreiches Blut zum linken Vorhof transportiert.

Linke Herzkammer Die Herzkammer, die den höchsten Druck entwickelt (120 mm Hg) und daher die dickste Muskelwand besitzt. Sein innerer Hohlraum pumpt Blut zur aufsteigenden Aorta.

Mündung des Koronarvenensinus Die Mündung einer großen Vene, die venöses Blut des Herzens in den Kreislauf pumpt. Die Mündung liegt im rechten Vorhof über der Trikuspidalklappe.

Papillarmuskel Ein kleiner muskulärer Vorsprung, der die Chordae tendineae und somit die Segel der Segelklappen an der Herzwand befestigt. Die Papillarmuskeln ziehen sich während einer ventrikulären Systole zusammen und halten so die Segelklappen geschlossen.

Perikard Ein mehrschichtiger Beutel, der das Herz umgibt. Die äußerste Faserschicht befestigt das Herz an den umliegenden Strukturen. Die innere, seröse Doppelschicht bildet einen flüssigkeitsgefüllten Raum, der Reibungen beim Herzschlag verhindert.

Pulmonalklappe Die Taschenklappe am Abfluss der rechten Herzkammer. Sie verhindert den diastolischen Rückfluss von Blut aus dem Truncus pulmonalis in die rechte Herzkammer.

Rechte Herzkammer Die Herzkammer, die Blut in den Lungenkreislauf pumpt. Sie ist dünnwandiger als die linke Herzkammer, weil sie keinen so hohen Druck entwickelt (25 mm Hg).

Rechte Lungenarterie Der Ast der Lungenarterie, der relativ sauerstoffarmes Blut zur linken Lunge transportiert.

Rechte obere Lungenvene Eine der vier Lungenvenen, die relativ sauerstoffreiches Blut zum linken Vorhof transportiert.

Rechte untere Lungenvene Eine der vier Lungenvenen, die relativ sauerstoffreiches Blut zum linken Vorhof transportiert.

Rechter Vorhof Die Herzkammer, in die venöses Blut aus dem Körperkreislauf von der oberen und unteren Hohlvene sowie von den Venen die Blut vom Herzen selbst ableiten, einströmt.

Segel der Mitralklappe Eines von zwei Mitralklappensegeln. Das Ende der Segel ist durch die Chordae tendineae und den Papillarmuskel an der linken Herzkammerwand befestigt.

Segel der Trikuspidalklappe Eines von drei Trikuspidalklappensegel. Das Ende der Segel ist durch die Chordae tendineae und den Papillarmuskel an der rechten Herzkammerwand befestigt.

Vena brachiocephalica dextra Die Vene, die venöses Blut des Körperkreislaufs von der rechten Seite des Kopfes und des Nackens sowie von der rechten oberen Gliedmaße ableitet.

Vena brachiocephalica sinistra Die Vene, die venöses Blut des Körperkreislaufs von der linken Seite des Kopfes und des Nackens sowie von der linken oberen Gliedmaße ableitet.

Vena cava inferior (Untere Hohlvene) Die größte Vene des Abdomen. Sie transportiert Blut von den unteren Gliedmaßen, der Hüfte, den Nieren und der Bachdecke.

Vena cava superior (Obere Hohlvene) Die große Vene, die Blut vom Kopf, dem Nacken, und den oberen Gliedmaßen in den rechten Vorhof des Herzens ableitet.

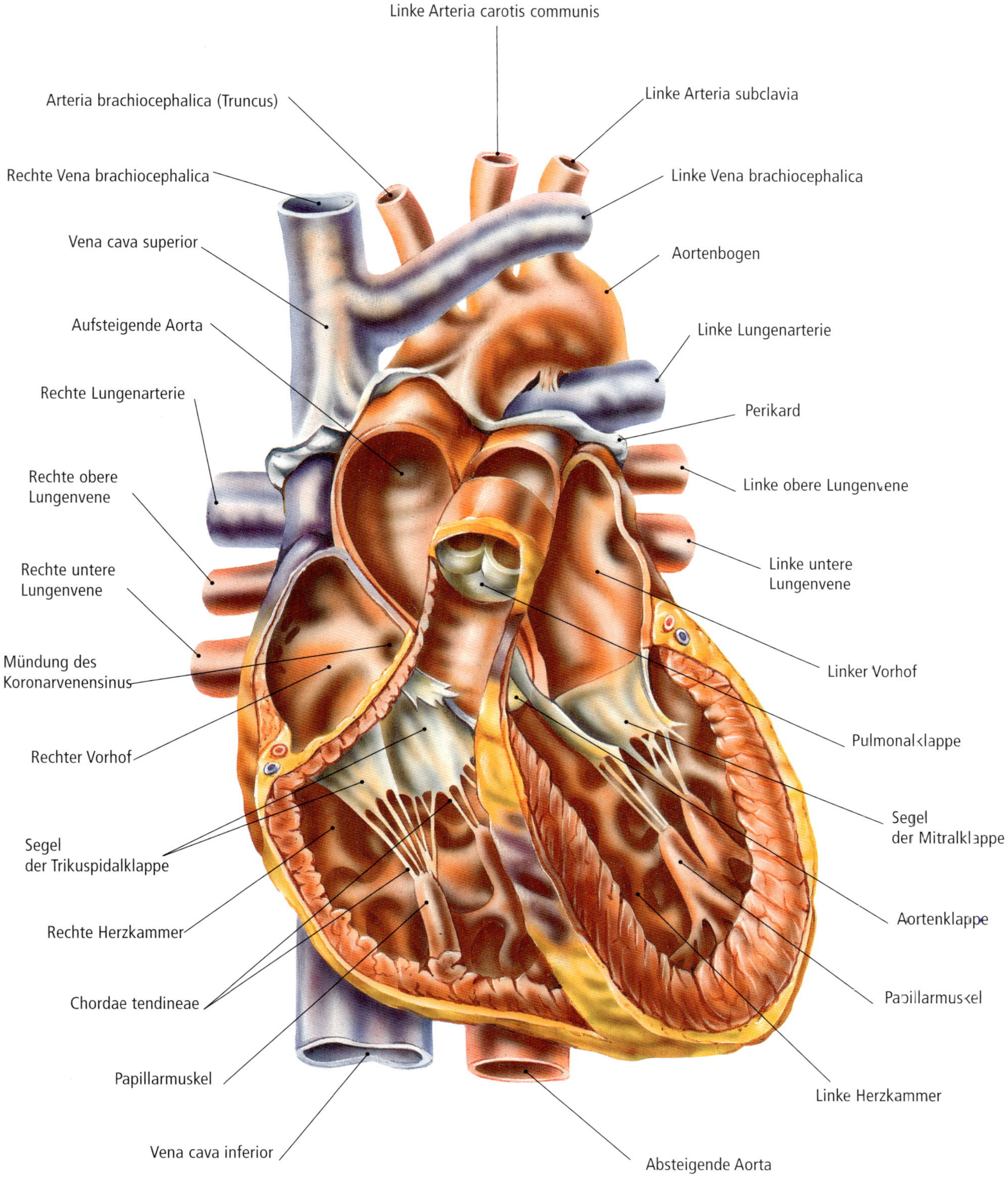

Herz — Querschnitt

Herzklappen

Es gibt vier Herzklappen, die den Blutfluss im Herzen kontrollieren. Die beiden Segelklappen (die Trikuspidal- oder rechte Atrioventrikularklappe und die Mitral- oder linke Atrioventrikularklappe) verhindern den Rückfluss von Blut von den Herzkammern in die Arterien am Beginn einer Kontraktion. Die beide Taschenklappen (die Pulmonalklappe am Ausgang der rechten Herzkammer und die Aortenklappe am Ausgang der linken Herzkammer) verhindern den Rückfluss von Blut vom Truncus pulmonalis und der aufsteigenden Aorta in die Herzkammern am Ende einer Kontraktion.

Schlüsselbegriffe:

Aortenklappe Siehe S. 122 f.

Herzklappen Herzklappen befinden sich zwischen Arterien und Herzkammern (Segelklappen wie die Trikuspidal- oder die Mitralklappe) oder am Ausgang der linken und rechten Herzkammern (Taschenklappen wie die Aorten- und die Pulmonalklappe).

Linker Vorhof siehe S. 122 f.

Linke Herzkammer siehe S. 122 f.

Mitralklappe Eine zwei-segelige Klappe zwischen dem linken Vorhof und der linken Herzkammer. Sie wird auch Bikuspidalklappe genannt und öffnet sich während einer verntikulären Diastole.

Pulmonarklappe Siehe S. 122 f.

Rechter Vorhof siehe S. 122 f.

Rechte Herzkammer siehe S. 122 f.

Segel der Mitralklappe Siehe S. 122 f.

Segel der Trikuspidalklappe Siehe S. 122 f.

Trikuspidalklappe Eine drei-segelige Klappe, die sich zwischen dem rechten Vorhof und der rechten Herzkammer befindet. Sie wird auch rechte Atrioventrikularklappe genannt.

Ventrikuläre Diastole Der Zeitraum des Herzzyklus, wenn die Herzkammern entspannt sind und Blut durch die offene Trikuspidal- und Mitralklappe in die Herzkammern strömt.

Ventrikuläre Systole Der Zeitraum des Herzzyklus, wenn sich die Herzkammern zusammenziehen und das Blut durch die Pulmonal- und Aortenklappe ausstoßen.

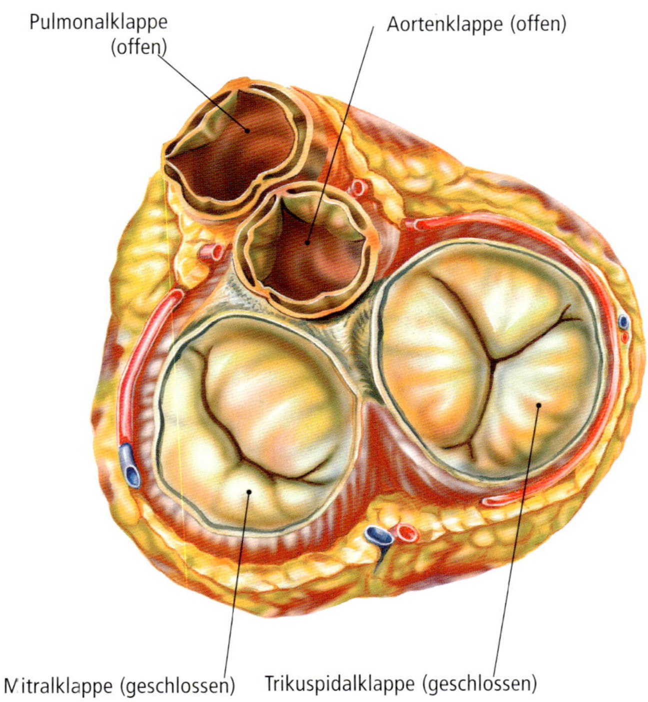

Ventrikuläre Systole

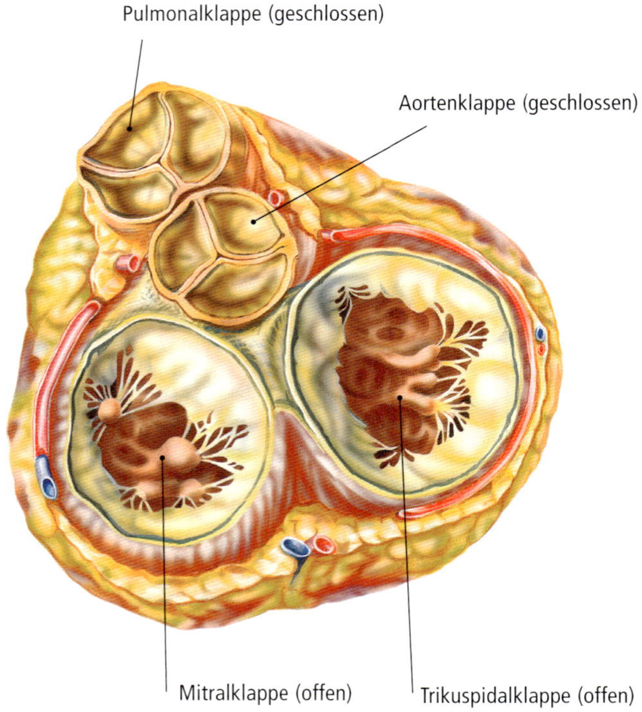

Ventrikuläre Diastole

Trikuspidalklappe

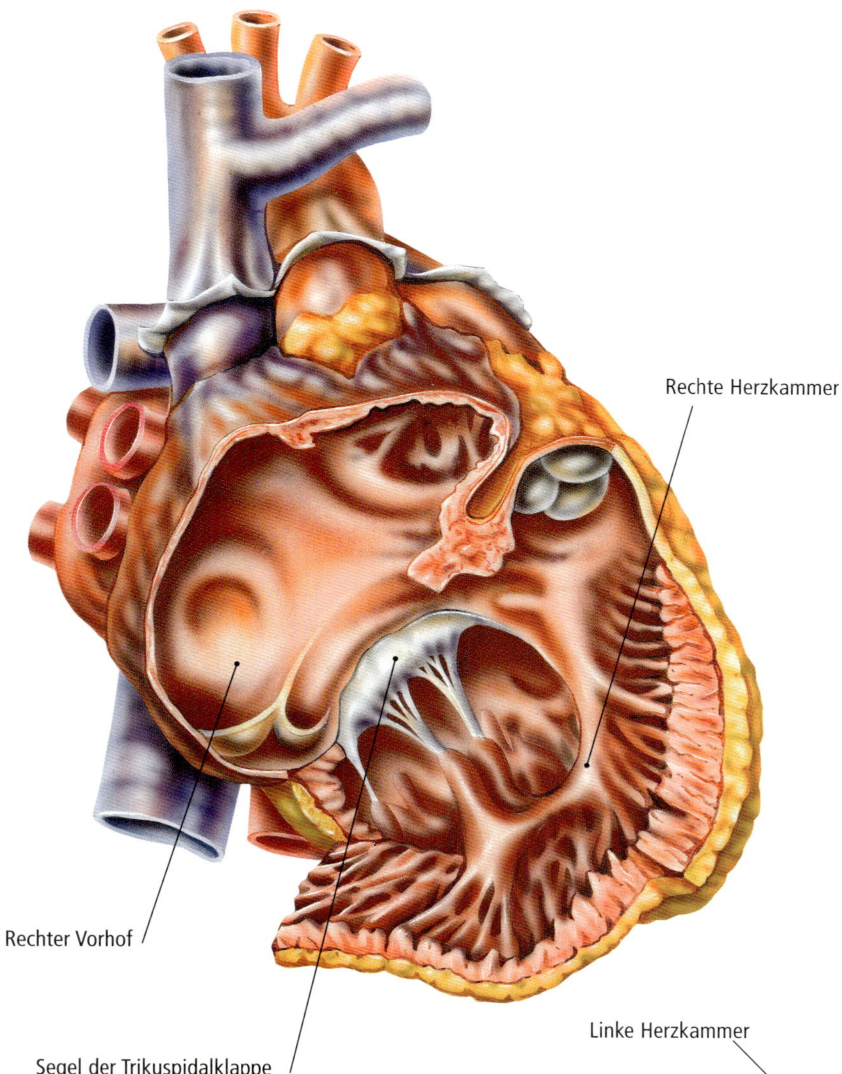

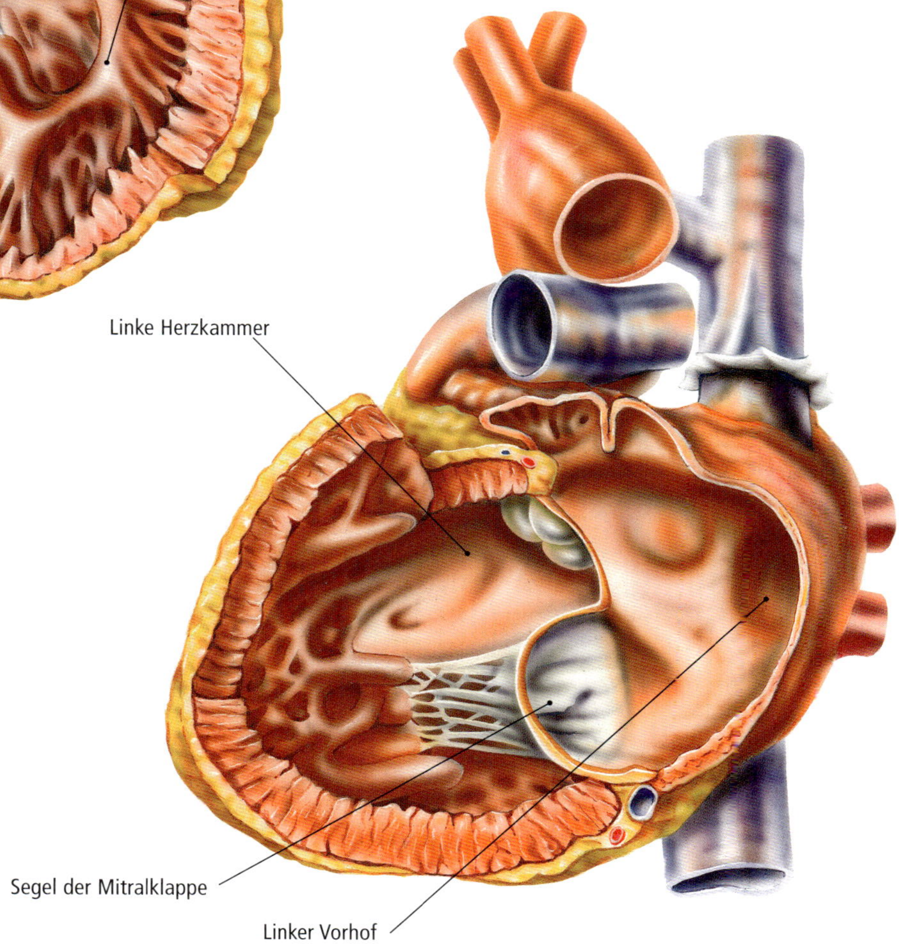

Mitralklappe

Wahr oder Falsch?

1 *Das Herz befindet sich meistens hinter der rechten Seite der Brustwand.*

2 *Das Herz ist von einem innen fasrigem und außen serösen Perikard umgeben.*

3 *Das Herz wird in zwei Vorhöfe und zwei Herzkammern unterteilt.*

4 *In die rechte Seite des Herzens strömt Blut aus den Lungenvenen.*

5 *In den rechten Vorhof strömt Blut aus der oberen und unteren Hohlvene.*

6 *Die Aorta erwächst von der linken Herzkammer.*

7 *Auf jeder Seite gibt es eine Lungenvene.*

8 *Die Muskelschicht der linken Herzkammerwand ist dünner als jene des rechten Vorhofs.*

9 *In den linken Vorhof strömt venöses Blut aus dem Lungenkreislauf.*

10 *Das Septum zwischen dem linken und rechten Atrum ist die dickste Wand des Herzens.*

11 *Die beiden Taschenklappen heißen Aorten- und Pulmonalklappe.*

12 *Durch die Lungenarterie fließt sehr sauerstoffreiches Blut.*

13 *Die Mitralklappe befindet sich zwischen dem linken und rechten Vorhof.*

14 *Als Trabeculae carneae bezeichnet man die Muskelrillen und -bälkchen im Inneren der Herzkammern.*

15 *Die Herzkammern sind vom Perikard ausgekleidet.*

16 *Der rechte Vorhof ist innen ganz glatt.*

17 *Beide Vorhöfe haben ohrförmige Ausstülpungen, die Herzohren oder Aurikel genannt werden.*

18 *Der Übergang des Kammerseptums auf die Basis des vorderen Papillarmuskels beherbergt einen Teil des rechten Schenkels des Reizleitungs-/Erregungsleitungssystems.*

19 *Die Kammer an der hinteren Herzbasis ist der rechte Vorhof.*

20 *Eine markante interventrikuläre Furche kennzeichnet die Grenze zwischen den beiden Herzkammern.*

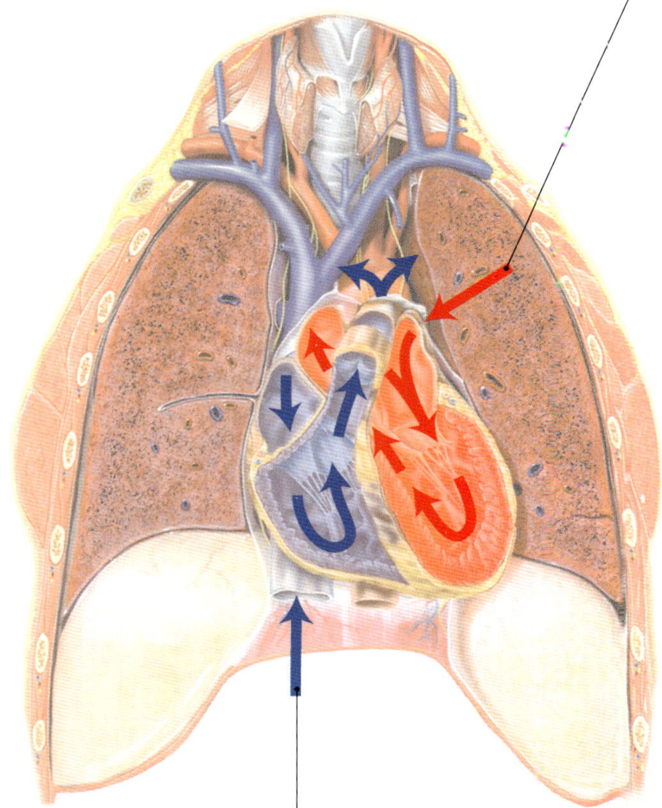

Myokardinfarkt

Ein Myokardinfarkt bedeutet den Tod (Infarkt) des Herzmuskels (Myokard) aufgrund unzureichender Versorgung mit Blut. Dies ist häufig die Folge einer Verstopfung der Koronararterien, die den Herzmuskel versorgen. Wenn eine teilweise verstopfe Arterie durch einen Thrombus gänzlich blockiert wird (Blutgerinsel), verspüren Patienten ein plötzliches Auftreten eines drückenden Schmerzes hinter dem Sternum, der durch Angina-Medikamente nicht gelindert werden kann. Komplikationen eines Myokardinfarkts umfassen Arrythmien (Herzrythmusstörungen) und folgenschweres Herzkammerflimmern sowie ein Herzmuskelriss aufgrund einer schwachen Herzwand.

Lungenkreislauf

Im Lungenkreislauf wird sauerstoffarmes Blut zu den Lungen transportiert, wo der Gasaustausch stattfindet. Kohlenstoffdioxid – das vom Blut aus Zellen und Geweben aufgenommen und gegen Sauerstoff getauscht wird – wird in den Lungen gegen frischen Sauerstoff getauscht. Das Kohlenstoffdioxid wird dann ausgeatmet, während das nun mit Sauerstoff angereicherte Blut für den nächsten Kreislauf zurück zum Herz gepumpt wird.

Multiple-Choice

1 *Welche der folgenden Strukturen hat die dickste Wand?*

Ⓐ linker Vorhof
Ⓑ rechter Vorhof
Ⓒ linke Herzkammer
Ⓓ rechte Herzkammer
Ⓔ Aorta

2 *An welcher der folgenden Stellen ist die Sauerstoffkonzentration am höchsten?*

Ⓐ linker Vorhof
Ⓑ linke Lungenarterie
Ⓒ Vena cava superior
Ⓓ rechter Vorhof
Ⓔ rechte Herzkammer

3 *An welchen Kammern befinden sich ohrförmige Ausstülpungen?*

Ⓐ linker Vorhof und linke Herzkammer
Ⓑ linker und rechter Vorhof
Ⓒ linke und rechte Herzkammer
Ⓓ nur an der rechten Herzkammer
Ⓔ rechter Vorhof und rechte Herzkammer

4 *Welche Kammer oder Struktur bildet die Herzbasis?*

Ⓐ linke Herzkammer
Ⓑ rechte Herzkammer
Ⓒ linker Vorhof
Ⓓ rechter Vorhof
Ⓔ Aortenbogen

Rheumatische Herzerkrankung

Die Beschichtung der Herzklappen hat ähnliche Antigene (Moleküle, die eine Immunreaktion hervorrufen können) wie jene der Zellwände der Serogruppe A-Streptokokkenbakterien. Wenn das Immunsystem des Körpers eine Immunreaktion auf diese Bakterien aufgrund einer Rachenentzündung auslöst, können auch die Herzklappen angegriffen werden. Dies kann zu ernsthaften Schädigungen wie einer Fibrose und der Vernarbung der Klappensegel führen. Die Klappensegel können zusammenkleben, was zu einer Herzklappenstenose (Verengung) führen kann, oder es kann zu einer Herzklappeninsuffizienz kommen, wenn die Segelklappen an der Gefäßwand festkleben. Beides hat langfristige nachteilige Auswirkungen auf die Herzfunktion.

5 *Welche Kammer oder Struktur bildet die Herzbasis?*

Ⓐ linker Vorhof
Ⓑ rechter Vorhof
Ⓒ Aortenbogen
Ⓓ rechte Herzkammer
Ⓔ linke Herzkammer

6 *Welche der folgenden Strukturen ist direkt an den Enden der Segel der Segelklappen befestigt?*

Ⓐ Musculi pectinati
Ⓑ Papillarmuskel
Ⓒ Trabeculae carneae
Ⓓ Chordae tendineae
Ⓔ interventrikuläres Septum

7 *Welche der folgenden Strukturen verhindert den Rückfluss von Blut in den linken Vorhof?*

Ⓐ Trikuspidalklappe
Ⓑ Aortenklappe
Ⓒ Pulmonalklappe
Ⓓ Mitralklappe
Ⓔ interatrielles Septum

8 *Wie dick ist die Wand der linken Herzkammer im Vergleich zu jener der rechten Herzkammer?*

Ⓐ gleich dick
Ⓑ halb so dick wie die Wand der rechten Herzkammer
Ⓒ ein Viertel so dick wie die Wand der rechten Herzkammer
Ⓓ doppelt so dick wie die Wand der rechten Herzkammer
Ⓔ fast dreimal so dick wie die Wand der rechten Herzkammer

9 *Woher kommt das sauerstoffreiche Blut für den Herzmuskel?*

Ⓐ Koronarvenensinus
Ⓑ Vena cava inferior
Ⓒ Koronararterien
Ⓓ Truncus pulmonalis
Ⓔ Lungenvenen

10 *Welches Gefäß versorgt normalerweise den Großteil des Herzmuskels?*

Ⓐ Truncus pulmonalis
Ⓑ rechte Koronararterie
Ⓒ Zwerchfellarterie
Ⓓ linke Koronararterie
Ⓔ Koronarvenensinus

11 *Wo befindet sich der Sinusknoten?*

Ⓐ linker Vorhof
Ⓑ rechter Vorhof
Ⓒ linke Herzkammer
Ⓓ rechte Herzkammer
Ⓒ Vena cava superior

12 *Wo befindet sich der Atrioventrikularknoten?*

Ⓐ rechter Vorhof
Ⓑ linker Vorhof
Ⓒ linke Herzkammer
Ⓓ rechte Herzkammer
Ⓒ Vena cava superior

13 *In welche Struktur wird das meiste venöse Blut vom Herzen geleitet?*

Ⓐ rechte Koronarvene
Ⓑ Vena cava superior
Ⓒ Vena azygos
Ⓓ Koronarvenensinus
Ⓔ linke Koronarvene

14 *Wodurch entsteht das erste Herzschlaggeräusch?*

Ⓐ Schließen der Aortenklappe
Ⓑ Schließen der Pulmonalklappe
Ⓒ Öffnen der Aortenklappe
Ⓓ Öffnen der Trikuspidklappe und der Mitralklappe
Ⓔ Schließen der Trikuspidklappe und der Mitralklappe

15 *Wodurch entsteht das zweite Herzschlaggeräusch?*

Ⓐ Schließen der Aortenklappe und der Pulmonalklappe
Ⓑ Schließen der Mitralklappe
Ⓒ Öffnen der Aortenklappe
Ⓓ Öffnen der Trikuspidklappe und der Mitralklappe
Ⓔ Schließen der Trikuspidklappe und der Mitralklappe

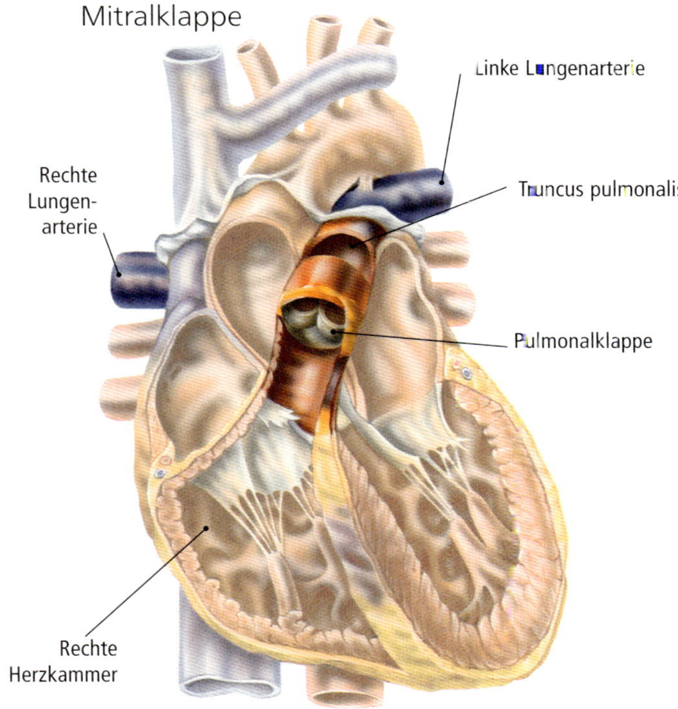

Linke Lungenarterie

Sauerstoffarmes Blut wird von der rechten Seite des Herzens durch die Lungenarterie und ihre Äste zu den Lungen transportiert.

Malen und Bezeichnen

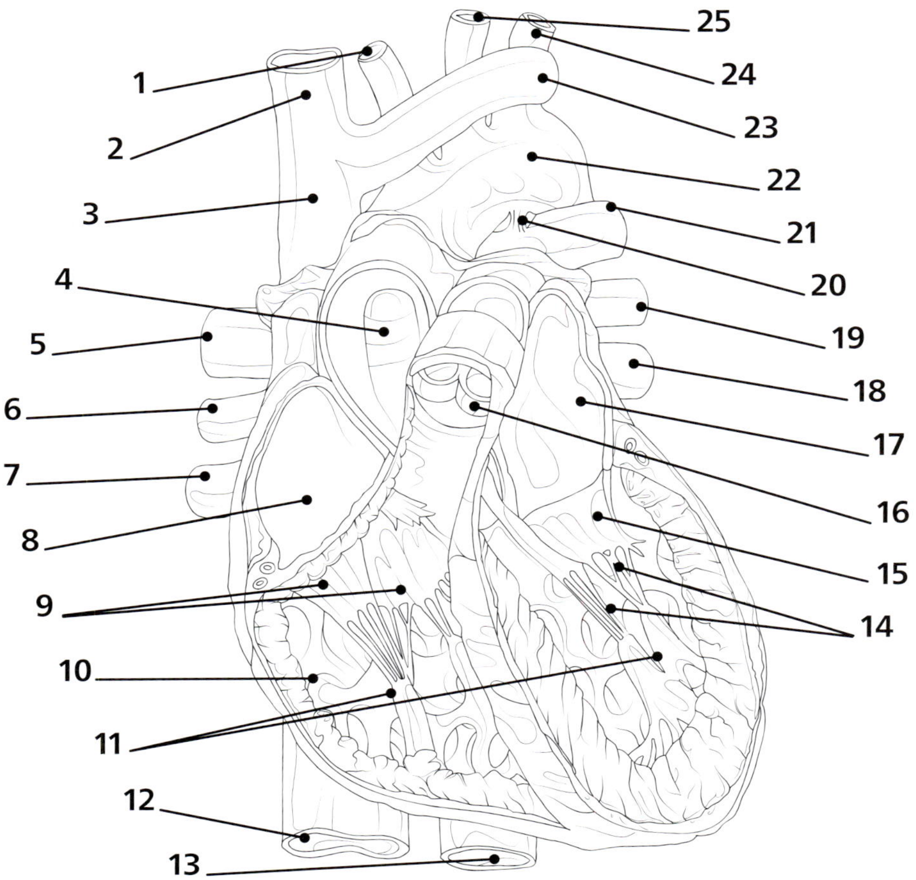

Herz—Querschnitt

i) Male die Arterien rot, und die Venen blau an

i) Nummeriere die untenstehenden Kästchen, um jede Bezeichnung dem korrekten Teil der Zeichnung zuzuordnen.

- Linke Lungenarterie ☐
- Linke obere Lungenvene ☐
- Segel der Mitralklappe ☐
- Rechter Vorhof ☐
- Aortenbogen ☐
- Absteigende thorakale Aorta ☐
- Linke Arteria subclavia ☐
- Linke Arteria carotis communis ☐
- Segel der Trikuspidalklappe ☐
- Rechte Herzkammer ☐
- Papillarmuskel ☐
- Untere Hohlvene ☐
- Linker Vorhof ☐
- Obere Hohlvene ☐
- Aufsteigende Aorta ☐
- Rechte Lungenarterie ☐
- Chordae tendineae ☐
- Rechte untere Lungenvene ☐
- Rechte obere Lungenvene ☐
- Rechte Vena brachiocephalica ☐
- Linke Vena brachiocephalica ☐
- Linke untere Lungenvene ☐
- Ligamentum arteriosum ☐
- Arteria brachiocephaica ☐
- Pulmonalklappe ☐

i) Benenne jede der in den Abbildungen gezeigten Strukturen

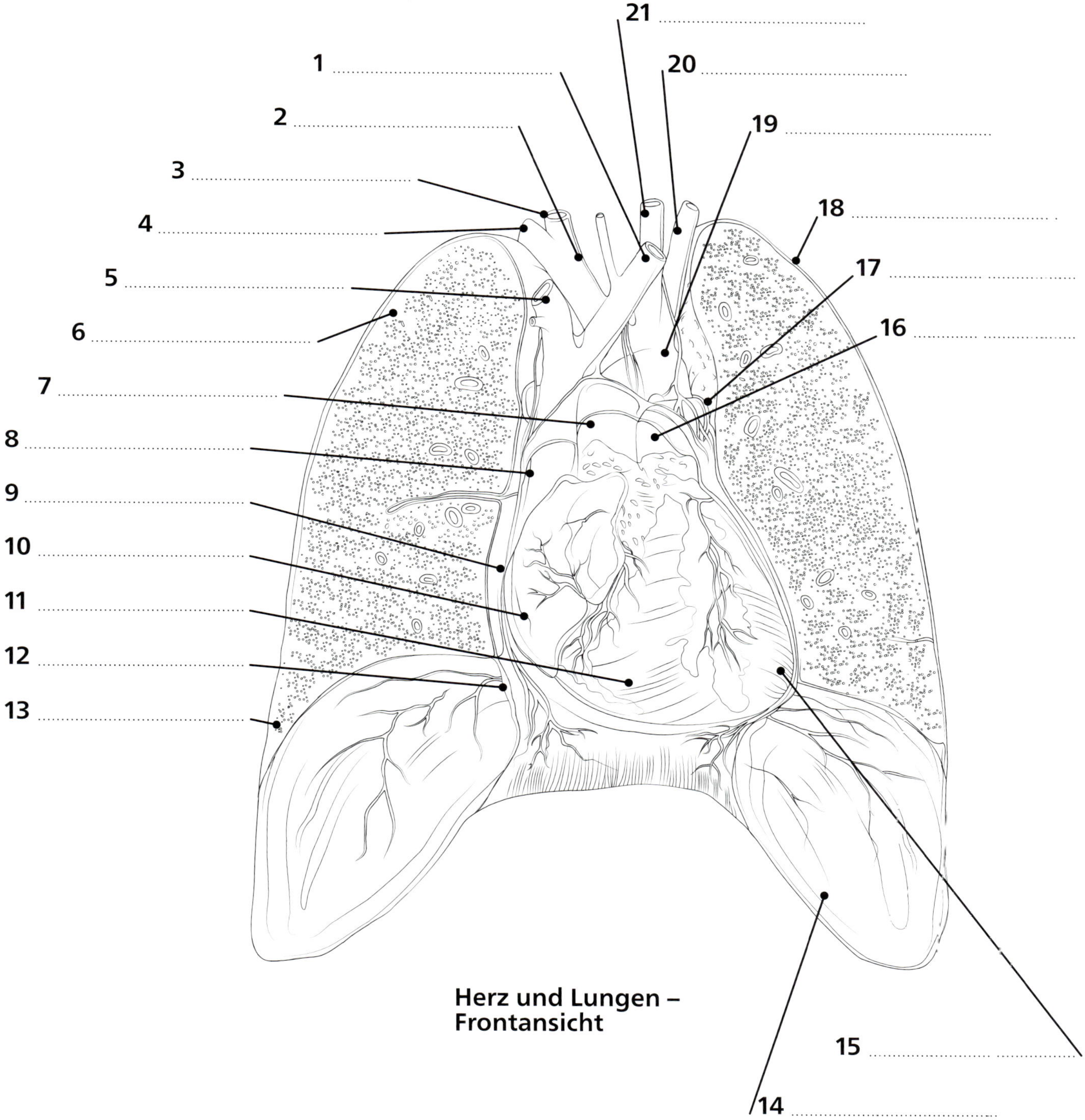

Herz und Lungen – Frontansicht

Lücken füllen

1 *Venöses Blut strömt hauptsächlich durch den ____________________ vom Herzmuskel in den rechten Vorhof.*

2 *Die Koronararterien, die zum Herzmuskel führen wurzeln in der ____________________.*

3 *Der ____________________ des Herzens zeigt nach links unten.*

4 *Das interventrikuläre Septum hat sowohl ____________________ als auch ____________________ Bestandteile.*

5 *Die ____________________ klappe befindet sich zwischen dem rechten Vorhof und der rechten Herzkammer.*

6 *Die ____________________ transportiert sauerstoffarmes Blut zu den Lungen.*

7 *Sauerstoffarmes Blut strömt durch den ____________________ in das Herz.*

8 *Das rechte Herzohr windet sich um die ____________________.*

9 *Die Muskelrillen im Inneren der Herzkammern werden ____________________ genannt.*

10 *Die Muskelrillen im Inneren der Vorhöfe werden ____________________ genannt.*

11 *Von der ____________________ strömt Blut in die Lungenarterie.*

12 *Die ____________________ bildet die linke oder Lungenseite des Herzens.*

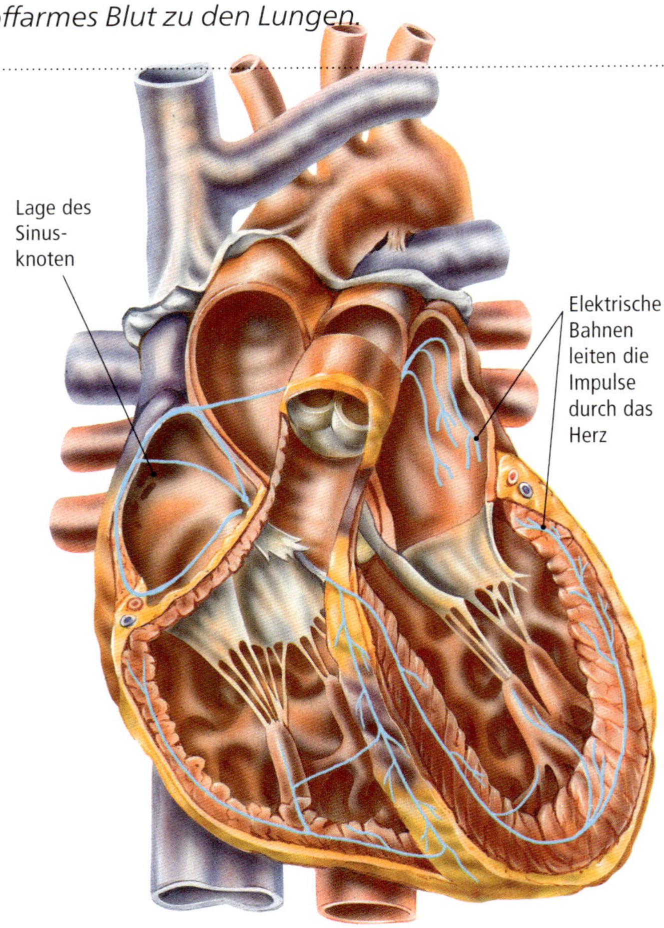

Herzschlag

Der rhytmische Herzschlag wird druch den Sinusknoten kontrolliert, welcher elektrische Impulse zur Kontraktion des Herzmuskels leitet.

Verbinde die Aussage mit dem Grund

1 *Die Koronararterien erwachsen von der Aorta, weil...*

2 *Die Herzvenen führen in den rechen Vorhof, weil...*

3 *Die Muskelwand der linken Herzkammer ist sehr dick, weil...*

4 *Ein Papillarmuskel zieht sich mit allen anderen Kammermuskeln zusammen, weil...*

5 *Zwischen den arteriellen und den verntrikulären Muskeln befindet sich eine isolierende Bindegewebsschicht, weil...*

a *weil sie bei der Kontraktion sehr hohen Druck entwickeln muss (mehr als 120 mm Hg) und sehr stabil sein muss.*

b *der arterielle Muskel um eine elektrische Einheit vor der Aktivierung der Herzkammern aktiviert sein muss, sodass die arterielle Kontraktion der ventrikulären vorangeht.*

c *sie sauerstoffreiches Blut zum Herzmuskel führen müssen, am besten jenes, das aus der linke Herzkammer ausströmt.*

d *die Segel der Segelklappen geschlossen werden müssen, um den Rückfluss von Blut in die Arterie während einer ventrikulären Kontraktion zu verhindern.*

e *sie sauerstoffarmes Blut vom Herzmuskel transportieren, welches klarerweise am besten in jene Herzkammer geleitet wird, wo sauerstoffarmes Blut einströmt.*

Arterien

Arterien sind Hochdruck-Gefäße und transportieren Blut weg vom Herzen. Die größte Arterie im Körper ist die Aorta, die in vielen Ästen in den Kopf, den Nacken und die oberen Gliedmaßen (Truncus brachiocephalicus, Arteria carotis communis, Arteria subclavia) führt bevor sie nach unten führt, um die Brustwand (Interkostalarterien), die Bauchorgane (Truncus coeliacus und –mesenterica), Nieren (Arteria renalis) sowie Hüftorgane, Po und die unteren Gliedmaßen (Arteria iliaca interna und interna, Arteria femoralis) mit Blut zu versorgen.

Schlüsselbegriffe:

Absteigende Aorta Der sich distal zum Aortenbogen befindende Abschnitt der Aorta. Sie versorgt die posteriore Thoraxwand, das Rückenmark, das Abdomen, die Hüfte und die unteren Gliedmaßen. Im Beireich des 4. Lendenwirbels teilt sie sich in die rechte und linke Arteria iliaca communis.

Aorta Die größte Arterie des Körpers. Sie besteht aus einem Ursprungsast, der aus dem Herzen erwächst, und weiteren thorakalen und abdominalen Segmenten.

Aortenbogen Der oberste Teil der Aorta. Die Arteria brachiocephalica (Truncus), die linke Arteria carotis communis, und die linke Arteria subclavia zweigen davon ab.

Arteria auricularis posterior Ein Ast der Arteria carotis externa, der durch die Ohrspeicheldrüse verläuft und sich dann im Bereich des Processus Mastoideus in den Ramus auricularis und den Ramus occipitalis verzweigt.

Arteria axillaris Die Fortsetzung der Schlüssebeinarterie. Sie verzweigt sich in den angrenzenden Muskeln, bildet einen Kollateralkreislauf um das Schultergelenk, und wird im unteren Bereich des Musculus teres minor zur Arteria Brachialis.

Arteria Brachialis Die größte Arterie des Arms. Sie ist eine Verlängerung der Arteria axillaris und verzweigt sich in die Arteria profunda brachii, die Arteria radialis und ulnaris sowie in die Kollateralarterien um das Ellbogengelenk.

Arteria carotis communis Versorgt den Kopf und den Nacken mit Blut. Auf beiden Seiten teilt sich die Arteria carotis communis in die Arteria carotis externa (für Gesicht, Kophaut und Hals) und die Arteria carotis interna (für Gehirn, Hypophyse und Augen).

Arteria facialis Ein Ast der Arteria carotis externa, die Gesicht, Hals und vorderen Nacken mit Blut versorgt.

Arteria femoralis Die Fortsetzung der Arteria iliaca externa, nachdem diese das Leistenband passiert hat. Sie führt durch das Oberschenkeldreieck und verzweigt sich in die Arteria femoris profunda, bevo sie durch den Aduktorenschlitz verläuft, wo sie zur Arteria poplitea wird.

Arteria fibularis Ein Ast der Arteria tibialis posterior, der die hintere Seite des Beins mit Blut versorgt.

Arteria iliaca communis Die beiden Endäste der Aorta abdominalis. Sie teilen sich jeweils in die Arteria iliaca interna und –externa.

Arteria iliaca interna Jener Ast der Arteria iliaca communis, der den Gesäßbereich, die Beckenorgane, die mediale Beckenwand und das Perineum (Bereich zwischen den Schenkeln) mit Blut versorgt.

Arteria iliaca externa Jener Ast der Arteria iliaca communis, der am Leistenband zur Arteria femoralis wird.

Arteriae intercostalis Äste der Aorta oder der obersten Interkostalarterie, die in den Rippenzwischenräumen verlaufen. Sie versorgen die laterale Brustwand und die Anastomose mit Ästen der Arteria thoracica interna im vorderen Bereich der Brust.

Arteria obturatoria Ein Ast der Arteria iliaca interna (manchmal der Arteria iliaca externa), der die mediale Beckenwand und den medialen Oberschenkel mit Blut versorgt.

Arteria poplitea Die Fortsetzung der Arteria femoralis, die durch den Fibulahals hinter dem Knie verläuft. Sie verzweigt sich in die Arteria tibialis posterior und die Arteria fibularis.

Arteria radialis Eine der beiden Unterarmarterien. Sie ist an der lateralen vorderen Oberfläche des distalen Handgelenks ertastbar und wird zur Messung des arteriellen Pulses verwendet.

Arteria renalis Jene Arterie, die die Niere mit Blut versorgt. Zudem verzweigt sie sich zur Nebenniere und zu den Harnleitern. Sie entspringt der Aorta abdominalis im Bereich der Bandscheibe zwischen dem ersten und zweiten Lendenwirbel.

Arteria subclavia (Schlüsselbeinarterie) Entspringt vom Truncus brachiocephalicus auf der rechten, oder dem Aortenbogen auf der linken Seite. Sie verläuft durch die Skalenuslücke und wird ab dort als Arteria axillaris bezeichnet.

Arteria tibialis anterior Ein Ast der Arteria poplotea, die die Vorderseite des Beins mit Blut versorgt.

Arteria tibialis posterior Ein Ast der großen Arterie hinter dem Knie (Arteria poplitea).

Arteria ulnaris Der Ast der Arteria brachialis, der den medialen Unterarm mit Blut versorgt.

Arterieller Fußrückebogen Der dorsale Arterienbogen des Fußes wird von der Arteria tibialis anterior und derer oberflächlicher Fortsetzung, der Arteria dorsalis pedis mit Blut versorgt.

Arterielle Palmarbögen Der Arcus palmaris superficialis und der Arcus palmaris profundus werden durch die Arteria ulnaris sowie durch die Arteria radialis versorgt und verzweigen sich in der Handfläche und den Fingern.

Fußsohlenbogen Arterieller Ast an der unteren Seite des distalen Fußes, der von der Arteria tibialis posterior versorgt wird.

Herz Ein vierkammrige Muskelpumpe in der Mitte des Mediastinums der Brust.

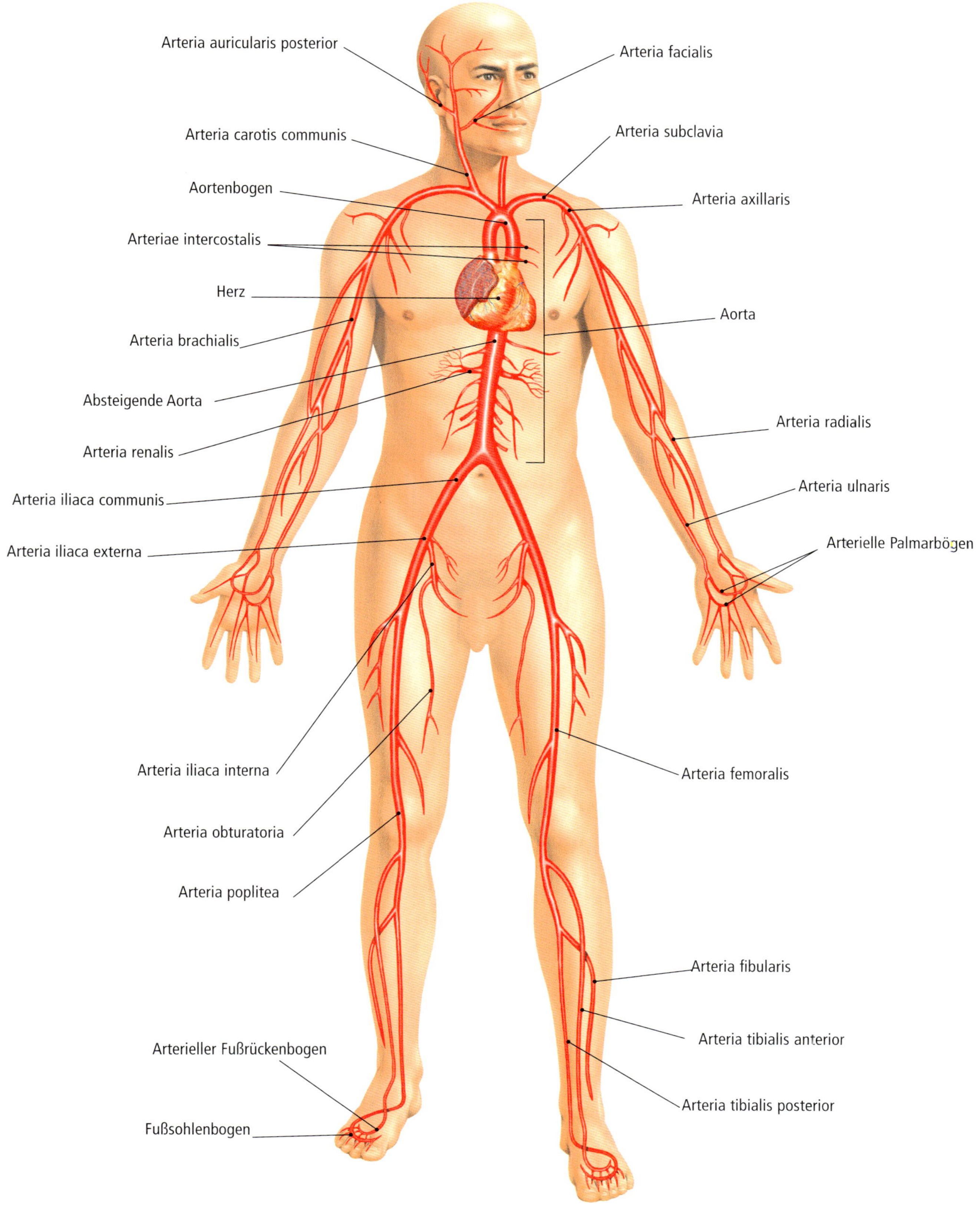

Hauptarterien des Körpers – Frontansicht

Gehirnarterien

Das Gehirn wird durch vier Arterien mit Blut versorgt: die paarige Arteria carotis interior und die beiden Arteriae vertrebralis, wobei die Versorgung durch letztere wahrscheinliche bloß 10 % beträgt Diese Gefäße versorgen den Circulus arteriosus erebris (Circulus Willisi), welcher die gleichmäßige Verteilung des arteriellen Flusses in allen Hirnarterienästen unterstützt. Das Blut aus der Arteria carotis interna wird in das vordere und mittlere Vorderhirn verteilt, das Blut aus dem vertebralen System wird hingegen zum Hirnstamm, dem Cerebellum und in den hinteren Bereich der Hemisphären geleitet.

Schlüsselbegriffe:

Arteria basilaris (Basilararterie) Eine große mittige Arterie, die aus der Zusammenführung der Vertebralarterien geformt wird. Sie versorgt den Pons und gabelt sich in die beiden Arteriae cerebri posteriores auf.

Arteria callosomarginalis Ein Ast der Arteria cerebri anterior, der in den Sulcus callosomarginalis aufsteigt.

Arteria carotis interna Die Arterie, die den vorderen und den lateren Bereich des cerebralen Kortex und einen Großteil der weißen Substanz versorgt. Es handelt sich um einen Ast der Arteria carotis communis.

Arteria cerebri anterior (vordere Hirnarterie) Der vorere Ast der Arteria carotis interna am Circulus Willisi. Sie versorgt den orbitalen Kortex, den medialen Frontallappen und das Corpus callosum.

Arteria cerebelli anterior inferior Ein Ast der Arteria basilaris, die den oberen Pons und das vordere Cerebellum versorgt.

Arteria cerebelli superior Ein Ast der Arteria basilaris, der die superioren Bereiche des Cerebellums versorgt.

Arteria cerebri media (mittlere Hirnarterie) Der größte Ast der Arteria carotis interna. Sie verläuft entlang des Sulcus lateralis und versorgt die lateralen Bereiche des Fronta-, Parietal- und Temporallappens sowie die Insula. Ihr Versrgungsbereich umfasst den Großteil des motorischen- und des primären somatosensorischen Kortex sowie den primären auditorischen Kortex und die Sprachareale. Darüber hinaus versorgt sie tief gelegene Strukturen der weißen und grauen Substanz des Vorderhirns.

Arteria cerebri posterior Der Endast der Arteria basilaris, der den hinteren Okzipitallappen, insbesondere den primären visuellen Kortex und das visuelle Assoziationsareal, versorgt.

Arteria cerebelli posterior inferior Ein Ast der Arteria vertebralis, der die lateralen Bereiche der Medulla und das postriore inferiore Cerebellum versorgt.

Arteria communicans anterior Die kleine Arterie, die in die vorderen Gehirnarterien mündet und so den Circulus Willisi vervollständigt.

Arteria communicans posterior Eine Arterie, die die Arteria carotis interna im Circulus Willisi mit der Arteria basilaris verbindet. Sie verläuft zwischen der Arteria carotis interna und der Arteria cerebri posterior.

Arteria frontobasalis medialis Ein Gefäßast, der zur orbitalen Oberfläche des Frontallappens führt.

Arteria labyrinthi Ein Ast der Arteria basilaris der zum Innenohr führt und die Cochlea und das Vestibularorgan versorgt.

Arteria occipitalis posterior (Ast der Arteria cerebri posterior) Eine Arterie, die den primären visuellen Kortex und das visuelle Assoziationsareal versorgt.

Arteria paracentralis Ein Ast der Arteria cerebri anterior, der zum Lobulus paracentralis (Bereich der unteren Extremitäten im primären motorischen und somatosensorischen Kortex) führt.

Arteria pericallosa Ein Ast der Arteria cerebri anterior, der im Bereich des Corpus callosum verläuft.

Arteria polaris frontalis Ein Ast der Arteria cerebri anterior, der zum Frontalpol des Großhirns führt.

Arteria precuneus Ein Ast der Arteria cerebri anterior, der den Bereich der medialen Gehirnoberfläche zwischen dem primären somatosensorischen Kortex und dem visuellen Assoziationsareal versorgt.

Arteria vertebralis Ein Ast der Arteria subclavia, der im Nacken durch das Foramen transversarium des sechsten Halswirbels aufsteigt. Sie tritt durch das Hinterhauptsloch in die Schädelhöhle ein und versorgt dort den Hirnstamm und den Okzipitallappen.

Ramus calcarinus Jener Ast der Arteria cerebri posterior, der den zentralen Bereich desprimären visuellen Kortex versorgt.

Circulus Willisi (circulus arteriosus cerebri) Der vaskuläre Ring an der Hirnbasis, in den die Arteria carotis interna sowie die Arteriae vertebralis münden und der sich in den Bereich des Vorderhirns und des oberen Hirnstamms verzweigt. Er unterstützt die Blutversorgung des Gehirns, wenn ein Gefäßast partiell oder temporär verstopft ist.

Dorsalast zum Corpus callosum Einer der Endäste der Arteria cerebri anterior, der zum Corpus callosum führt.

Heubner-Arterie (Arteria centralis longa) Ein Gefäßast des Circulus Willisi, der zu den tiefen Strukturen des medialen Vorderhirns führt.

Rami frontalis (mediale Frontaläste) Äste (anteromedialis, intermediomedialis, and posteromedialis) der Arteria cerebri anterior, die zum supplementär-motorischen Kortex führen.

Ramus parietooccipitalis Ein Ast der Arteria cerebri posterior, der entlang des Sulcus parietooccipitalis verläuft und das visuelle Assoziationsareal versorgt.

Rechte Arteria cerebri anterior Ein Ast an der Vorderseite des Circulus Willisi, der das mediale anteriore Vorderhirn einschließlich des supplementärmotorischen Kortex und der medialen Bereiche des primären motorischen und somatosensorischen Kortex, versorgt.

Arterien der Hirnbasis

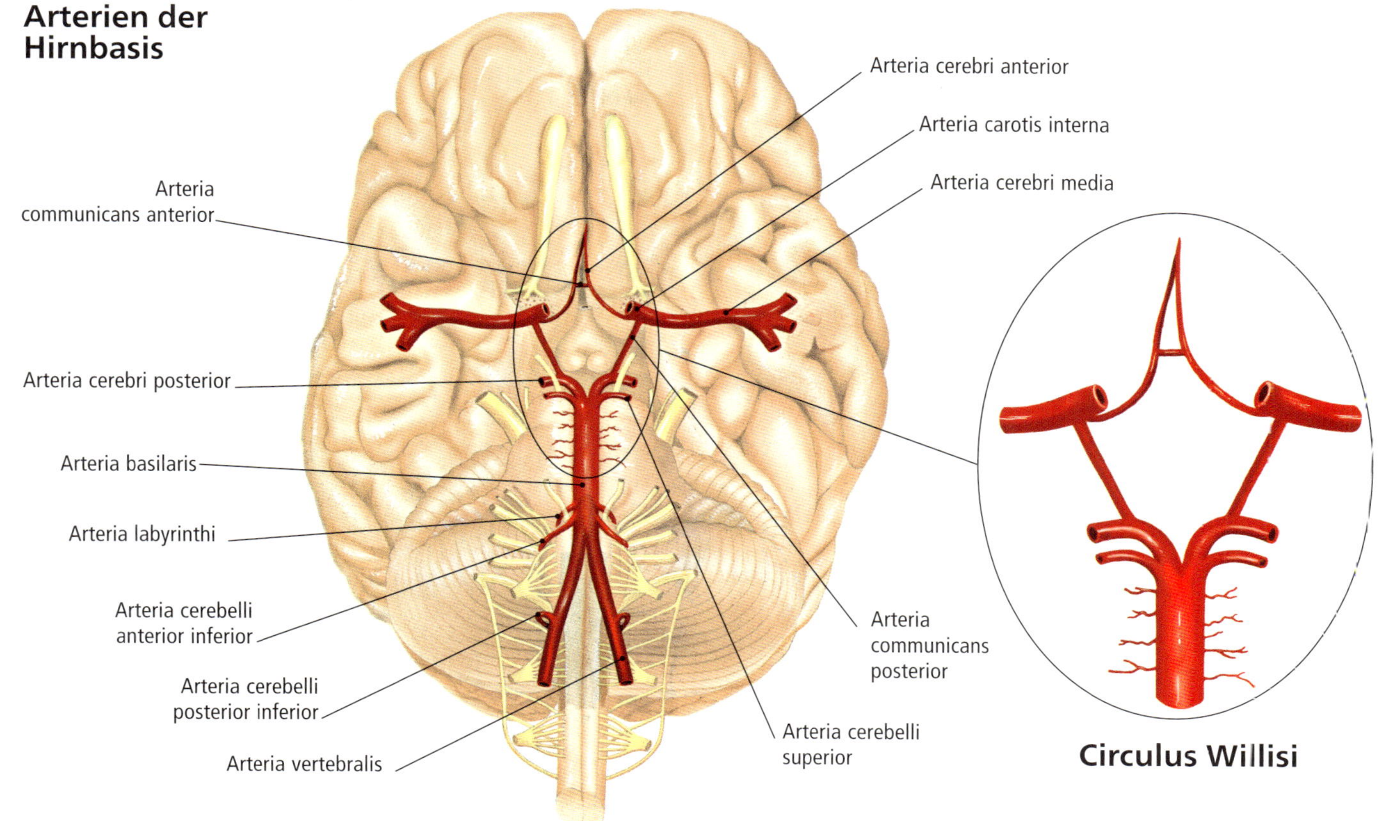

Circulus Willisi

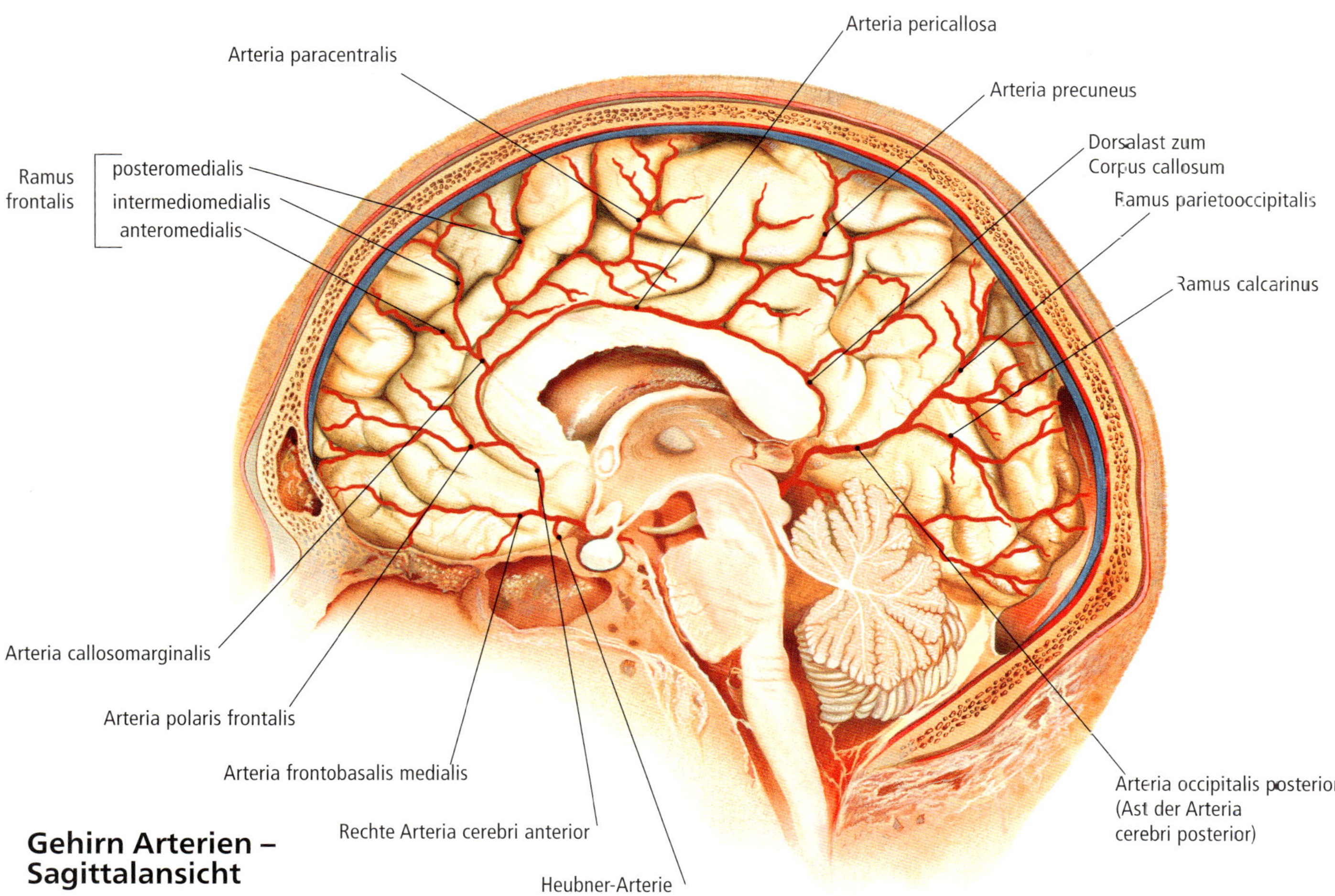

Gehirn Arterien – Sagittalansicht

Wahr oder Falsch?

1	*Sauerstoffreiches Blut, das zum Gehirn geleitet wird, strömt hauptsächlich durch die Arteria subclavia.*	
2	*Die Arteria brachialis verläuft auf der medialen Seite des Humerus.*	
3	*Die Arteria iliaca communis ist ein Ast der Aorta.*	
4	*Die Arteria iliaca interna versorgt die unteren Gliedmaßen.*	
5	*Arterielles Blut fließt von der Arteria mesenterica superior und der Arteria mesenterica inferior zu den Därmen.*	
6	*In der Regel versorgt die Arteria coeliaca das Jejunum und das Ileum.*	
7	*Die Arteria radialis wird bei klinischen Untersuchungen zur Pulsmessung verwendet.*	
8	*Die Arteria ulnaris ist am Dorsum des Handgelenks ertastbar.*	
9	*Die Arteria iliaca externa wird und der Oberschenkelbasis zur Arteria poplitea.*	
10	*Die Arteria femoralis verläuft parallel zum Ischiasnerv.*	
11	*Die Arteria brachialis wird häufig verwendet um den arteriellen Blutdruck zu messen.*	
12	*Um Blutverlust am Unterarm zu stoppen, kann die Arteria brachialis gegen die mediale Oberfläche des Humerus gepresst werden.*	
13	*Die Arteria subclavia kann gegen die erste Rippe gepresst werden, um Blutungen am Arm zu kontrollieren.*	
14	*In der Handfläche befinden sich zwei Arterienbögen.*	
15	*Die Artieriea renalis entspringen aus der Aorta oberhalb des muskulären Diaphragmas.*	

16 *Die Beckenorgane werden druch die Arteria iliaca interna versorgt.*

17 *Die Arteria femoralis verläuft hinter dem Kniegelenk.*

18 *Der Penis wird von den Ästen der Arteria pudenda interna versorgt.*

19 *Der Puls in der Arteria tibialis posterior kann hinter dem Malleolus medialis gefühlt werden.*

20 *Die Arteria tibialis posterior ist am Dorsum des Fußes ertastbar.*

Zerebralaneurysmen

Ein Aneurysma is eine lokale Ausweitung der Gefäßwand. Passiert dies bei einer Gehirnarterie (normalerweise an Knotenpunkten), spricht man von Zerebralaneurysmen Zerebralaneurysmen können auf Nerven drücken und neurologische Defizite verursachen oder ruptieren, sodass Blut durch Gehirngewebe gedrückt wird oder in den Subarachnoidalraum gelangt (Subarachnoidalblutung). Hirnblutungen (eine Form des Schlaganfalls) kann katastrophale Auswirkungen haben und zum plötzlichen Tod oder dauerhafter Behinderung führen.

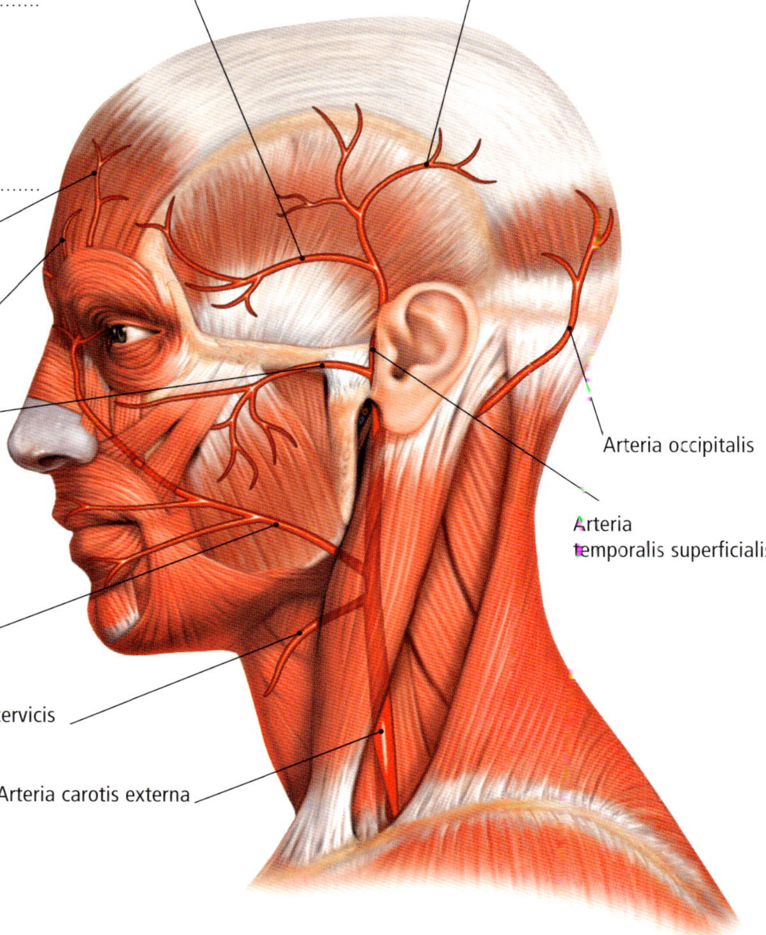

Oberflächenarterien des Kopfes und des Nackens – laterale Ansicht

Die Arterieae carotides sind die Hauptarterien des Nacken und werden von der Aorta gespeist. Durch die Äste der Arteriae corotides werden der Nacken und dessen Strukturen sowie das Gehirn, das Gesicht und den Kopf mit Blut versorgt.

Multiple-Choice

1 *Welche der folgenden Arterien befindet sich entlang der Daumenseite der oberen Gliedmaße?*

- Ⓐ Arteria ulnaris
- Ⓑ Arteria brachialis
- Ⓒ Arteria subclavia
- Ⓓ Arteria radialis
- Ⓔ Arteria axillaris

2 *Welche der folgenden Arterien ist ein Ast der Aorta abdominalis?*

- Ⓐ linke Lungenarterie
- Ⓑ Arteria renalis
- Ⓒ rechte Koronararterie
- Ⓓ Arteria brachialis
- Ⓔ Arteria femoralis

3 *Welche Arterie kann hinter dem Malleolus medialis des Knöchels ertastet werden?*

- Ⓐ Arteria femoralis
- Ⓑ Arteria poplitea
- Ⓒ Arteria tibialis posterior
- Ⓓ Arteria dorsalis pedis
- Ⓔ Arteria tibialis anterior

4 *Welche Arterie kann bei einer mitleren Fraktur des Humerus verletzt werden?*

- Ⓐ Arteria brachialis
- Ⓑ Arteria radialis
- Ⓒ Arteria ulnaris
- Ⓓ Arteria subclavia
- Ⓔ Arteria axillaris

5 *Welche Arterie ist für die Versorgung der Beckenorgane am wichtigsten?*

- Ⓐ Arteria iliaca externa
- Ⓑ Arteria obturatoria
- Ⓒ Arteria femoralis
- Ⓓ Arteria renalis
- Ⓔ Arteria iliaca interna

6 *Welche der folgenden Arterien ist ein direkter Ast der Aorta thoracica?*

- Ⓐ Arteria axillaris
- Ⓑ Linke Arteria subclavia
- Ⓒ Rechte Arteria subclavia
- Ⓓ Linke Arteria carotis communis
- Ⓔ Arteria carotis interna

7 *Welche der folgenden Arterien ist der erste Aortenast nach den Koronararterien?*

- Ⓐ Linke Arteria subclavia
- Ⓑ Erste Interkostalarterie
- Ⓒ Linke Arteria carotis communis
- Ⓓ Truncus brachiocephalica
- Ⓔ linke Lungenarterie

8 *Welche der folgenden Arterie versorgt den Magen und die Leber mit Blut?*

- Ⓐ Arteria mesenterica superior
- Ⓑ Truncus coeliacus
- Ⓒ Arteria mesenterica inferior
- Ⓓ Arteria renalis
- Ⓔ Arteria iliaca communis

9 *Welches Gefäß würde bei einem Messerstich am Nabel durch die Wirbelsäule durchdrungen werden?*

- Ⓐ Aorta abdominalis
- Ⓑ Aorta thoracica
- Ⓒ Arteria iliaca interna
- Ⓓ Arteria iliaca communis
- Ⓔ Arteria iliaca externa

10 *Welche der folgenden Arterien würde die untere vordere Bauchdecke hauptsächlich versorgen?*

- Ⓐ Arteria subclavia
- Ⓑ Arteria iliaca externa
- Ⓒ Arteria iliaca interna
- Ⓓ Arteria femoralis
- Ⓔ Arteria lumbalis

11 *Welches Gefäß kann hinter dem Knie ertastet werden?*

- Ⓐ Arteria femoralis

- Ⓑ Arteria iliaca
- Ⓒ Arteria tibialis
- Ⓓ Arteria ischiadica
- Ⓔ Arteria poplitea

12 *Welche Arterie kann bei einer Femurschaftfraktur im unteren Bereich, direkt über dem Knie, verletzt werden?*

- Ⓐ Arteria poplitea
- Ⓑ Arteria femoralis
- Ⓒ Arteria tibialis posterior
- Ⓓ Arteria genus descendens
- Ⓔ Arteria dorsalis pedis

13 *Wie gelangt die Arteria femoralis zum Fibulahals?*

- Ⓐ Durch den Musculus biceps femoris
- Ⓑ Durch den Musculus adductor longus
- Ⓒ durch den Tractus iliotibialis
- Ⓓ Durch den Musculus adductor magnus
- Ⓔ keine der Antworten ist korrekt

14 *Welche Arterie kann man an der Fußoberseite über dem ersten Mittelfußknochen spüren?*

- Ⓐ Arteria femoralis
- Ⓑ Arteria poplitea
- Ⓒ Arteria tibialis posterior
- Ⓓ Arteria dorsalis pedis
- Ⓔ Arteria tibialis anterior

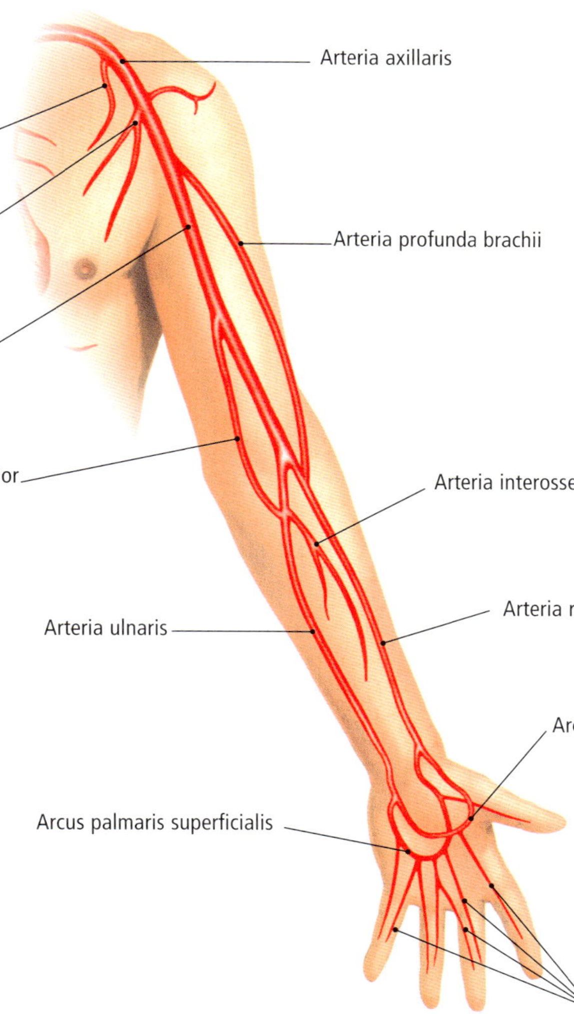

Hauptarterien der oberen Extremität – Frontansicht

Die Hauptarterie des Arms, die Arteria brachialis, gabelt sich am Ellbogen in die zwei Hauptäste, die Arteria radialis und die Arteria ulnaris, welche den Unterarm und die Hand versorgen.

Malen und Bezeichnen

i) Benenne jede der in den Abbildungen gezeigten Strukturen

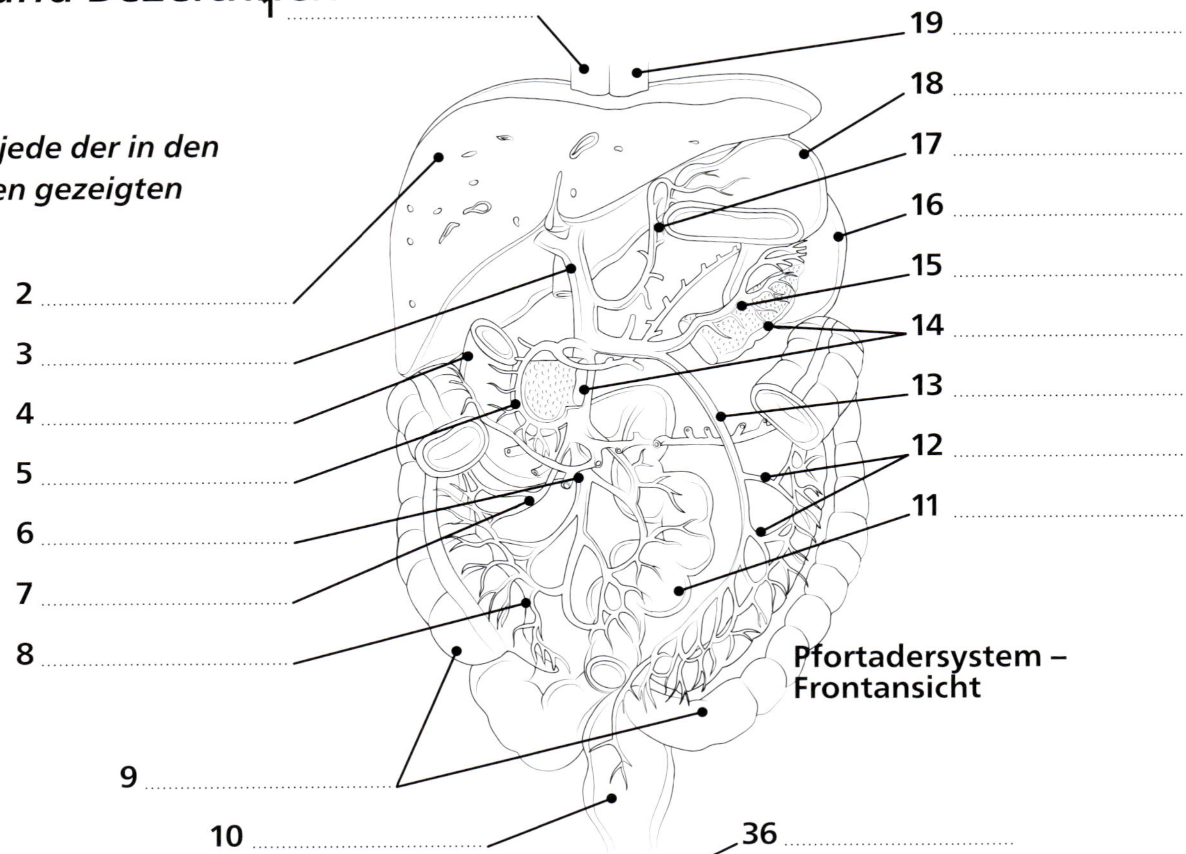

Pfortadersystem – Frontansicht

ii) Verwende die Legende, um die Strukturen auszumalen

- Leber
- Colon
- Dünndarm

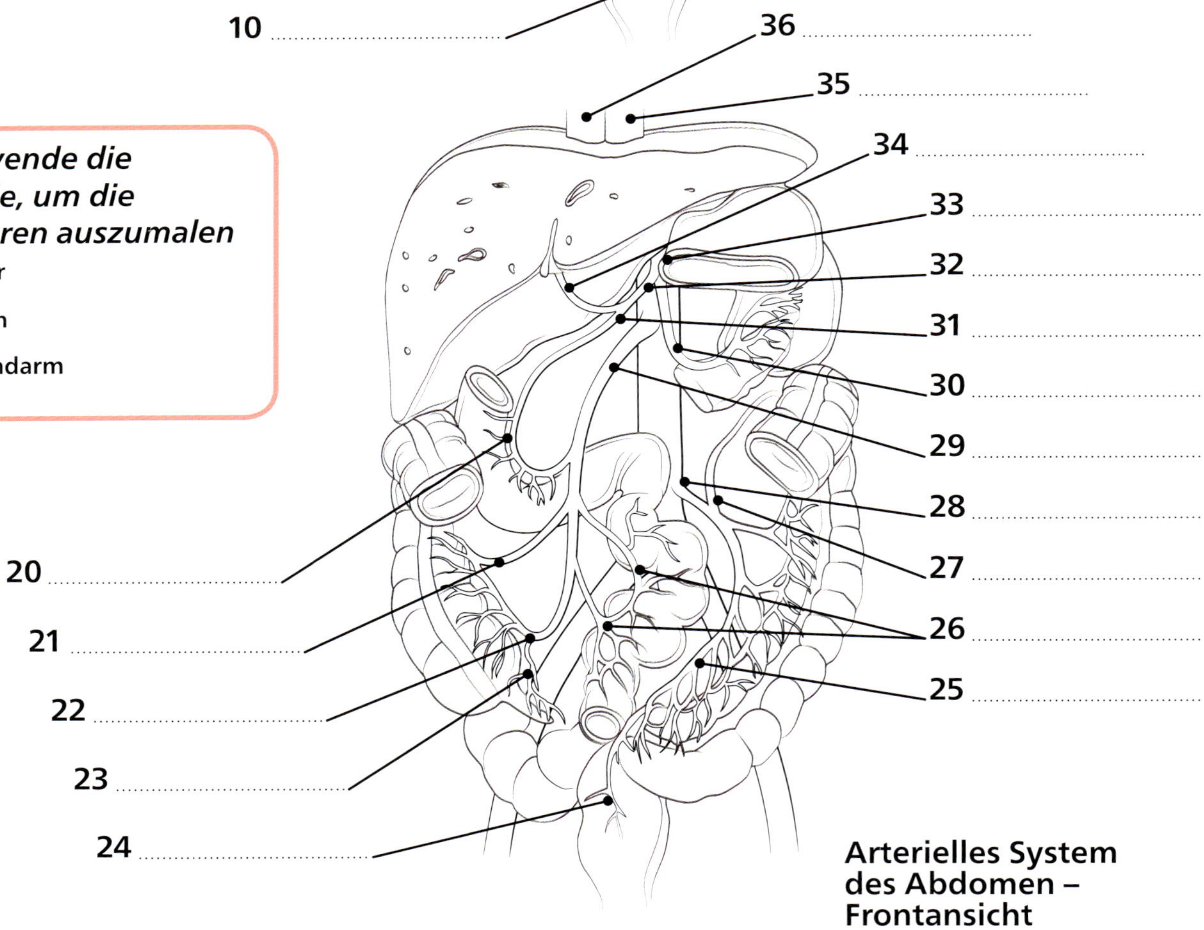

Arterielles System des Abdomen – Frontansicht

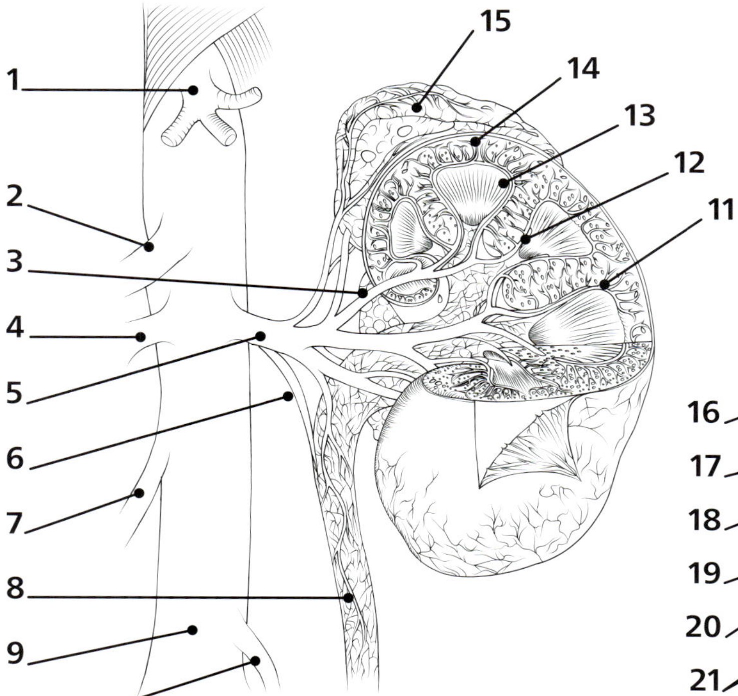

Nierenarterien (linke Niere)

Arterien der Beckenwand

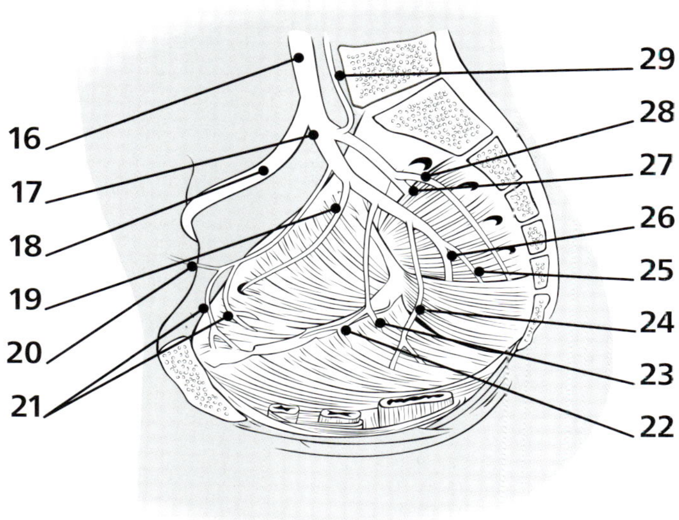

i) Nummeriere die untenstehenden Kästchen, um jede Bezeichnung dem korrekten Teil der Zeichnung zuzuordnen.

Segmentalarterie	☐
Ureter	☐
Truncus coeliacus	☐
Kortex	☐
Linke Arteria renalis	☐
Arteria mesenterica inferior	☐
Rechte Gonadenarterie	☐
Arteria mesenterica superior	☐
Arteria interlobularis	☐
Linke Gonadenarterie	☐
Arteria arcuata	☐
Aorta abdominalis	☐
Nierenpyramide (Medulla)	☐
Rechte Arteria renalis	☐
Linke Nebenniere	☐

Arteria obturatoria	☐
Arteria iliaca interna	☐
Arteria rectalis media	☐
Arteria iliaca communis	☐
Arteria umbilicalis (verblasst)	☐
Arteria vesicalis superior	☐
Arteria iliolumbalis	☐
Arteria vaginalis	☐
Arteria iliaca externa	☐
Arteria pudenda interna	☐
Arteria glutea superior	☐
Arteria glutea inferior	☐
Arteria sacralis lateralis	☐
Arteria uterina	☐

Lücken füllen

1 *Die ____________________ ist die größte Arterie des Körpers.*

2 *Die Arteria ____________________ und die Arteria ____________________ versorgen das Gehirn mit Blut.*

3 *Das Gesicht und der Hals werden von der Arteria ____________________ versorgt.*

4 *Die Arteria carotis communis und die rechte Arteria subclavia sind Äste des __________.*

5 *Die Brustwand wird von einer Reihe von ____________________ arterien versorgt.*

6 *Die posteriore Bauchdecke wird von einer Reihe von ____________________ arterien versorgt.*

7 *Die arterielle Versorgung der Beckenorgane erfolgt hauptsächlich durch die ____________________.*

8 *Die arterielle Versorgung des Beins und des Fußes erfolgt durch die Arteria ____________________.*

9 *Die Arteria ____________________ und die Arteria ____________________ versorgen die Hand mit Blut.*

10 *Die Därme werden von der Arteria ____________________, der Arteria ____________________ und der Arteria ____________________ versorgt.*

Hauptarterien der unteren Extremität – Frontansicht

Die Blutversorgung des Beins erfolgt hauptsächlich durch die Arteria iliaca externa, welche zur Arteria femoralis wird, sobald sie in das Bein eindringt.

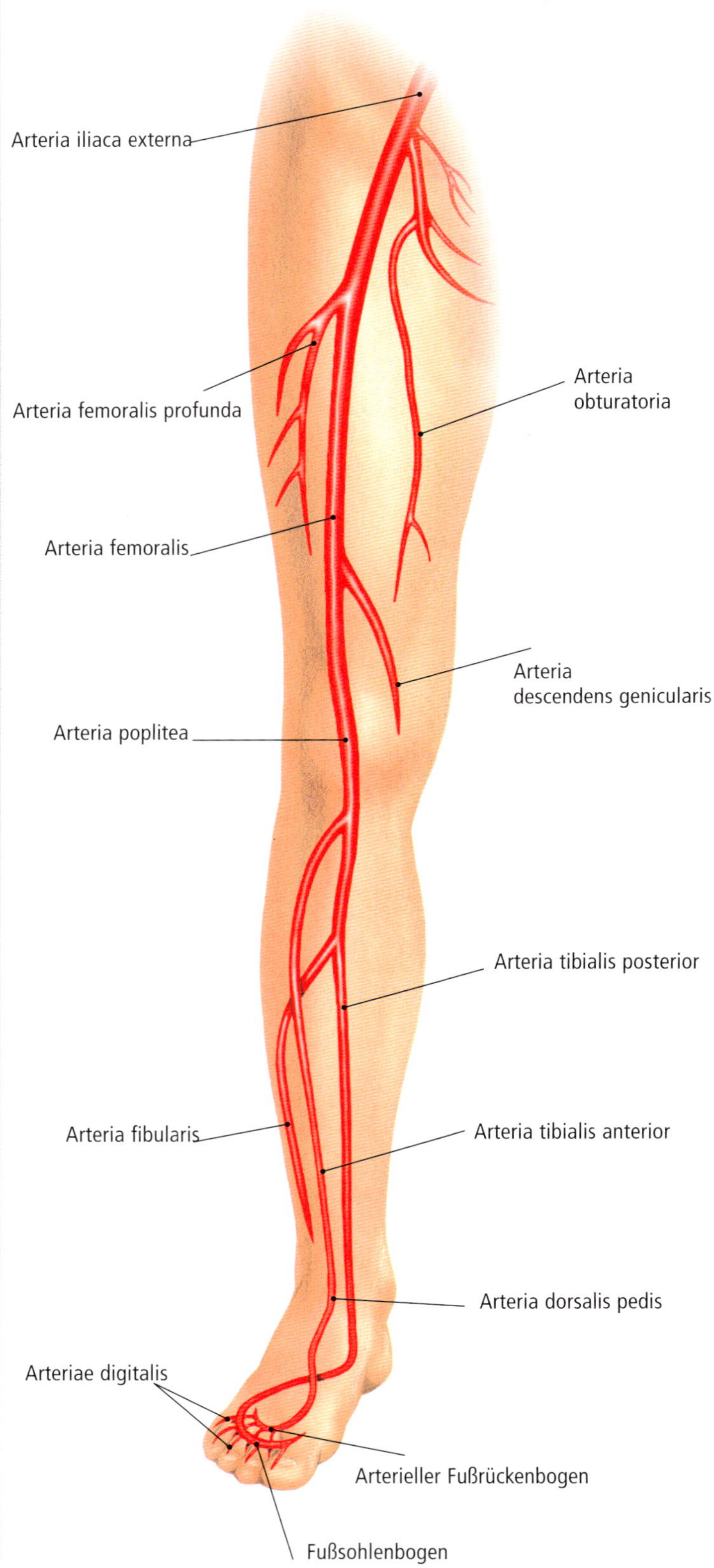

Verbinde die Aussage mit dem Grund

1 *An der Leiste kann der Puls gemessen werden, weil...*

2 *Arteriosklerose und Verstopfung der Koronararterien sind die Hauptursachen für Herzanfälle (Myokardinfarkt), weil...*

3 *Eine Verstopfung der Arteria radialis verursacht nicht zwangsläufig eine Gangrän an der Hand, weil...*

4 *Eine Verstopfung der Vertebralarterien kann zu Schwindelgefühl und Kreislaufkollaps führen, weil...*

5 *Eine Fraktur im oberen Bereich des Humerus kann zu hohem Blutverlus führen, weil...*

a *sowohl die Arteria radialis als auch die Arteria ulnaris den Unterarm und die Hand mit Blut versorgen.*

b *die Arteria axillaris in der Achsel knapp am Humerus vorbeiläuft.*

c *diese Arterien das Gehirn und das Cerebellum versorgen.*

d *nur die Koronararterien den Herzmuskel mit sauerstoffreichem Blut versorgen.*

e *die Arteria femoralis hier unter dem Ligamentum inguinale vorbeiläuft.*

Arteriosklerose

Bei Arteriosklerose handelt es sich um eine arterielle Erkrankung, bei der sich fettiges, fasriges und manchmal kalkhaltiges Material in der Gefäßwand absetzt und so Plaque bildet. Das Material setzt sich vor allem in der Tunica intima ab, wodurch sie den Gefäßdurchmesser verringert und das Thromboserisiko an der Gefäßwand erhöht. Eine Thrombose kann zu einer plötzlichen Gefäßverengung und folglich zum Gewebetod, z.B. des Herzmuskels oder des Gehirngewebes, führen. Die Risikofaktoren umfassen Tabak- und Alkoholkonsum, erhöhten Blutdruck, Diabetes mellitus und einen erhöhten Blutfettanteil.

Venen

Venen sind Blutgefäße, die Blut des im Körper- als auch des Lungenkreislaufs zurück zum Herzen transportieren. Venen des Körperkreislaufs, vor allem jene in den Gliedmaßen besitzen Klappen, durch welche sichergestellt wird, dass das Blut zum Herzen strömt. In den Venen herrscht ein geringerer Druck als in den Arterien, weshalb sie auch dünnere Gefäßwände haben, obwohl sie durch das Speichern von Blut in dehnbaren Gefäßen eine wichtige Speicherfunktion einnehmen können.

Schlüsselbegriffe:

Vena axillaris Die Vene in der Achselhöhle. Sie ist die Fortsetzung der Vena brachialis nachdem ihr die Vena basilica zufließt. Die Ven axillaris geht an der lateralen Grenze des ersten Rippe in die Vena subclavia über.

Vena azygos Übersetzt die „ungepaare Vene" (d.h. sie ist die einzige im Körper). Sie erhält von der posterioren Brust und der Bauchdecke Blut und leitet es in die Vena cava superior.

Vena basilica Eine der oberflächlichen Venen des Arms. Sie verläuft entlang der medialen Seite des Unter- und Oberarms und mündet in das tiefe System der Vena brachialis.

Vena brachialis Eine tiefe Vene des Oberarms. Sie entsteht aus der Vena radialis und der Vena ulnaris und wird an der unteren Grenze des Musculus teres minor zur Vena axillaris.

Vena brachiocephalica Eine Vene, die sich aus dem Zusammenschluss der Vena subclavia und den Venae jugularis im oberen Mediastinum
der Brust. Die Vena brachiocephalica dextra und –sinistra bilden nach ihrem Zusammenschluss die Vena cava superior.

Vena cava inferior (Untere Hohlvene) Die größte Vene des Abdomen. Sie transportiert Blut von den unteren Gliedmaßen, der Hüfte, den Nieren und der Bachdecke. Sie verläuft durch das Diaphragma und mündet in den rechten Vorhof des Herzens.

Vena cava superior (Obere Hohlvene) Die große Vene, die Blut vom Kopf, dem Nacken, und den oberen Gliedmaßen in den rechten Vorhof des Herzens ableitet.

Vena cephalica Eine der oberflächlichen Venen der oberen Extremität. Sie verläuft entlang der lateralen Seite des Unter- und Oberarms und mündet in das tiefe System der Vena axillaris.

Vena femoralis Eine tiefe Vene, die die Fortsetzung der Vena poplitea bildet. Sie verläuft durch das Oberschenkeldreieck, vereint sich mit der Vena saphena magna, und verläuft unter dem Ligamentum inguinale weiter, wo sie zur Vena iliaca externa wird.

Vena iliaca communis Die Vene, die aus dem Zusammenschluss der Vena iliaca externa und der Vena iliaca interna gebildet wird. Die linke und rechte Vena iliaca communis bilden nach ihrem Zusammenschluss die Vena cava inferior.

Vena iliaca externa Die Fortsetzung der Vena femoralis nachdem diese das Ligamentum inguinale passiert hat. Die Vena iliaca externa und die Vena iliaca interna vereinen sich und bilden die Vena iliaca communis.

Vena iliaca interna Die Vene, welche Blut von den Organen des Beckens und des Gesäßbereichs ableitet. Sie vereint sich mit der Vena iliaca externa, um die Vena iliaca communis zu bilden.

Vena jugularis externa Die große Vene, die Blut aus der Kopfhaut, dem Oberkiefer, dem Hals und dem Gesicht ableitet. Sie verläuft außerhalb des Musculus sternocleidomastoideus, wo sie auch sichtbar wird.

Vena jugularis interna Die große Vene, die Blut aus dem Inneren des Schädels ableitet. Sie verläuft tief im Musculus sternocleidomastoideus, parallel zur Arteria carotis communis und dem Vagusnerv.

Vena mediana antebrachii Eine oberflächliche Vene, die entlang der Mittellinie des Unterarms verläuft.

Vena renalis Die Vene, die das Blut aus der Niere ableitet. Die linke Vena renalis ist viel länger als die rechte und vereint sich mit der Gonadavene (Vena testicularis oder Vena ovarica) und der Vena suprarenalis.

Vena saphena magna Eine lange oberflächliche Vene, die im Bereich des medialen Fußrücken entspringt. Sie verläuft anterior zum Malleolus medialis und das Bein sowie den Oberschenkel hinauf, bevor sie in der Leiste in die Vena femoralis mündet.

Vena saphena parva Eine oberflächliche Vene, die Blut aus der Haut der posterioren Sura ableitet. Sie mündet in das tiefe System, indem sie sich mit der Vena poplitea hinter dem Knie vereint.

Vena subclavia (Schlüsselbeinvene) Jene Vene, die Blut aus der oberen Extremität ableitet. Sie ist die Fortsetzung der Vena axillaris und vereins sich mit der Vena jugularis externa und der Vena jugularis interna, um die Vena brachiocephalica zu bilden.

Vene Ein Gefäß mit niedrigem Druck, das Blut zurück zum Herzen transportiert. Venen haben eine relativ dünne Tunica media.

Venöser Palmarbogen Ein Venenbogen, der Blut aus den Fingern und der Handfläche ableitet.

Venöser Fußrückenbogen Der Venenbogen an der dorsalen Oberfläche des Fußes. Er ist mit dem venösen Fußsohlenbogen in Verbindung und leitet Blut in die Vena saphena magna.

Venöser Fußsohlenbogen Ein Venenbogen, der Blut aus den Zehen und der Fußsohle ableitet.

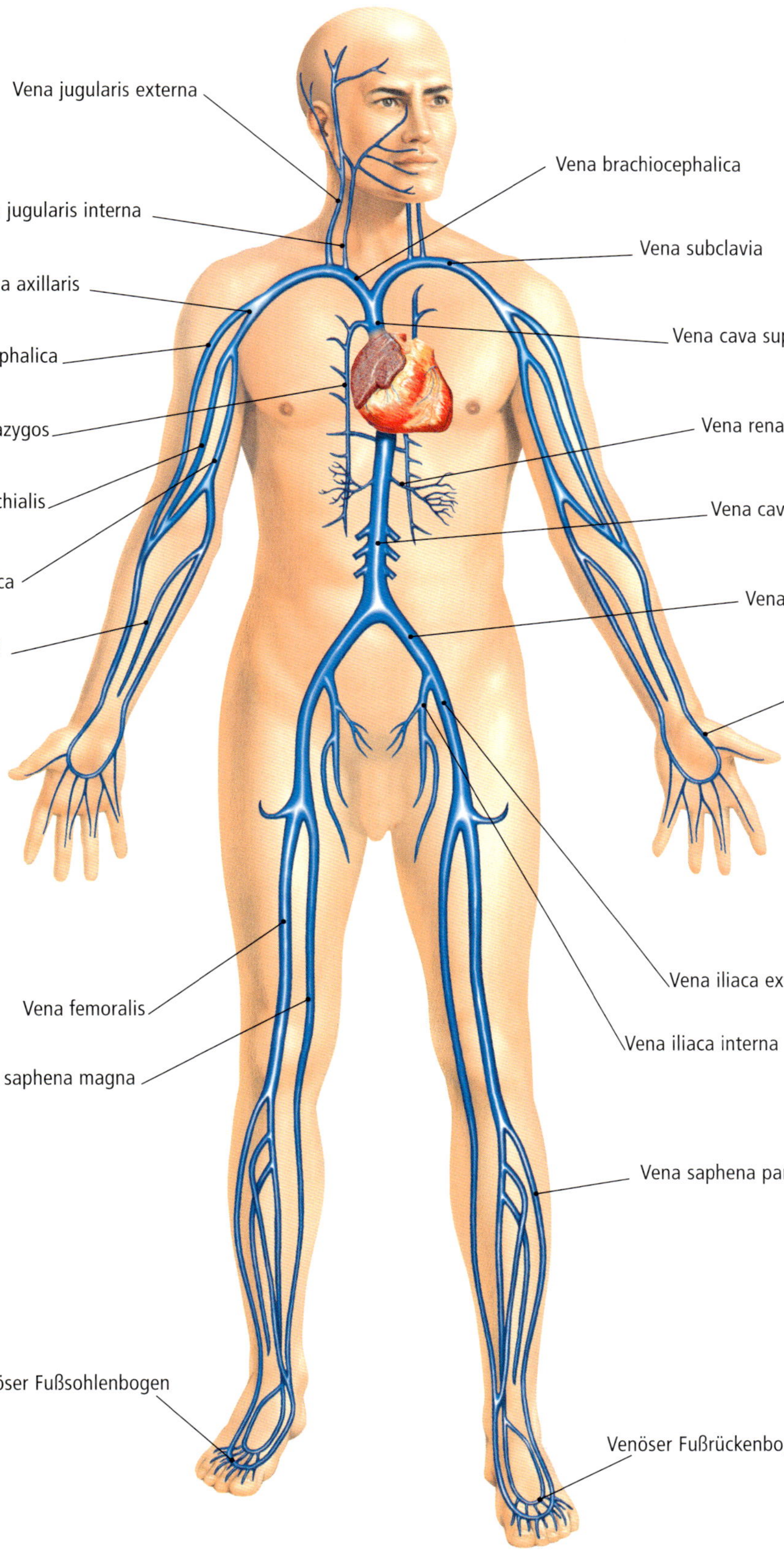

Hauptvenen des Körpers – Frontansicht

Wahr oder Falsch?

1	*Die Vena radialis leitet Blut von der Daumenseite des Unterarms ab.*	
2	*Die Lungenvenen transportieren sauerstoffreiches Blut von den Lungen.*	
3	*Die Vena saphena magna ist die längste Vene des Körpers.*	
4	*Die Vena saphena parva verläuft an der Innenseite des Oberschenkels aufwärts.*	
5	*Die Vena cava superior leitet Blut aus dem Abdomen ab.*	
6	*Die rechte Vena testicularis mündet in dei Vena cava inferior.*	
7	*Die Vena portae leitet Blut vom Magen ab.*	
8	*Die linke Vena renalis ist kürzer als die rechte.*	
9	*Die Vena subclavia verläuft über die erste Rippe.*	
10	*Blut aus dem Gehirn strömt in die Vena jugularis interna.*	

Hauptvenen der unteren Extremität – Frontansicht

Das venöse System der unteren Extremität umfasst die Vena saphena magna.

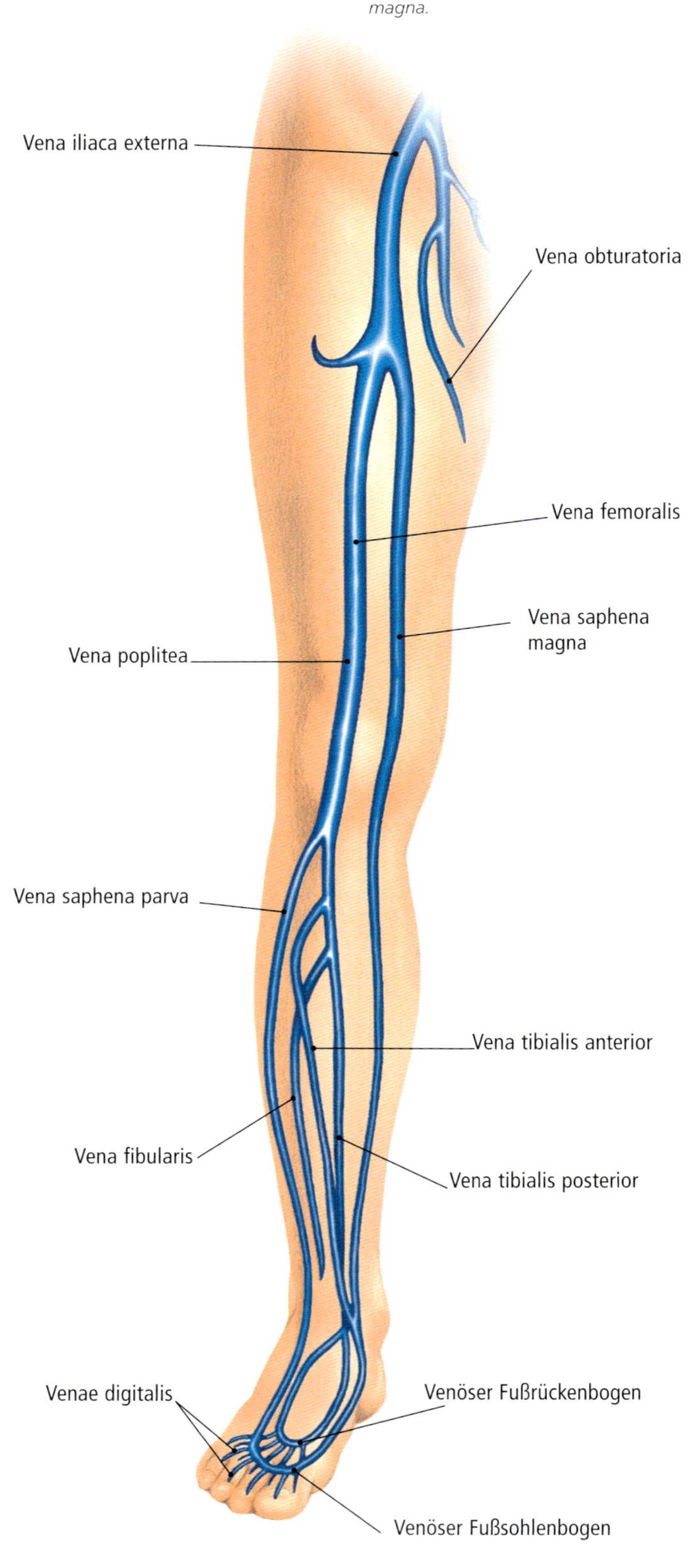

Multiple-Choice

1 *Welche Vene leitet Blut sowohl vom oberen Bereich des Kopfes als auch der oberen Extremität ab?*

Ⓐ Vena cava inferior
Ⓑ Vena cava superior
Ⓒ Vena jugularis interna
Ⓓ Vena jugularis externa
Ⓔ Lungenvene

2 *Welche der folgenden Venen leitet Blut in die Vena cava inferior?*

Ⓐ Vena coeliaca
Ⓑ Pfortvene
Ⓒ Vena renalis
Ⓓ Vena inguinalis
Ⓔ Vena poplitea

3 *In welches Organ führt die Pfortvene?*

Ⓐ Leber
Ⓑ Niere
Ⓒ Magen
Ⓓ Orchis
Ⓔ Harnblase

4 *Welche der folgenden Venen ist eine oberflächliche Vene der unteren Extremität?*

Ⓐ Vena poplitea
Ⓑ Vena femoralis
Ⓒ Vena tibialis posterior
Ⓓ Vena obturatoria
Ⓔ Vena saphena magna

5 *Welche der folgenden Venen ist eine oberflächliche Vene der oberen Extremität?*

Ⓐ Vena brachialis
Ⓑ Vena radialis
Ⓒ Vena cephalica
Ⓓ Vena ulnaris
Ⓔ Vena subclavia

6 *Welche Aussage trifft auf die Venen der unteren Extremität zu?*

Ⓐ Venenklappen kommen nur selten vor
Ⓑ Der Blutfluss verläuft von oberflächlichen in tiefe Venen
Ⓒ Der venöse Druck beträgt im Stehen lediglich ein paar Zentimeter
Ⓓ Es kommen nur oberflächliche Venen vor
Ⓔ keine der Antworten ist korrekt

7 *Welche Vene(n) leiten Blut von der Leber in die Vena cava inferior?*

Ⓐ Pfortvene
Ⓑ Vena mesenterica superior
Ⓒ Venae coeliaca
Ⓓ Venae hepatica
Ⓔ Venae phrenica

Phlebothrombose

Bei einer Phlebothrombose bildet sich ein Thrombus (geronnenes Blut) im Lumen tiefer Venen der unteren Extremität. Dies kann eine Folge einer Venostase (langsame Strömungsgeschwindigkeit) durch langes Sitzen, Z.B. im Flugzeug oder auf dem Motorrad, sein. PatientInnen leiden an Schmerzen, Schwellungen, Rötungen und lokaler Wärme im Bereich der Thrombose. Die Gefahr besteht darin, dass sich der Thrombos durch die Venen bewegen kann (Embolus) und den venösen Blutrückfluss zum Herz und den Lungen blockiert. Dies kann zu einem plötzlichen Kreislaufzusammenbruch und zum Tod führen.

Lücken füllen

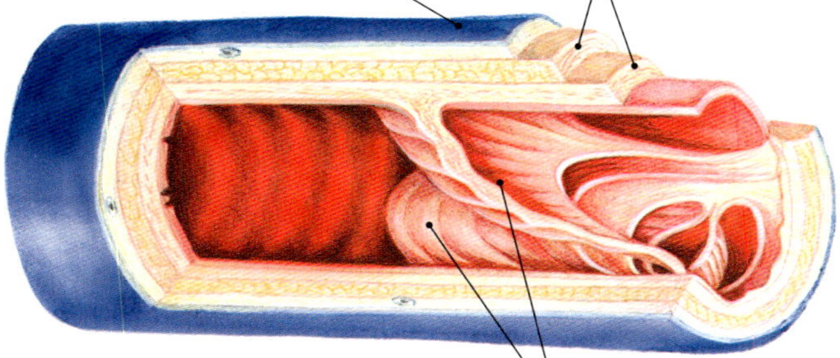

Struktur einer normalen Vene

Krampfadern

Krampfadern entstehen, wenn der Druck in den Venen ansteigt, sodass sie sich ausdehnen und verwinden. Die Ausdehnung der Venen trennt die Segel der Venenklappen, sodass der Blutfluss nicht mehr durch das interne Klappensystem kontrolliert werden kann. Krampfadern kommen am häufigsten in den unteren Körperteilen vor, wo der hydrostatische Druck am höchsten ist, z.B. in den unteren Gliedmaße und dem Beckenbereich. Die Auswirkungen eines erhöhten Drucks werden durch fehlerhafte Klappen, die Blut von den oberflächlichen Venen der unteren Gliedmaße zu den tiefen, in den Muskeln gelegenen Venen leiten, verschlimmert. Versagen die Venenklappen, sammelt sich mehr Blut in den Beinvenen an, sodass der Blutkreislauf durch die Kapillaren des Fußes und des Beins beeinträchtigt wird. In der Folge können sich chronische venöse Stauungsgeschwüre an der dünnen Haut der Schienbeine bilden.

1 *Die ____________________ und die ____________________ leiten Blut in den rechten Vorhof.*

2 *Venöses Blut des Kopfes strömt durch die ____________________ und die ____________________.*

3 *Die zwei größten oberflächlichen Venen der oberen Gliedmaße sind die Vena ____________________ und die Vena ____________________.*

4 *Venöses Blut wird von den Nieren durch die ____________________ geleitet.*

5 *Die Vena ____________________ und die Vena ____________________ sind die zwei größten oberflächlichen Venen der unteren Gliedmaße.*

6 *Fast das gesamte venöse Blut der oberen Gliedmaße strömt durch die Vena ____________________.*

7 *Die Vena radialis und die Vena ulnaris vereinen sich zur Vena ____________________ im Arm.*

8 *Die wichtigsten tiefen Venen, die Blut aus dem Bein ableiten, sind die Vena ____________________ und die Vena ____________________.*

9 *Das Blut des Darms strömt durch die Vena ____________________ zur Leber.*

10 *Von der Vena ____________________ kann an der Vorderseite des Ellbogen relativ einfach venöses Blut abgenommen werden.*

Verbinde die Aussage mit dem Grund

1 *Der Druck im venösen Körperkreislauf kann im Nacken gemessen werden, weil...*

2 *Der venöse Blutfluss zum Herzen kann durch tiefes einatmen gesteigert werden, weil…*

3 *Blut der unteren Gliedmaße wird von oberflächlichen in tiefe Venen geleitet, weil...*

4 *Das Blut des Darms strömt durch die Pfortvene zur Leber, weil...*

5 *Während der Schwangerschaft können sich Krampfadern in der unteren Gliedmaße bilden, weil...*

6 *Die Wand der Lungenarterie ist dünner als jene der Aorta, weil...*

7 *Die Sinus durae matris im Schädel könnten ohne die Stärkung fester Duralmembranen zerreißen, weil...*

a *sich die Vena jugularis externa is in einer oberflächlichen Position zum Musculus sternocleidomastoideus befindet.*

b *eine Kontraktion des Diaphragmas den Druck im rechten Vorhof relativ zur Vena cava inferior senkt.*

c *ein großer Uterus die Vena iliaca communis zusammendrücken kann.*

d *Nähr- und Giftstoffe des Darms erst verarbeitet werden müssen, bevor sie in den Körperkreislauf gelangen.*

e *die beiden Systeme durch eine Reihe mit Venenklappen versehener Venen verbunden werden.*

f *der Druck in den kranialen Venenkanälen unter jenem der Atmosphäre liegt, wenn man aufrecht steht.*

g *der Druck in der Lungenarterie nur 20 % des Drucks in der Aorta beträgt.*

Malen und Bezeichnen

Kreislaufsystem – Frontansicht

i) Benenne jede der in den Abbildungen gezeigten Strukturen

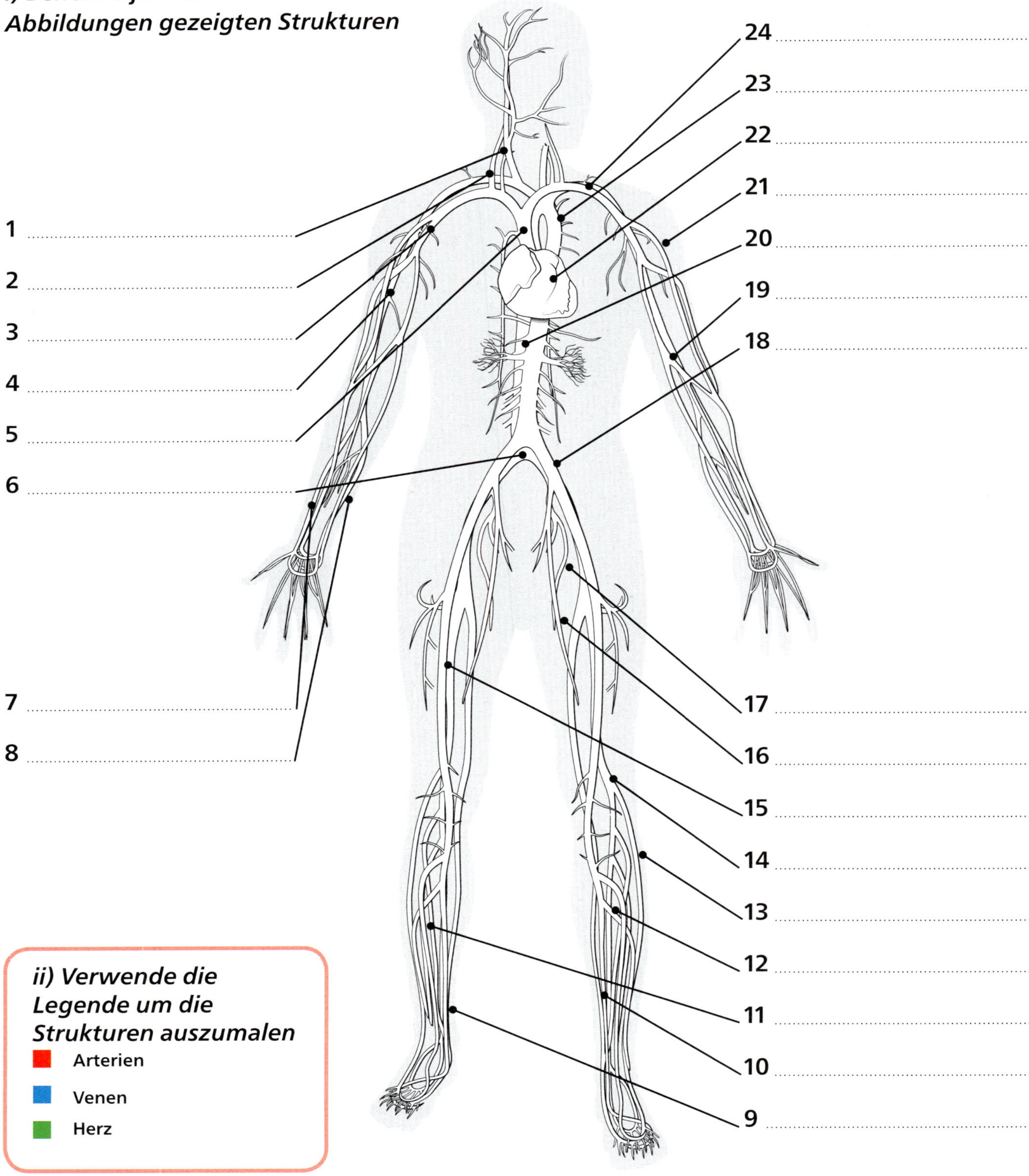

ii) Verwende die Legende um die Strukturen auszumalen

- Arterien
- Venen
- Herz

Oberflächenarterien des Kopfes und des Nackens – laterale Ansicht

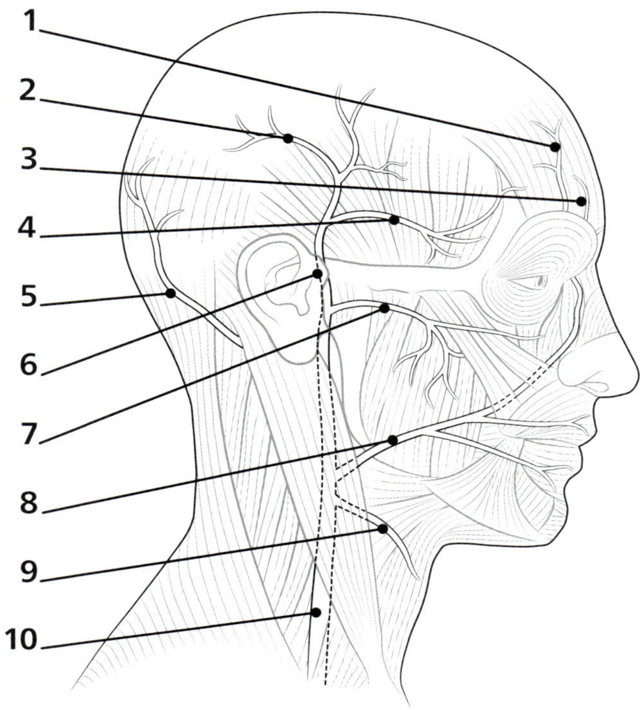

Oberflächenvenen des Kopfes und des Nackens – laterale Ansicht

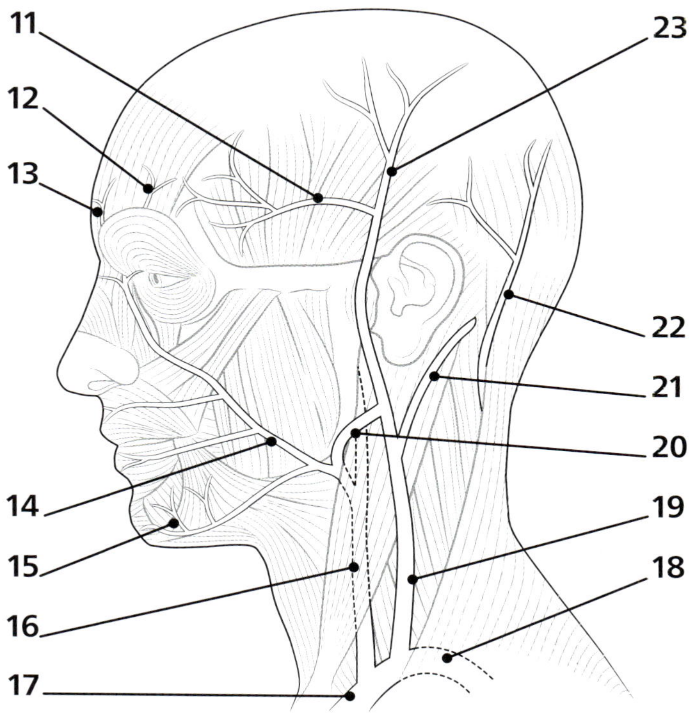

i) Nummeriere die untenstehenden Kästchen, um jede Bezeichnung dem korrekten Teil der Zeichnung zuzuordnen.

- Arteria occipitalis
- Posteriorer Ast der Arteria temporalis superficialis
- Arteria facialis
- Vorderer Ast der Arteria temporalis superficialis
- Arteria supraorbitalis
- Arteria temporalis superficialis
- Arteria carotis externa
- Arteria supratrochlearis
- Arteria transversa faciei
- Arteria transversa cervicis
- Vorderer Ast der Arteria temporalis superficialis

- Vena auricularis posterior
- Arteria supraorbitalis
- Vena brachiocephalica
- Vena occipitalis
- Vena jugularis interna
- Vena subclavia
- Vena facialis
- Vena jugularis externa
- Vena retromandibularis
- Arteria supratrochlearis
- Vena submentalis
- Hinterer Ast der Vena temporalis superficialis

Wahr oder Falsch?

1 *Venen haben die dicksten Gefäßwände aller Gefäße.*

2 *Dickwandige Arterien haben oft benachbarte Gefäße namens Vasa vasorum.*

3 *Arterien besitzen interne Klappen.*

4 *Alle Kapillaren haben Fenestrierungen (kleine Öffnungen in der Gefäßwand).*

5 *Arterien mit hohem Druck, wie beispielsweise die Aorta weisen in ihren Wänden einen hohen Anteil an elastischen Fasern auf.*

6 *Der Druck in der Vena femoralis ist höher als jener in der Arteria femoralis.*

7 *Die Hauptrolle der Blutkapillaren des Körperkreislaufs liegt im Austausch von Nährstoffen und Abfallprodukten mit Körpergeweben.*

8 *Die Hauptaufgabe der Arteriolen des Körperkreislaufs ist es, den Blutfluss zu den Kapillarbetten zu regulieren.*

9 *Die Tunica intima der Arterien besteht aus vielen glatten Muskelzellen.*

10 *Blutgefäße sind innen mit Endothel ausgekleidet.*

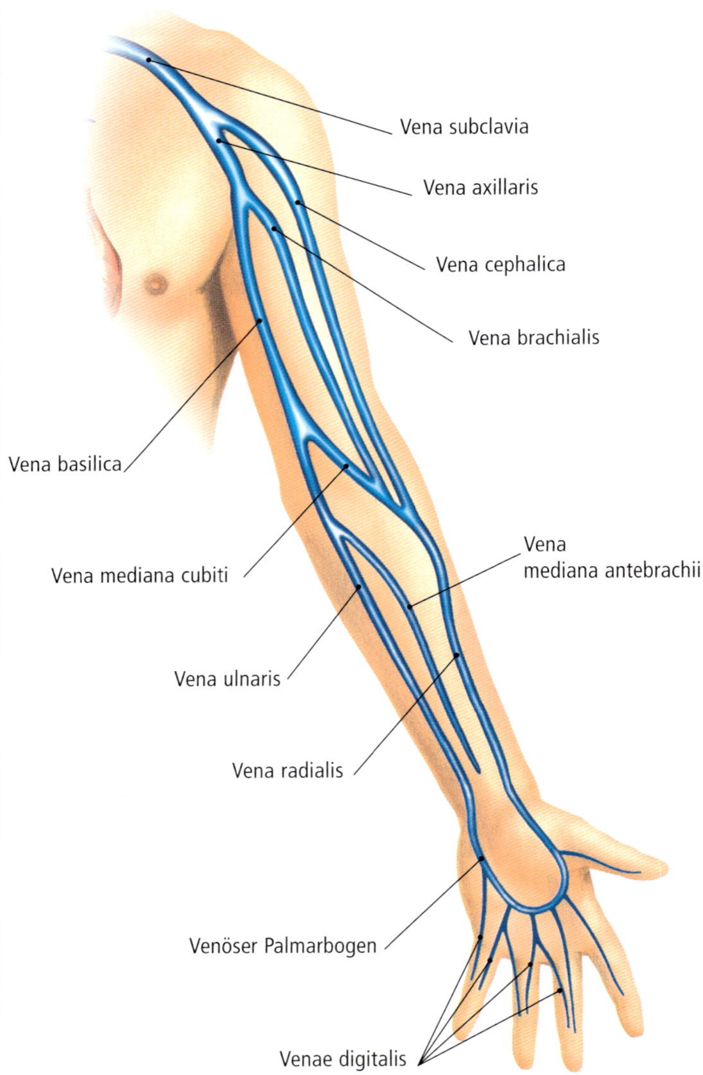

Venen der oberen Extremität – Frontansicht

Das Venensystem des Arms umfasst die Venae digitalis der Hände, die Vena cephalica und die Vena mediana des Unterarms, die Vena basilica sowie die Vena brachialis.

Multiple-Choice

1 *Welche Gefäße haben lagern überschüssiges Blut ein und übernehmen so eine Kapazitäts- oder Speicherfunktion?*

- (A) Arterien des Körperkreislaufs
- (B) Lungenarterien
- (C) Kapillaren des Körperkreislaufs
- (D) Venen des Körperkreislaufs
- (E) Lungenvenen

2 *Welche der folgenden Strukturen findet man NICHT in der Tunica adventitia einer Arterie?*

- (A) Nerven
- (B) Begleitarterien
- (C) Begleitvenen
- (D) Lymphgefäße
- (E) Schleimdrüsen

3 *Wo bilden sich bei Arteriosklerose Fett- und Fasereinlagerungen?*

- (A) Tunica intima
- (B) Tunica media
- (C) Tunica adventitia
- (D) Submucosa
- (E) Serosa

4 *In welcher Schicht der Arterienwand befinden sich die meisten glatten Muskelzellen?*

- (A) Endothel
- (B) Submucosa
- (C) Tunica intima
- (D) Tunica media
- (E) Tunica adventitia

5 *Welcher Zelltyp bildet den Hauptbestandteil einer Kapillare?*

- (A) Glatte Muskelzelle
- (B) Endothelzelle
- (C) Fibroblast
- (E) Schleimdrüse
- (E) Nervenzelle

6 *Wo sind fenestrierte Kapillaren zu finden?*

- (A) Gehirn
- (B) Skelettmuskel
- (C) Haut
- (D) Lungen
- (E) Därme

7 *Die Dicke der meisten Kapillarwände beträgt etwa...*

- (A) 0,1 µm
- (B) 1 µm
- (C) 10 µm
- (D) 100 µm
- (E) 1.000 µm

Venöse Stauungsgeschwüre

Geschwüre aufgrund einer Venostase (oder Veneninsuffizienz) sind Bereiche in denen die Epidermis der Haut aufgrund des schlechten venösen Blutflusses abstirbt. Sie sind häufig an den Schienbeinen und dem Knöchel älterer Personen zu finden und entsteht wenn der schlechte venöse Blutfluss in diesem Bereich zu einem Mangel an Sauerstoff und Nährstoffen in den betroffenen Geweben führt. In der Folge heilen kleinere Verletzungen der Haut nicht, diese Wunden können sich entzünden und lange bestehende Geschwüre bilden, die schwer zu behandeln sind.

Lücken füllen

1 *Alle Gefäße sind an der Innenseite mit ____________________zellen ausgekleidet.*

2 *Die Tunica ____________________ bildet die dickste Schicht einer Arterie.*

3 *Venenklappen sind Fortsetzungen der Tunica ____________________.*

4 *Die elastischen Fasern großer Arterien sind hauptsächlich in der Tunica __________ zu finden.*

5 *Das Endothel von Kapillaren ist von wenig differenzierten Zellen, den __________ umgeben.*

6 *Begleitgefäße und Nerven großer Gefäße sind in der Tunica Gefäße __________ konzentriert.*

7 *Kapillaren in den Därmen haben __________ im Endothel, um die Diffusion zu verbessern.*

8 *Das Innere eines Gefäßes wird ____________________ genannt.*

9 *Die elastische Schicht zwischen er Tunica intima und der Tunica media heißt ____________________.*

10 *Die elastische Schicht zwischen er Tunica media und der Tunica adventitia heißt _______________.*

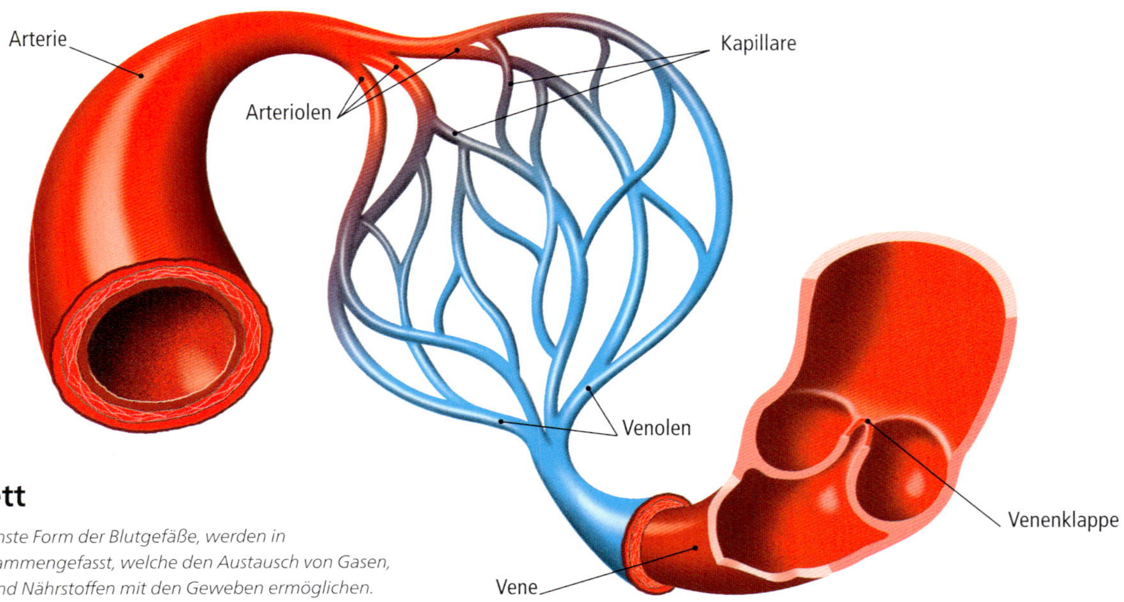

Kapillarbett

Kapillaren, die kleinste Form der Blutgefäße, werden in Kapillarbetten zusammengefasst, welche den Austausch von Gasen, Abfallprodukten und Nährstoffen mit den Geweben ermöglichen.

Verbinde die Aussage mit dem Grund

1 *Die größten Arterien des Körperkreislaufs (Aorta, Truncus brachiocephalicus, Arteriae iliaca communis) verfügen über viele elastische Fasern, weil...*

2 *Die Arteriolen des Körperkreislaufs haben glatte Schließmuskeln, weil...*

3 *Die Venen der unteren Extremität haben Klappen, weil...*

4 *Kapillaren haben nur eine dünne Zellschicht, weil...*

5 *In den Wänden von Venolen befinden sich nur wenige glatte Muskelzellen, weil...*

a *sie ihren Durchmesser verändern müssen, um den Blutfluss des durch die Kapillaren regulieren zu können.*

b *sie für die Diffusion von Nährstoffen und Gasen zwischen Blut und Geweben sorgen müssen.*

c *es sich um Gefäße mit sehr niedrigem Druck handelt.*

d *sie sich ausdehnen müssen, wenn das Herz Blut in den Körper pumpt, und sich zwischen den Herzschlägen zusammenziehen.*

e *sie Blut entgegen der Schwerkraft zurück zum Herzen pumpen müssen.*

Fenestrierte Kapillare

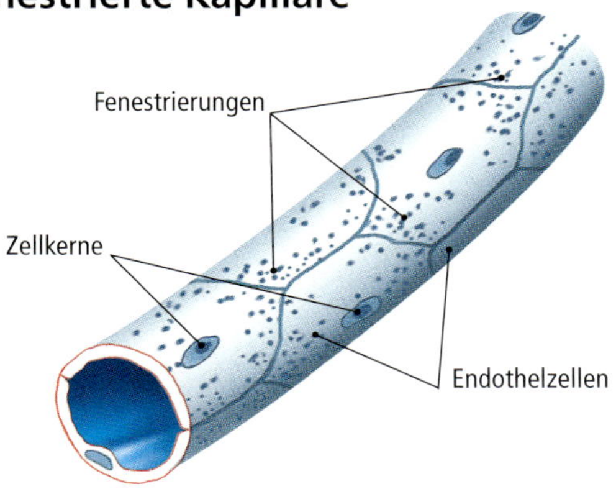

Kontinuierliche Kapillare

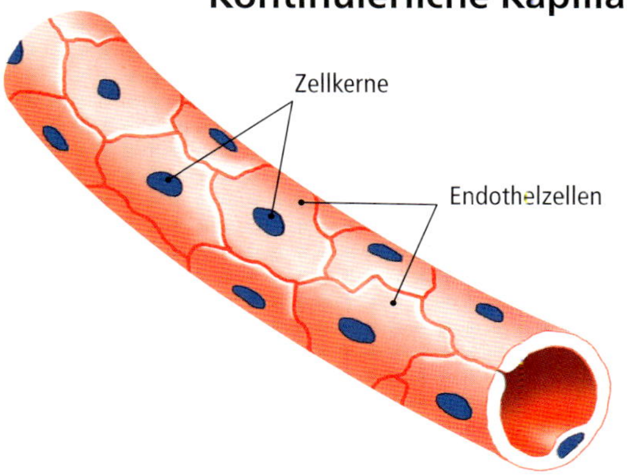

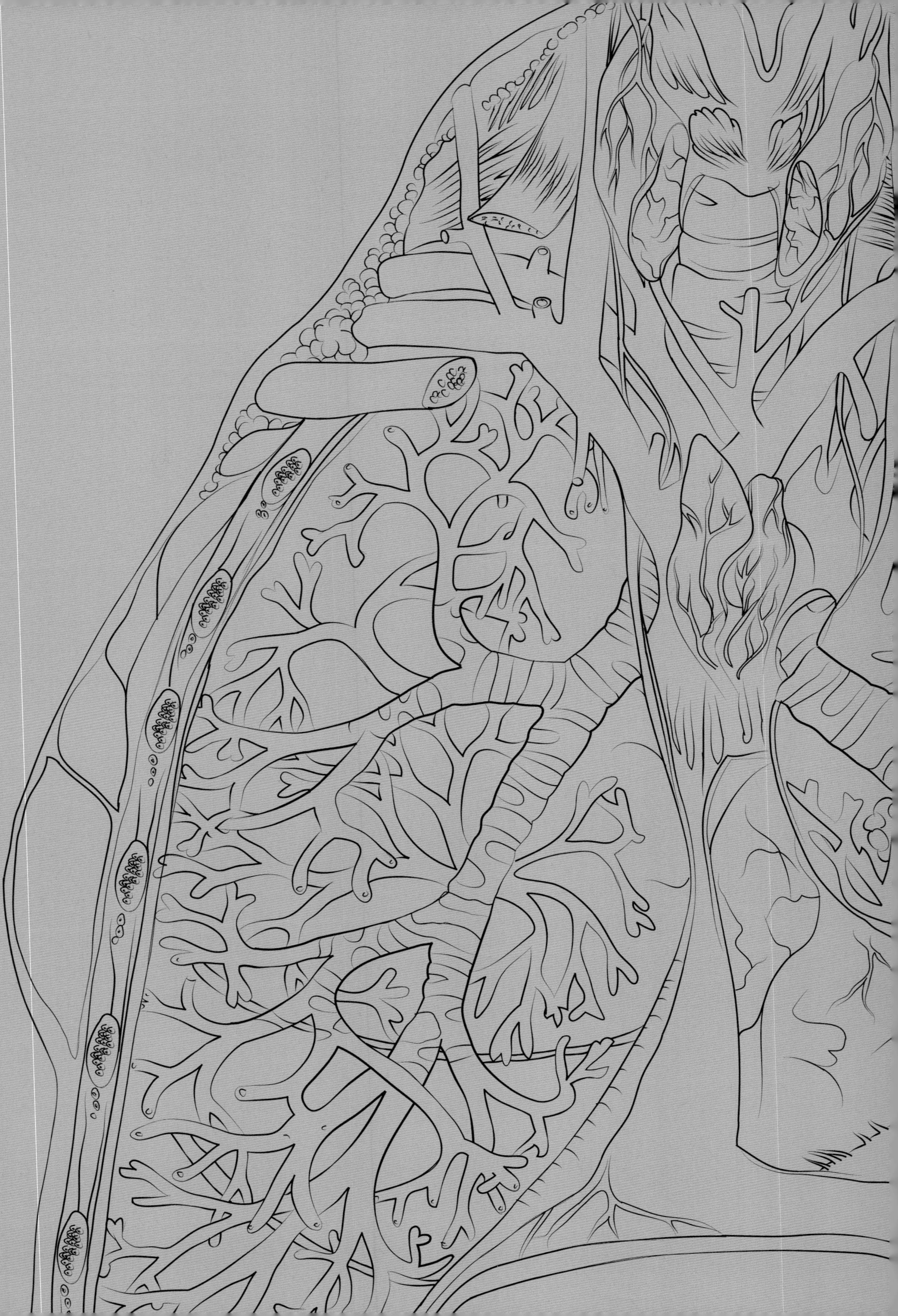

KAPITEL 5: DAS ATMUNGSSYSTEM

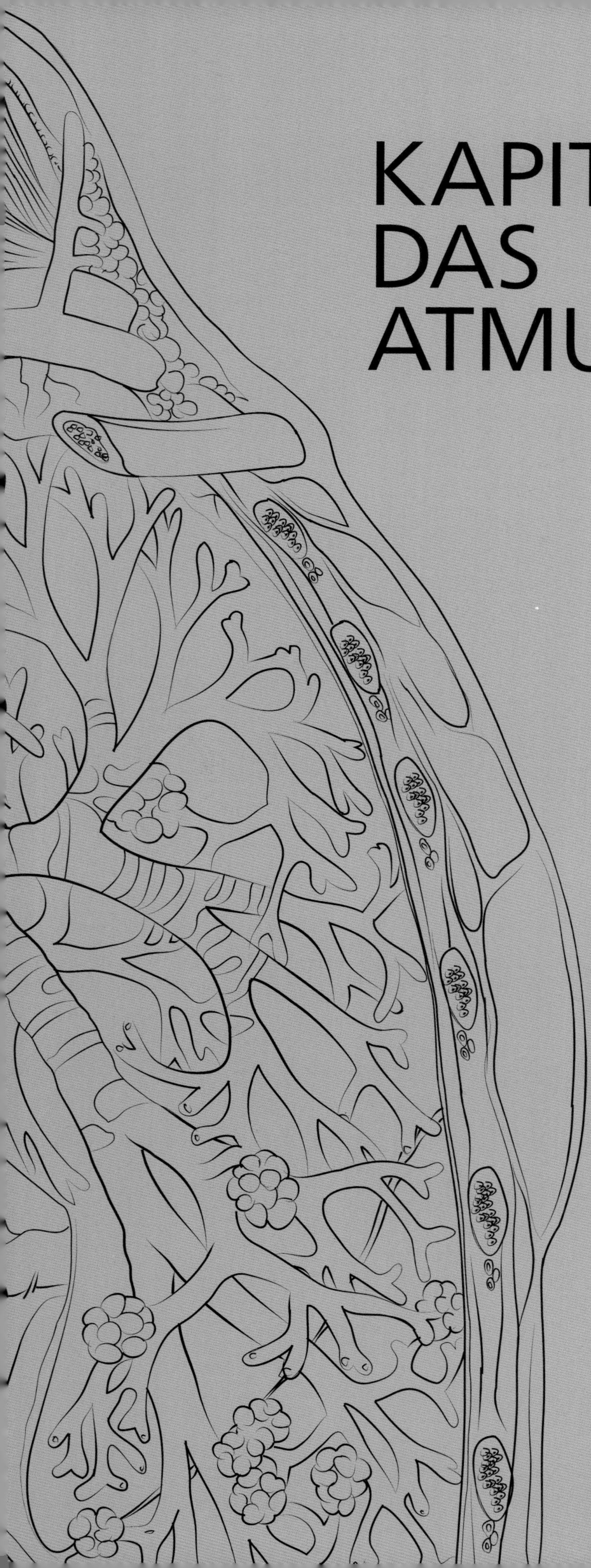

Das Atmungssystem

Das Atmungssystem ist vorwiegend für dem Gasaustausch zwischen dem Blutstrom und der externen Lutf verantwortlich, unterstützt darüber hinaus aber auch weitere Funktionen wie die Kommunikation, die Immunüberwachung, die Regulierung des Säure-Basen-Haushalts und die Thermoregulation. Die Atemwege werden üblicherweise in einen oberen Teil (Nase, Nasennebenhöhlen und Larynx) und einen unteren Teil (Trachea, Bronchien, Lungen und Pleura) gegliedert. Weitere wichtige Strukturen sind die Atemmuskulatur und der knöcherne Thorax, der diese Muskeln bewegt.

Schlüsselbegriffe:

Bronchus lobaris inferior (unterer Lappenbronchus) Der Bronchus für den unteren (inferioren) Lappen der linken (oder rechten) Lunge.

Bronchus lobaris medius (mittlerer Lappenbronchus) Der Bronchus für den mittleren Lappen der rechten Lunge. Er zweigt vom Bronchus principalis dexter ab.

Bronchus lobaris superior (oberer Lappenbronchus) Der Bronchus für den oberen (superioren) Lungenlappen.

Bronchus principalis dexter (rechter Hauptbronchus) Der Bronchus für die rechte Lunge Er ist weiter und waagrechter als der Bronchus principalis sinister, wehalb eingeatmete Fremdkörper eher in den rechten Hauptbronchus gelangen.

Bronchus principalis sinister (linker Hauptbronchus) Der Bronchus für die linke Lunge. Er teilt sich in einen oberen (superioren) und einen unteren (inferioren) Lappenbronchus.

Diaphragma Ein Muskel- und Sehnenblatt, das den Thorax von der Bauchhöhle abgrenzt. Es wird von der Aorta, der Vena cava inferior und dem Ösophagus durchbrochen.

Larynx Der Teil des Atemwegs, wo die Phonation (Stimmbildung) geschieht. Der obere Larynx (Epiglottis und aryepiglottische Falte) schützen den Atemwegseingang.

Nasenhöhle Die innere Nase wird durch ein knöchernes und knorpeliges Septum in zwei Höhlen geteilt. Jede Höhle hat drei knöcherne Erhebungen (Nasenmuscheln oder Conchas) an ihrer lateralen Wand. Im oberen Bereich jeder Höhle befindet sich eine Riechzone.

Pharynx (Rachen) Die vertikale Röhre hinter der nasalen, oralen und laryngealen Höhle. Er bietet einen gemeinsamen Weg zum Atem- als auch zum Magen-Darm-Trakt.

Trachea (Luftröhre) Der Atemweg zwischen dem Larynx und der Gabelung der Luftröhre in den rechten und linken Hauptbronchus. Die Trache besteht aus 16-20 U-förmigen Knorpel und dem Musculus trachealis als hintere Wand.

Atmungssystem – Frontansicht

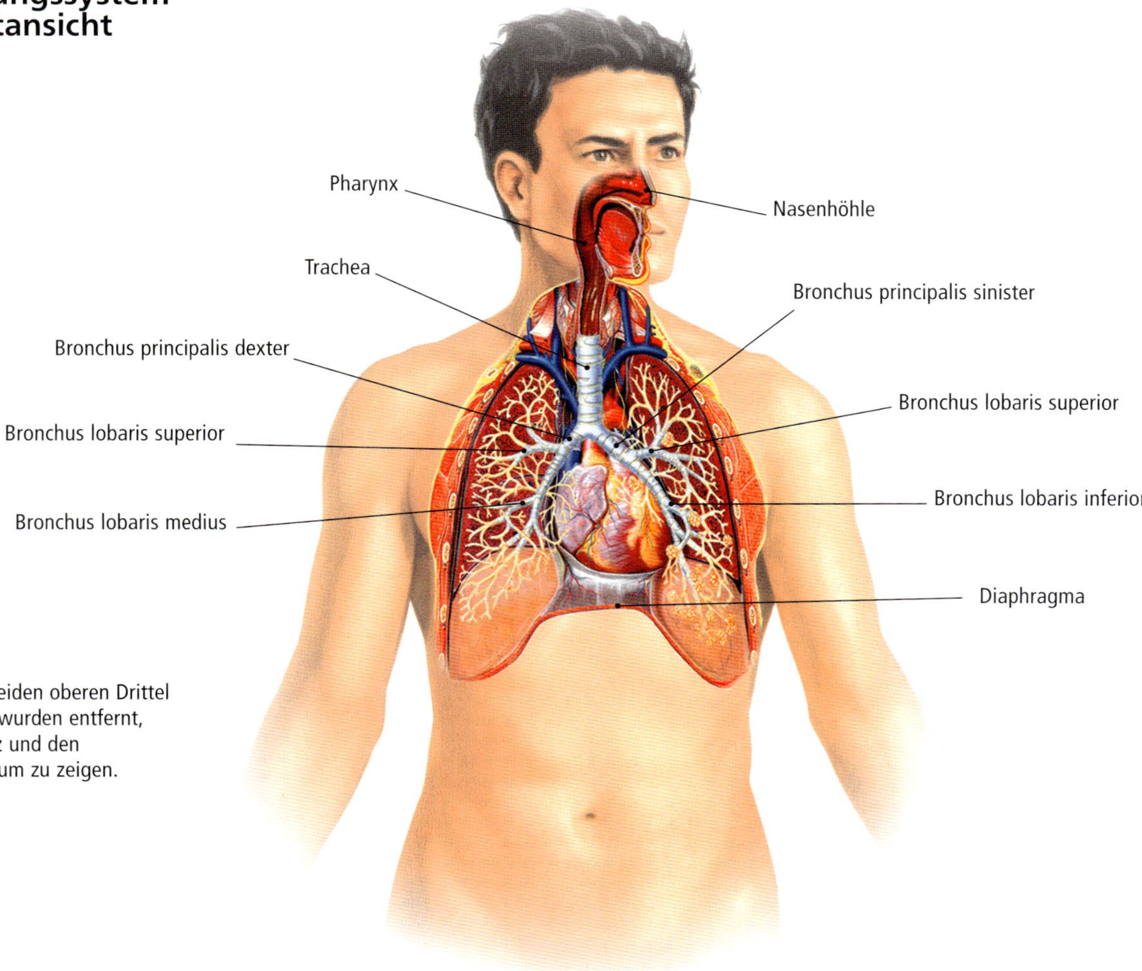

Anm.: Die beiden oberen Drittel der Lungen wurden entfernt, um das Herz und den Bronchialbaum zu zeigen.

Oberer Teil des Atmungssystems – Sagittalansicht

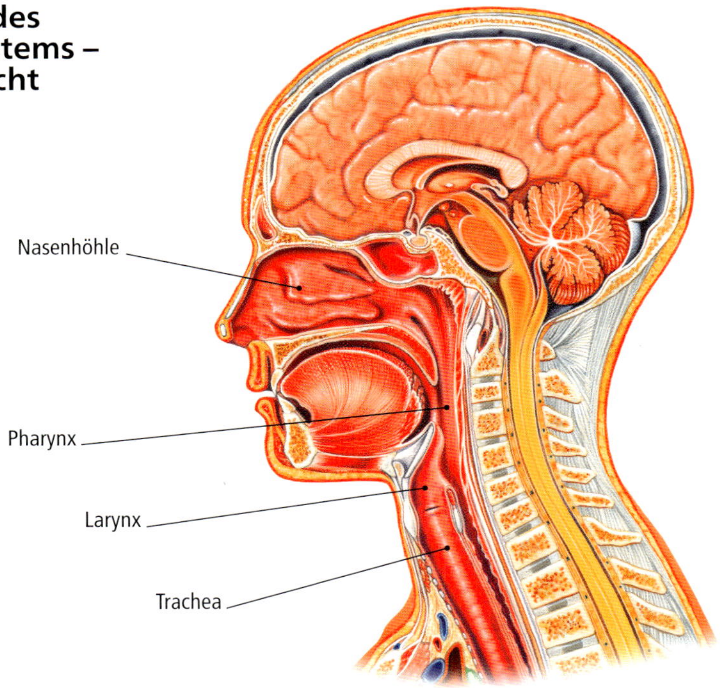

Wahr oder Falsch?

1 *Auf jeder Seite der Nase befinden sich im Regelfall vier Nasenmuscheln.*

2 *Das Vestibulum ist der am weitesten anterior gelegene Teil der Nasenhöhle.*

3 *Die Aufgabe der Nasenmuscheln ist es, Luft zu wärmen und zu befeuchten sowie Staub und Pathogene zu entfernen.*

4 *Die Keilbeinhöhlen eröffnet sich in den Boden der Nasenhöhle.*

5 *Die Atemregion der Nase umfasst alle Schleimhäute der mittleren Nasenmuschel, aber nur einen Teil der Oberfläche der oberen Nasenmuschel.*

6 *Die Richregion der Nasenhöhle liegt unmittelbar unter de Lamina cribrosa des Os ethmoidale.*

7 *Das typische Epithel der Atemregion der Nasenhöhle ist ein unverhorntes, mehrschichtiges, squamöses Epithel.*

8 *Die Kieferhöhle eröffnet sich unter der unteren Nasenmuschel.*

9 *Die laterale Wand der Nasenhöhle hat Eingänge der Siebbeinzellen sowie zu den Kiefer- und der Nasennebenhöhlen.*

10 *Der Larynx ist um ein Knochengerüst aufgebaut.*

11 *Der Kehlkopfeingang (aditus laryngis) befindet sich in einer Region namens Laryngopharynx.*

Larynxkarzinom

Ein Larynxkarzinom (Kehlkopfkrebs) ist regelmäßig die Folge von Zigaretten- oder Pfeifenrauchen. Das chronische Aussetzen des Atemwegsepithels zu Karzinogenen kann zu Mutationen führen, die es Epithelzellen ermöglichen, sich unkontrolliert zu teilen. Der Krebs kann soweit wachsen, dass er ulzeriert, was zum Aushusten von Blut (Hämoptyse) führen kann. Außerdem kann er umliegende Gewebe und Nerven schädigen und sich zu den Lymphknoten und weiter entfernt liegenden Strukturen ausbreiten. Häufig sind radikal-chirurgische Eingriffe notwendig, um den Tumor zu entfernen.

12 *Der Rand des Kehlkopfeingangs wird durch den Os hyoideum verstärkt.*

13 *Beim Schlucken hebt sich der Larynx und die Epiglottis wird nach vorne gedrückt, und den Kehlkopfeingang zu schließen.*

14 *Die Stimmlippe ist die am weitesten superior gelegene Falte des Larynx.*

15 *Der Klang der Stimme (Phonation) wird durch die Vibration der Taschenbänder im Larynx erzeugt.*

16 *Die Stimmlippen werden durch die Rotation des Keilknorpels bewegt.*

17 *Die Stimmlippen werden beim Sprechen durch Flüssigkeit vom Oropharynx geschmiert.*

18 *Die Epiglottis umgeibt den inferioren Teil des Larynx.*

19 *Der Atemweg verläuft durch die Mitte eines ringförmigen Knorpels (Krikoidknorpel) in die Trachea.*

20 *Alle Muskeln des Larynx werden durch den Nervus hypoglossus innerviert.*

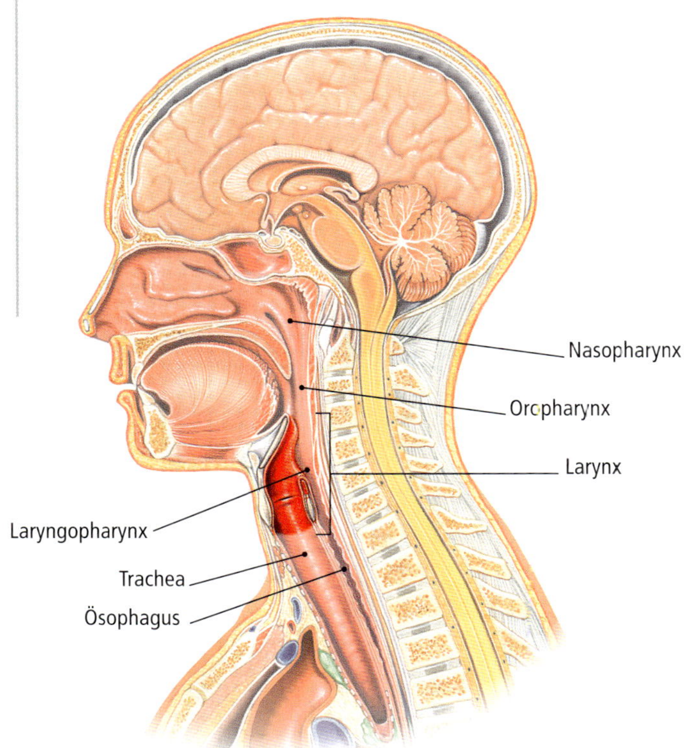

Lage des Larynx

Der Larynx befindet sich im vorderen Bereich des Nackens, unter dem Os hyoideum und vor dem Laryngopharynx.

Multiple-Choice

1 *Welche der folgenden Strukturen kann in oder auf dem Atemwegsepithel in der Nasenhöhle gefunden werden?*

- (A) Zilie
- (B) Mehrreihige hochprismatische Epithelzellen
- (C) Becherzellen
- (D) Schleim
- (E) alle Antworten sind richtig

2 *Welche der folgenden Strukturen eröffnet sich in den unteren Nasengang zur unteren Nasenmuschel?*

- (A) Voredere Siebbeinzellen (Nasennebenhöhlen)
- (B) Keilbeinhöhle
- (C) Stirnhöhle
- (D) Tränennasengang
- (E) Kieferhöhle

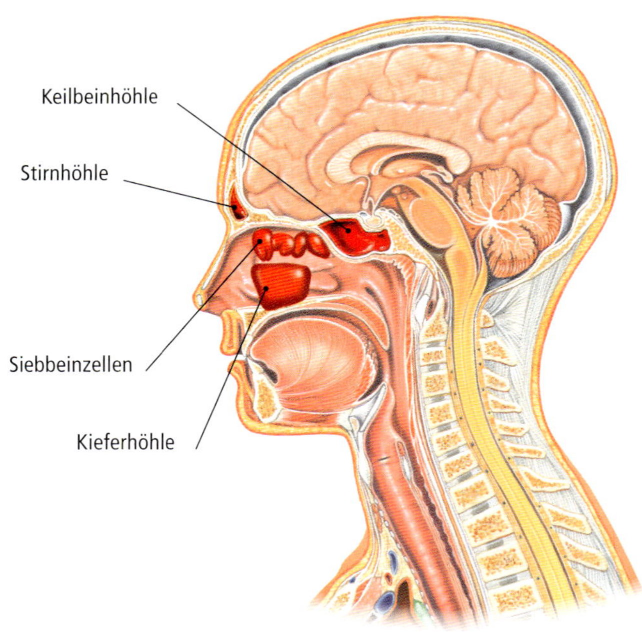

Nasennebenhöhlen – Sagittalansicht

Die Nasennebenhöhlen sind mit einer Membran ausgekleidete, luftgefüllte Knochenhöhlen des Schädels, die durch Gänge mit der Nase verbunden sind.

3 *Welche der folgenden Strukturen bilden den Großteil der Nasenscheidewand?*

- (A) Oberkieferknochen und Stirnbein
- (B) perpendikuläre Gaumenplatten und untere Nasenmuschel
- (C) Vomer und perpendikuläre Platte des Siebbeins
- (D) Oberkieferkamm und perpendikuläre Platte des Gaumenbeins
- (E) Vertikale Platte des Keil- und Stirbeins.

4 *Welche der folgenden Strukturen bilden den Nasenhöhlenboden?*

- (A) Oberkieferplatte und horizontale Gaumenplatte
- (B) Keilbein und Oberkieferknochen
- (C) Siebbein und Gaumenbein
- (D) Stirnbein und Nasenbein
- (E) Hinterhauptsbein und Schläfenbein

5 *Welcher Teil des Immunsystems überwacht direkt die eingeatmete Luft?*

- (A) Zungenmandel
- (B) Gaumenmandel
- (C) Nasenrachenmandel
- (D) Nasennebenhöhlen
- (E) Thymusdrüse

6 *Welcher der folgenden laryngealen Knorpel ist beim Atmen und Sprechen (Phonation) am beweglichsten?*

- (A) Krikoidknorpel
- (B) Aryknorpel
- (C) Schildknorpel
- (D) Spitzenknorpel
- (E) Epiglottis

7 *Welche der folgenden Strukturen befindet/befinden sich in der aryepiglottischen Falte?*

- Ⓐ Epiglottis
- Ⓑ Spitzenknorpel
- Ⓒ Aryknorpel
- Ⓔ sowohl A und B sind korrekt
- Ⓔ sowohl A und C sind korrekt

8 *Welche der folgenden Strukturen bildet einen Teil des Adamsapfels?*

- Ⓐ Krikoidknorpel
- Ⓑ Os hyoideum
- Ⓒ Aryknorpel
- Ⓓ Epiglottis
- Ⓔ Schildknorpel

9 *Was wird mit einer tieferen männlichen Stimme assoziiert?*

- Ⓐ kürzere Stimmfalten
- Ⓑ längere Taschenbänder
- Ⓒ kürzere Taschenbänder
- Ⓓ längere Stimmbänder
- Ⓔ kürzere Stimmbänder

10 *Welche der folgenden Strukturen bilden den Großteil der Stimmfalte (Stimmlippe) des Larynx?*

- Ⓐ Epiglottis
- Ⓑ Stimmband
- Ⓒ Krikoidknorpel
- Ⓓ Schildknorpel
- Ⓔ Os hyoideum

11 *Welche Strukturen sind von einem sich ausbreitenden Tumor durch ein Larynxkarzinom am meisten gefährdet?*

- Ⓐ zervikales Rückenmark
- Ⓑ postvertebrale Muskulatur
- Ⓒ zervikale Lymphknoten
- Ⓑ Gaumensegel
- Ⓔ Trachea

Sinusitis

Sinusitis ist eine Entzündung der Nasennebenhöhlen. Sie ist häufig die Folge einer Infektion der oberen Atemwege, wenn durch das Atemwegsepithel der Nebenhöhlen und der Nasenhöhle eine große Menge Schleim produziert wird. Wenn der Schleim eindickt, ist der Abfluss aus den Nebenhöhlen beeinträchtigt, wobei der Druck Schmerzen verursachen kann. Kommt eine bakterielle Infektion hinzu, verschlimmern sich die Schmerzen zusätzlich. Der Schmerz kann im Stirnbereich (Stirnhöhle), den Wangen (Kieferhöhle) oder zentral im Kopf (Siebbeinzellen und Keilbeinhöhle) auftreten. Die Sinitis kann mit Dekongestiva und, im Fall einer bakteriellen Infektion, mit Antibiotika behandelt werden.

12 *Welche Epithel-Art ist im Larynx zu finden?*

- Ⓐ mehrreihiges hochprismatisches Epithel mit Becherzellen
- Ⓑ verhorntes mehrschichtiges squamöses Epithel mit Drüsen
- Ⓒ unverhorntes mehrschichtiges squamöses Epithel mit Becherzellen
- Ⓓ einschichtiges Zylindereppithel mit Submucosa-Drüsen
- Ⓔ Übergangsepithel mit Becherzellen und Schleim

13 *Was passiert während des Flüsterns?*

- Ⓐ die Stimmlippen liegen weit auseinander
- Ⓑ die Stimmlippen liegen komplett beisammen
- Ⓒ eine Stimmlippe liegt in der Mitte und die andere auf der Seite
- Ⓓ die vorderen Enden der Stimmlippen sind voneinander getrennt, aber die hinteren Enden liegen in der Mitte beisammen
- Ⓓ die hinteren Enden der Stimmlippen sind voneinander getrennt, aber die vorderen Enden sind in der Mitte beisammen

Malen und Bezeichnen

i) Benenne jede der in den Abbildungen gezeigten Strukturen

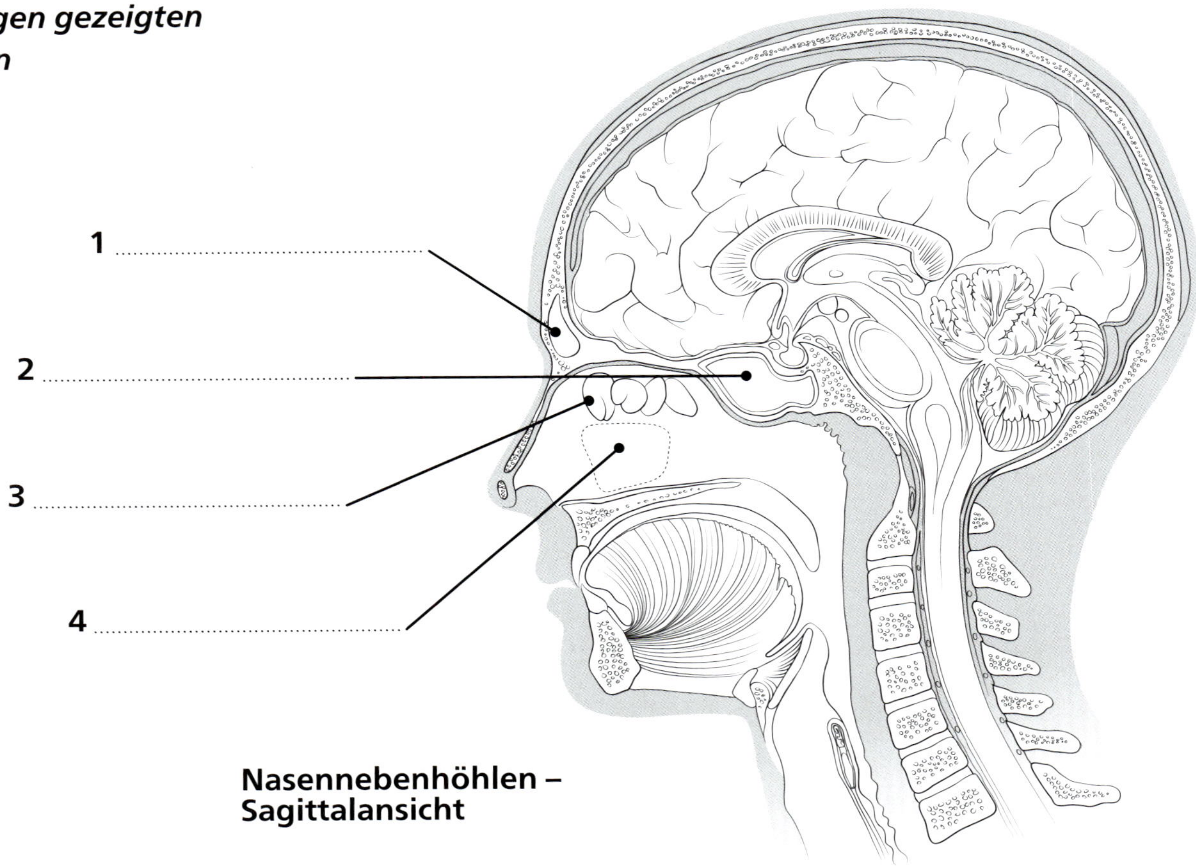

Nasennebenhöhlen – Sagittalansicht

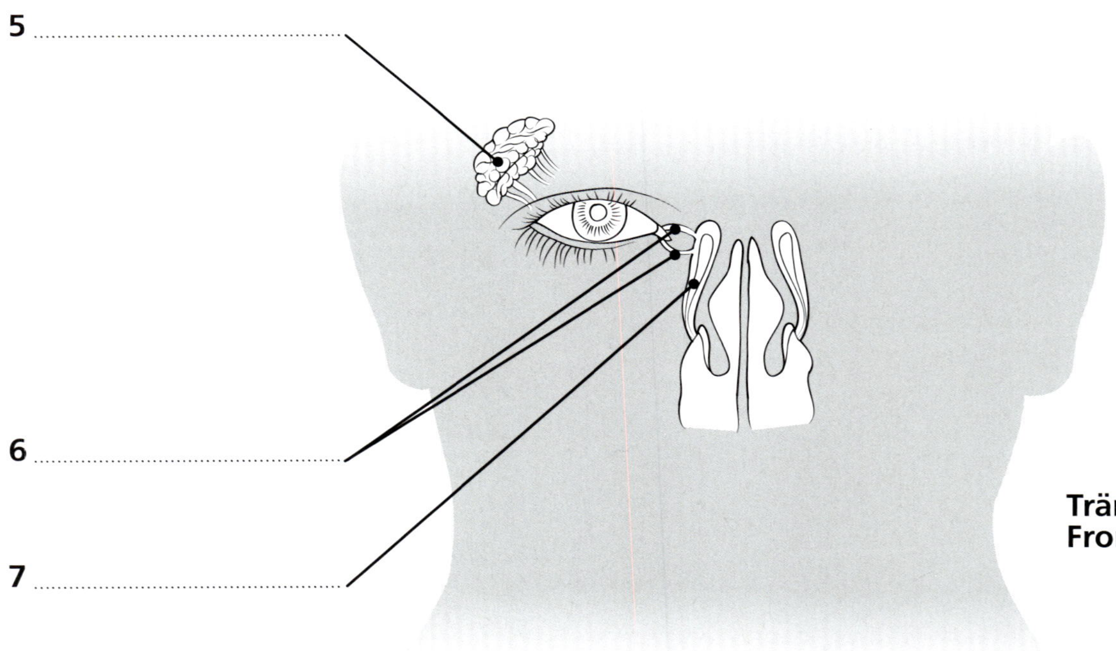

Tränenapparat – Frontansicht

Pharynx – Rückansicht

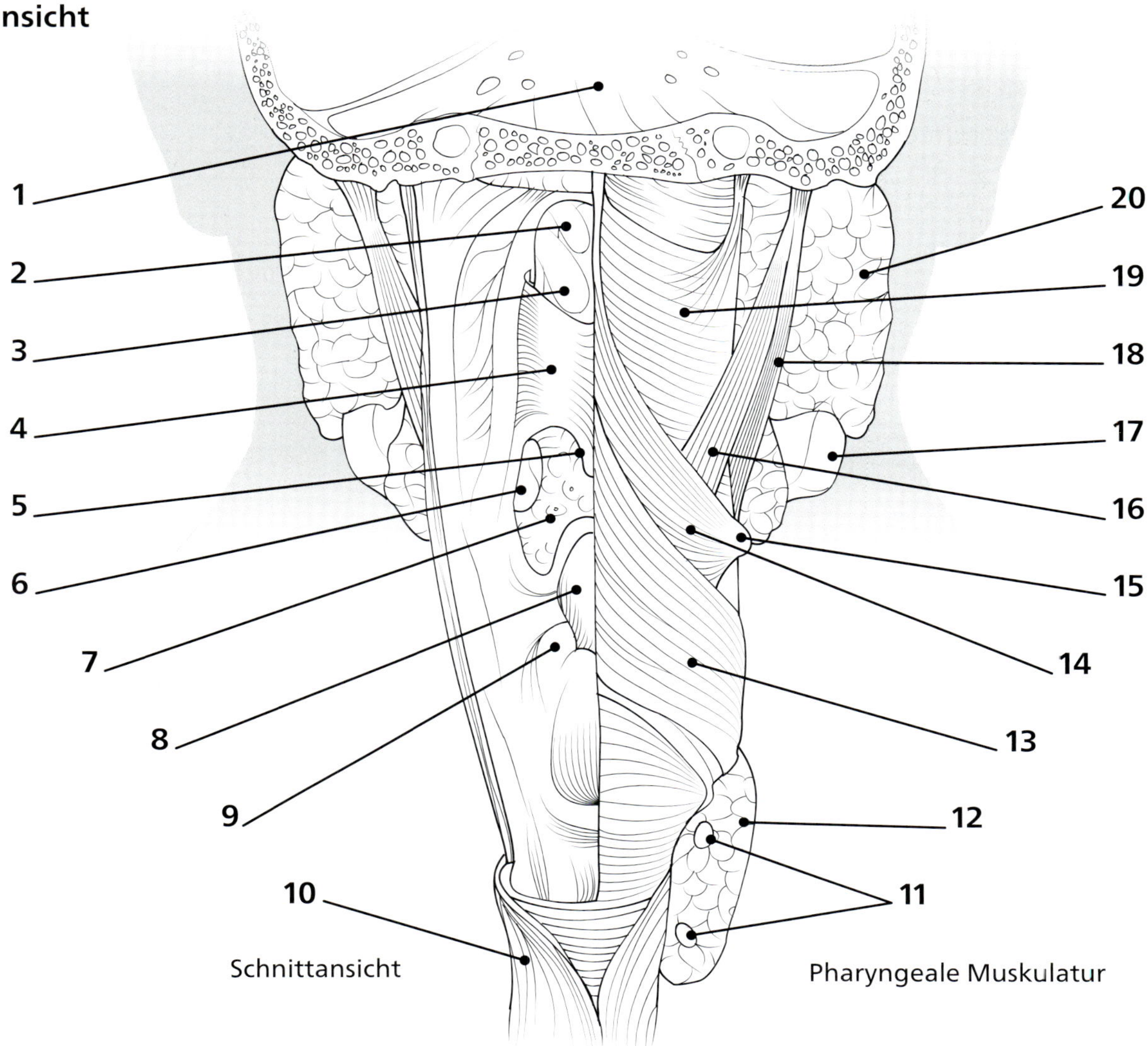

i) Nummeriere die untenstehenden Kästchen, um jede Bezeichnung dem korrekten Teil der Zeichnung zuzuordnen.

- Uvula ☐
- Untere Nasenmuschel ☐
- Mittlere Nasenmuschel ☐
- Gaumensegel ☐
- Schädelbasis ☐
- Gaumenmandel ☐
- Unterkieferwinkel ☐
- Aryepiglottische Falte ☐
- Ohrspeicheldrüse ☐
- Ösophagus ☐
- Nebenschilddrüsen ☐
- Schilddrüse (lateraler Lappen) ☐
- Zungenrücken ☐
- Epiglottis ☐
- Großes Zungenbeinhorn ☐
- Musculus stylohyoideus ☐
- Musculus constrictor pharyngis inferior ☐
- Musculus stylopharyngeus ☐
- Musculus constrictor pharyngis superior ☐
- Musculus constrictor pharyngis medius ☐

Lücken füllen

1 *Die nasale Auskleidung wird als ____________________ gewebe klassifiziert, weil sie viele vaskuläre Räume aufweist, die sich durch einen geeigneten Reiz mit Blut füllen können.*

2 *Die Stirnhöhle eröffnet sich in den vorderen Teil des ____________________.*

3 *Neurochirurgen, die an der Hypophyse operieren, können dies durch die ____________________ erreichen.*

4 *Die Kieferhöhle eröffnet sich unter dem ____________________ in die Nasenhöhle.*

5 *Den Bereich der Nasenhöhle, in dem im mittleren oder fortgeschrittenen Alter Haare wachsen, nennt man ____________________ nasi.*

6 *Der obere Teil des Kehlkopfes (oberhalb der Taschenbänder) wird als ____________________ laryngis bezeichnet.*

7 *Stimmverlust aufgrund einer Laryngitis ist die Folge einer Entzündung der ____________________.*

8 *Die zwei Hauptfunktionen des Larynx sind ____________________ und ____________________.*

9 *Die drei Knorpel, die den Rand des Kehlkopfeingangs verstärken, heißen ____________________.*

10 *Der Os ____________________ schützt den oberen Atemweg indem er einen Kollaps beim tiefen Einatmen verhindert.*

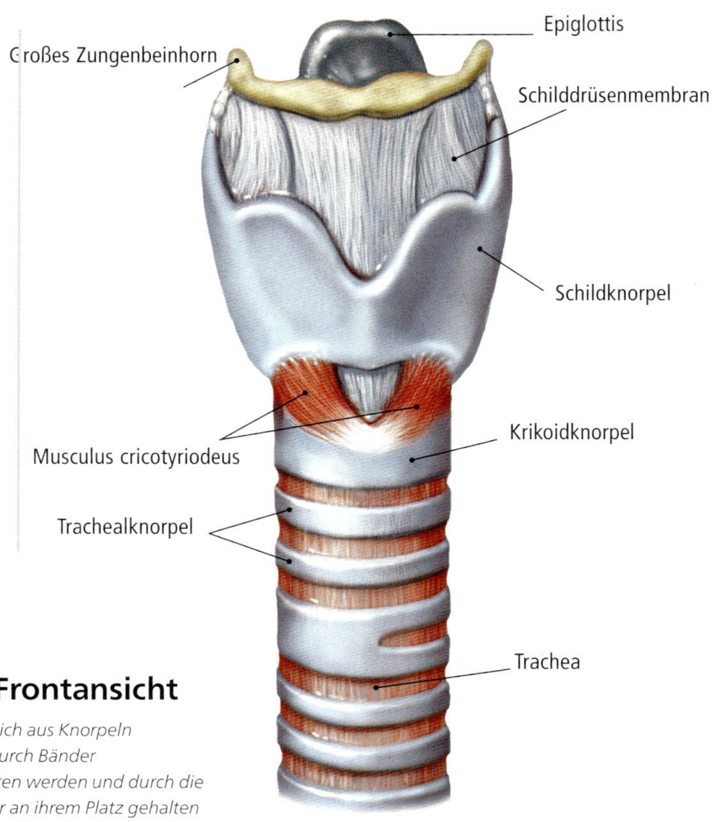

Larynx – Frontansicht

Der Larynx setzt sich aus Knorpeln zusammen, die durch Bänder zusammengehalten werden und durch die Skelettmuskulatur an ihrem Platz gehalten und kontrolliert werden.

Verbinde die Aussage mit dem Grund

1 *Durch das Naseputzen löst sich Schleim aus den Nasennebenhöhlen, weil...*

2 *Die Nasenschleimhaut fängt leicht zu bluten an, weil...*

3 *Überflüssiger Schleim, der bei einer Infektion der oberen Atemwege produziert wird, kann Schmerzen im Stirn- und Wangenbereich verursachen, weil...*

4 *Menschen können beim Essen oder Trinken verschlucken, weil...*

5 *Phonation (Stimmbildung) findet nur beim Ausatmen statt, weil...*

a *sich Schleim in der Stirn und Kieferhöhle absetzen kann wodurch Druck auf die sensible Sinusschleimhaut ausgeübt wird und ein reicher Nährboden für bakterielle Infektionen entsteht.*

b *die Wege für Nahrung, Flüssigkeiten und Luft durch den oberen Teil des Laryngopharynx hinter dem Kehlkopfeingang führen.*

c *sie ein Geflecht aus großen, dünnwandigen Venen besitzt.*

d *ein schneller Luftstoß durch die engen Gänge der Nase den Druck in den Nebenhöhlenöffnungen aufgrund des Venturi-Effekts senkt.*

e *die ausgeatmete Luft durch einen Spalt zwischen den Stimmlippen durchgedrängt wird und diese zum Vibrieren bringt.*

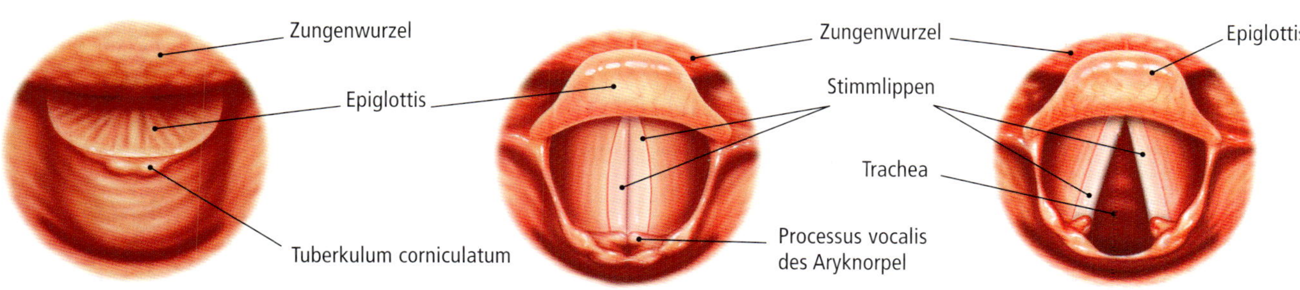

Epiglottis – Schlucken

Epiglottis – Sprechen

Epiglottis – Einatmen

Die Lungen

Die Trachea führt vom Larynx zur bifurcatio trachae, wo sie sich in die beiden Hauptbronchien zur rechten und linken Lunge teilt. Insgesamt gibt es etwa 23 Verzweigungsebenen der Atemwege, bis die Alveolen erreicht werden. Letztere sind die wichtigsten Strukturen für den Gasaustausch, an welchen Sauerstoff aus der eingeatmeten Luft vom Blut aufgenommen wird, während Dioxid zum Ausatmen abgegeben wird. Die Pleuralsäcke umgeben die Lungen und ermöglichen deren freie Bewegung bei der Atmung.

Schlüsselbegriffe:

Aortenbogen siehe S. 122 f.

Arteria carotis communis siehe S. 134 f.

Diaphragma siehe S. 160 f.

Erste Rippe Die erste Rippe ist eine echte Rippe. An ihrem Rippenkopf befindet sich nur eine Facette. An der oberen Oberfläche hat sie Einkerbungen für die Vena subclavia und die Arteria subclavia sowie einen Tubererculum, an dem der Musculus scalenus anterior befestigt ist.

Krikoidknorpel (Ringknorpel) Einer der laryngealen Knorpel. Er bildet einen Ring um den Atemweg und eine Basis für die Aryknorpel.

Lungen Paariges Organ für den Gasaustausch zwischen dem Blut und dem äußeren Umfeld. Sie befinden sich in den Pleralsäcken der Thoraxhöhle.

Lungenoberlappen (linke Lunge) Der obere Lappen der linken Lunge erstreckt sich vom linken Apex zur Fissura obliqua der linken Lunge. Geräusche des Lungenoberlappens der linken Lunge kann man an der linken oberen Brust hören.

Lungenoberlappen (rechte Lunge) Der obere Lappen der rechten Lunge berührt die anteriore Thoraxwand. Er wird unten von der Fissura horizontalis oder transversis, und hinten von der Fissura obliqua begrenzt.

Lungenmittellappen (rechte Lunge) Dieser Lungenlappen liegt vorne an der Brust und wird vom Lungenoberkappen von der Fissura horizontalis und vom unteren Lungenlappen von der Fissura obliqua begrenzt.

Lungenunterlappen (linke Lunge) Durch die Fissura obliqua vom Lungenoberlappen getrennt, bedeckt er die Lungenbasis und den Lungenrücken. Unten grenzt er an den Recessus costodiaphragmaticus.

Lungenunterlappen (rechte Lunge) Der untere Lappen der rechten Lunge liegt direkt über dem Diaphragma und der Leber. Oben grenzt er an die Fissura obliqua.

Musculus cricotyriodeus Ein Muskel, der den Schildknorpel umlegt oder den Krikoidknorpel aufklappt, je nachdem, welcher Knorpel von anderen Muskeln fixiert wird. Dadurch wird eine Spannung der Stimmbänder und der Stimmlippen ermöglicht.

Musculus pectoralis major Ein Muskel, der sich von der medialen Clavicula und den oberen sechs kostalen Knorpel bis zur Crista tuberculi majoris des Humerus erstreckt. Er bewirkt eine Adduktion, Innenrotation und Anteversion des Arms.

Musculus scalenus anterior Muskel, der sich von den Querfortsätzen der unteren Halswirbelsäule (3-6) zur ersten Rippe erstreckt.

Perikard Ein mehrschichtiger Beutel, der das Herz umgibt. Die äußerste Faserschicht befestigt das Herz an den umliegenden Strukturen. Die innere, seröse Doppelschicht bildet einen flüssigkeitsgefüllten Raum, der Reibungen beim Herzschlag verhindert.

Plexus brachialis Nervengeflecht aus den ventralen Ästen des Rückenmarks im Bereich des fünften Zervikal- bis zum ersten Thorakalsegments, das die oberen Gliedmaßen sensibel versorgt. Wichtige Nerven des Plexus brachialis sind Nervus radialis, ulniaris, medianus, axillaris und musculocuteaneus.

Rami cardiaci cervicalis des Vagusnervs Äste des Vagusnervs, die zum Plexus cardiacus führen Sie reduzieren die spontane Depolarisierung des Sinusknoten, um die Herzfrequenz zu verringern.

Recessus costodiaphragmaticus Ein Reserveraum im Pleuralsack zwischen der Pleura costalis und der Pleura diaphragmatica. Dort befindet sich bei tiefem Einatmen die untere grenze der Lunge.

Rechte Herzkammer siehe S. 122 f.

Rechter Vorhof siehe S. 122 f.

Schilddrüse Eine Drüse, die Jod aus dem Blut konzentriert, um die Hormone Thyroxin und Trijodthyrin für die Regulierung der Stoffwechselgeschwindigkeit zu produzieren.

Thymus Ein lymphatisches Organ im anterioren Mediastinum der Brust. Vor der Pubertät produziert er T-Lymphozten, danach wird er durch Fett- und Fasergewebe ersetzt.

Trachea siehe S. 160 f.

Vena brachiocephalica dextra siehe S. 122 f.

Vena und Arteria subclavia siehe S. 134 f.

Vena cava superior siehe S. 122 f.

Vena jugularis externa siehe S. 146 f.

Vena jugularis interna Die große Vene, die Blut aus dem Inneren des Schädels ableitet. Sie verläuft tief im Musculus sternocleidomastoideus, parallel zur Arteria carotis communis und dem Vagusnerv.

Vena thyroidea inferior Eine der Venen, die Blut von der Schilddrüse ableitet. Ihr Verlauf kann sehr unterschiedlich sein, häufig mündet sie aber in die Vena brachiocephalica.

Vena thoracica interna Eine Vene, die Blut von der anterioren Brustwand ableitet. Sie verläuft entlang der Arteria thoracica und mündet in die Vena brachiocephalica oder die Vena subclavia.

Lungen – Frontansicht

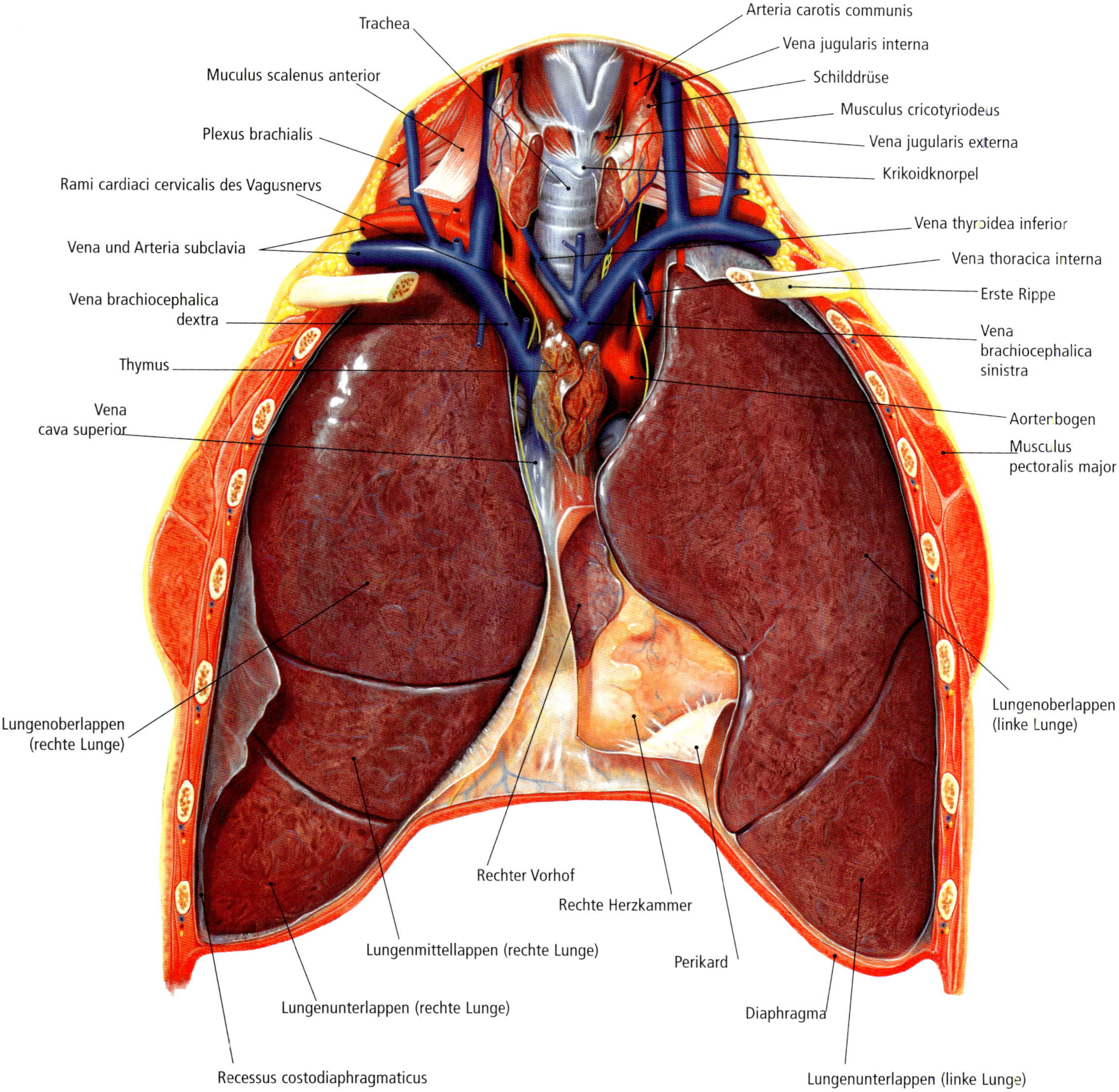

Wahr oder Falsch?

1 *Die Trachea besteht aus 16-20 aneinandergereihten Knorperlringen.*

2 *Die posteriore Oberfläche der Trachea besteht aus dichtem Bindegewebe.*

3 *Die Gabelung der Luftröhre hat einen internen Sporn (Carina), der sehr sensibel auf den Kontakt mit eingeatmeten Fremdkörpern reagiert und bei Berührung eine Hustenreflex auslöst.*

4 *Der rechte Hauptbronchus liegt in der Regel vertikaler als der linke.*

5 *Die Oberfläche jedes Lungenflügels ist von einer glatten, glänzenden Schicht, der Pleura parietalis, umgeben.*

6 *Die Gabelung der Trachea in die Bronchien erfolgt etwa auf der Höhe des Sternalwinkels.*

7 *Die Pleurahöhle ist mit einem Flüssigkeitsfilm gefüllt, der die freie Bewegung der Lunge in der Thoraxhöhle ermöglicht.*

8 *Das normale Volumen der Pleuralflüssigkeit beträgt etwa 250 ml.*

9 *Die rechte Lunge wird normalerweise durch die Fissura horizontalis und die Fissura obliqua in drei Lappen geteilt.*

10 *Die Anzahl der Lungenlappen liefert einen guten Hinweis dafür, um welchen Lungenflügel es sich handelt.*

11 *Die zwei Lappen der linken Lunge werden durch die*

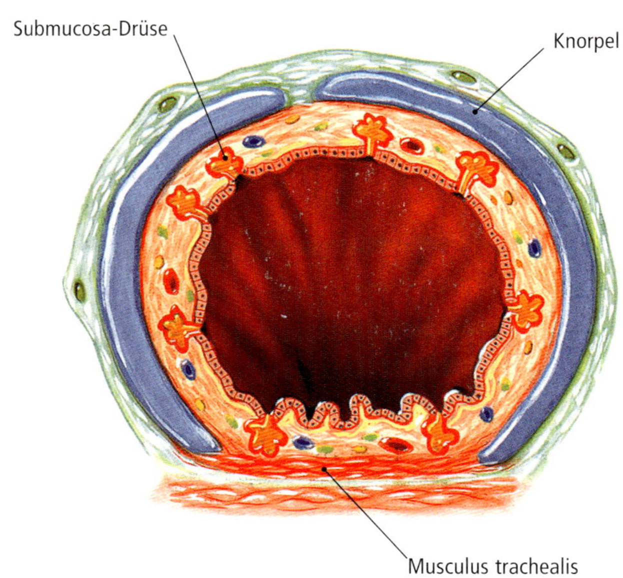

Trachea — Querschnitt

Die muskulöse, fibroelastische Röhre der Trachea wird durch Knorpel verstärkt. Die flexible Röhre bildet den Verbindungsweg zwischen Larynx und Lungenbronchien.

Fissura horizontalis getrennt.

12 *Die Fissura horizontalis befindet sich in der Regel in einer Linie mit dem Sternalwinkel.*

13 *Die oberflächliche Kennzeichung der Fissura obliqua der rechten Lunge erfolgt durch den Verlauf der sechsten Rippe.*

14 *Die untere Grenze der Lungen befindet sich im Recessus costodiaphragmaticus.*

15 *Die vordere Grenze der rechten Lunge wird von einer Einkerbung, der Lingula, unterbrochen.*

16 *Normalerweise hat jede Lunge 10 Lungensegmente, die von einem Segmentbronchus versorgt, und durch eine Bindegewebswand von den benachbarten Segmenten abgetrennt wird.*

17 *Im Stehen reicht die Zwerchfellkuppel am Ende der Expiration bis zum fünften Rippenknorpel.*

18 *Die posteriore Grenze der Lunge befindet sich entlang der Wirbelsäule.*

19 *Die Spitzen beider Lungen reichen bis zum vorderen Ende der ersten Rippe.*

20 *Beim Einatmen dehnen sich die Lungen zwischen den Nieren und der Thoraxwand aus.*

Pneumonie

Pneumonie bezeichnet eine Entzündung der Lungen die hauptsächlich die Ablagerungen von Flüssigkeiten oder Zellresten im alveolären Raum betrifft. Pneumonie ist meistens auf eine Virus- oder Bakterieninfektion zurückzuführen. Symptome und Anzeichen sind Husten mit oder ohne Auswurf, Schmerzen in der Brust, Fieber und Atmungsschwierigkeiten. Die Risikofaktoren umfassen Tabakkonsum, Asthma, chronische obstruktive Lungenerkrankungen und Diabetes mellitus. Gegen manche Mikroorganismen die Pneumonie verursachen sind Impfstoffe vorhanden, dennoch ist die Krankheit weit verbreitet und ernstzunehmend, insbesondere bei älteren Personen Pneumonie wird mit der Unterstützung der Atemfunktion (Sauerstoff), Physiotherapie und Antibiotika behandelt.

Multiple-Choice

1 *Welche der folgenden Strukturen befindet sich NICHT in unmittelbarer Umgebung der Trachea in ihrem Verlauf durch die Brust?*

- Ⓐ linke Herzkammer
- Ⓑ Ösophagus
- Ⓒ Aorternbogen
- Ⓓ Äste des Nervus laryngeus recurrens
- Ⓔ Lymphkanäle

2 *Welche Epithel-Art kleidet die Trhachea aus?*

- Ⓐ verhorntes, einschichtiges, squamöses Epithel
- Ⓑ mehrreihiges hochprismatisches Epithel
- Ⓒ einschichtiges Zylindereppithel
- Ⓓ Mesothel
- Ⓔ einschichtiges isoprismatisches Epithel

3 *Was trägt dazu bei, die Trachea von eingeatmeten Schmutzpartikeln und Microorganismen freizuhalten?*

- Ⓐ Schlagen der Zilien
- Ⓑ Absonderungen der Becherzellen
- Ⓒ Trachealknorpel
- Ⓓ schleimszenierende Glandulae tracheales
- Ⓔ A, B und D sind korrekt

4 *Welche der folgenden Strukturen kreuzt den linken Hauptbronchus?*

- Ⓒ Aorternbogen
- Ⓑ Ösophagus
- Ⓒ linker Vagusnerv
- Ⓓ Linker Vorhof des Herzens
- Ⓔ keine der Antworten ist richtig

5 *Welche der folgenden Strukturen berührt den rechten Lungenflügel NICHT?*

- Ⓐ rechter Vorhof
- Ⓑ Rippen
- Ⓓ rechte Herzkammer
- Ⓓ Diaphragma
- Ⓔ Aortenbogen

6 *Wie oft teilen sich die Atemwege in etwa, bis sie die Alveolen erreichen?*

- Ⓐ 10 bis 14 Mal
- Ⓑ 14 bis 17 Mal
- Ⓒ 17 bis 19 Mal
- Ⓓ 20 bis 23 Mal
- Ⓔ 24 bis 27 Mal

7 *Wie hoch ist der Sauerstoffpartialdruck in den Alveolen in etwa?*

- Ⓐ 10 mm Hg
- Ⓑ 40 mm Hg
- Ⓒ 100 mm Hg
- Ⓓ 150 mm Hg
- Ⓔ 200 mm Hg

8 *Welcher Teil der Atemwege ist nicht Teil des alveolären Totraums?*

- Ⓐ Alveolen
- Ⓑ Trachea
- Ⓒ Hauptbronchien
- Ⓓ Lappenbronchien
- Ⓔ Segmentbronchien

9 *Welche Strukturen schließen die Atemwege ab?*

- Ⓐ Ductus alveolares
- Ⓑ Sacculus alveolares
- Ⓒ Alveolen
- Ⓓ respiratorische Bronchiolen
- Ⓔ Endbronchiolen

10 *Was ist die Hauptrolle der kubischen Alveolarepithelzellen (Pneumozyten Typ II)?*

- Ⓐ Produktion von Antikörpern gegen Viren, Bakterien und Pilze
- Ⓑ Produktion von Surfactant, um die Oberflächenspannung der Alveolarflüssigkeit zu reduzieren.
- Ⓒ Phagozytieren von Bakterien und

eingeatmeten Schmutzpartikel, um diese zum Lungenhilus zu transportieren.

Ⓓ Unterstützung des Gasaustauschs zwischen den Lungenkapillaren und der alveolären Luft.

Ⓔ Produktion von Sauerstoff für den Körper

11 *Welcher Zelltyp der Alveolen ist hauptsächlich dafür verantwortlich, dass eingeatmete Fremdkörper und Mikroorganismen phagozytiert werden?*

Ⓐ Alveolarmakrophage

Ⓑ Pneumozyt Typ I

Ⓒ Alveolare Epithelzelle

Ⓓ Pneumozyt Typ II

Ⓔ Becherzellen

12 *Wohin migrieren Alveolarmakrophagen, die Staubpartikel aufgenommen haben?*

Ⓐ Ösophagus

Ⓑ Hilus der Lymphknoten

Ⓒ Larynx

Ⓓ Pleura parietalis

Ⓒ Herz

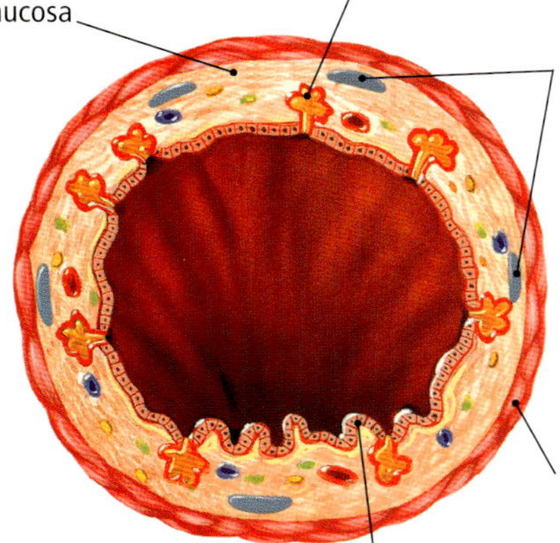

Pneumothorax

Der Druck im Pleuralsack ist normalerweise unter dem der Atmosphäre. Dies ermöglicht es dem Thorax, sich für die ausdehnende Lunge zu erweitern, ohne dass eine direkte Verbindung zwischen Lunge und Thoraxwand besteht. Die Pleuralhöhle enthält darüber hinaus einen dünnen Flüssigkeitsfilm, der die Lungenbewegungen erleichtert. Wird in die Brust oder die Lungenoberfläche eingestochen, kann Luft in den Pleuralsack gelangen, sodass sich der Druck des Pleuralsacks an jenen der Atmosphäre angleicht (Pneumothorax). Die Lunge kollabiert und die effektive alveoläre Ventilation ist nicht mehr möglich. Entwickelt sich eine ventilartige Wirkung, kann der Druck des Pleuralsacks jenen der Atmosphäre sogar übersteigen (Spannungspneumothorax), woran PatientInnen binnen kurzer Zeit aufgrund der fehlenden Lungenventilation und dem beeinträchtigten Venenrückfluss zum Herz sterben können.

13 *Für was steht der klinische Ausdruck Hämatothorax?*

Ⓐ Luft im Pleuralsack

Ⓑ Blut in den Segmentbronchien

Ⓒ Eiter im Pleuralsack

Ⓑ Blut in den Segmentbronchien

Ⓒ Blut im Pleuralsack

14 *Über welche Entfernung diffundier alveolärer Sauerstoff etwa , bis die Blutkapillaren erreicht werden?*

Ⓐ weniger als 0,1 µm

Ⓑ 1 bis 2 µm

Ⓒ 5 bis 10 µm

Ⓓ 10 bis 100 µm

Ⓔ 1 mm

Bronchie — Querschnitt

Die Bronchien transportieren Luft von der Trachea in die Lungen. Die zwei Hauptbronchien teilen sich in die Lappenbronchien, die sich wiederum in kleiner Bronchien und Bronchiolen teilen, die schließlich in kleinen Luftbläschen der Alveolen enden.

Malen und Bezeichnen

i) Male die Trachea rot, und die unteren Lappenbronchien blau an

Trachea und Bronchien *in situ* – Frontansicht

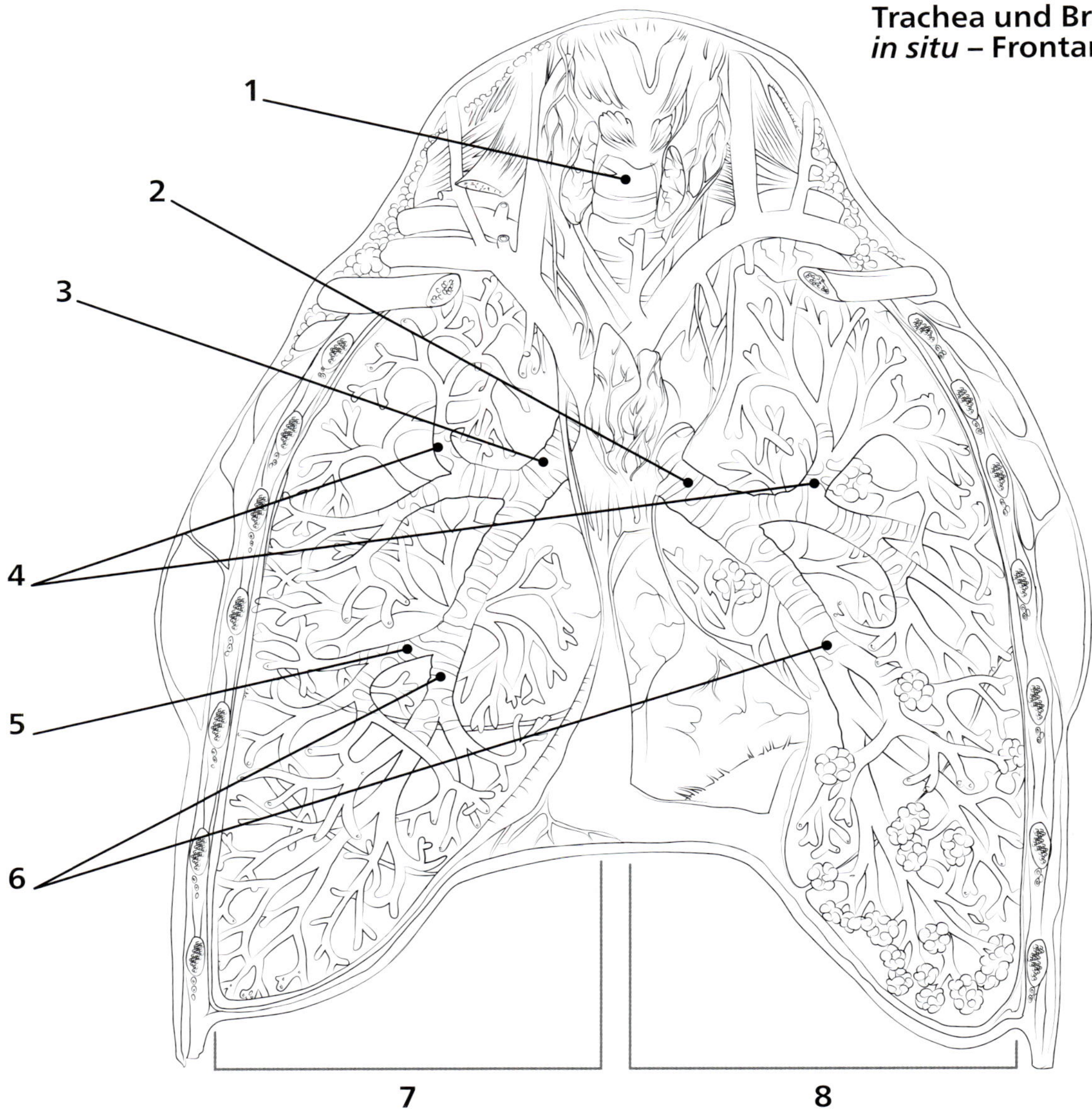

ii) Nummeriere die untenstehenden Kästchen, um jede Bezeichnung dem korrekten Teil der Zeichnung zuzuordnen.

- Bronchus principalis dexter ☐
- Bronchus principalis sinister ☐
- Trachea ☐
- Linker Lungenflügel ☐
- Bronchus lobaris medius ☐
- Rechter Lungenflügel ☐
- Bronchus lobaris inferior ☐
- Bronchus lobaris superior ☐

i) Benenne jede der in den Abbildungen gezeigten Strukturen

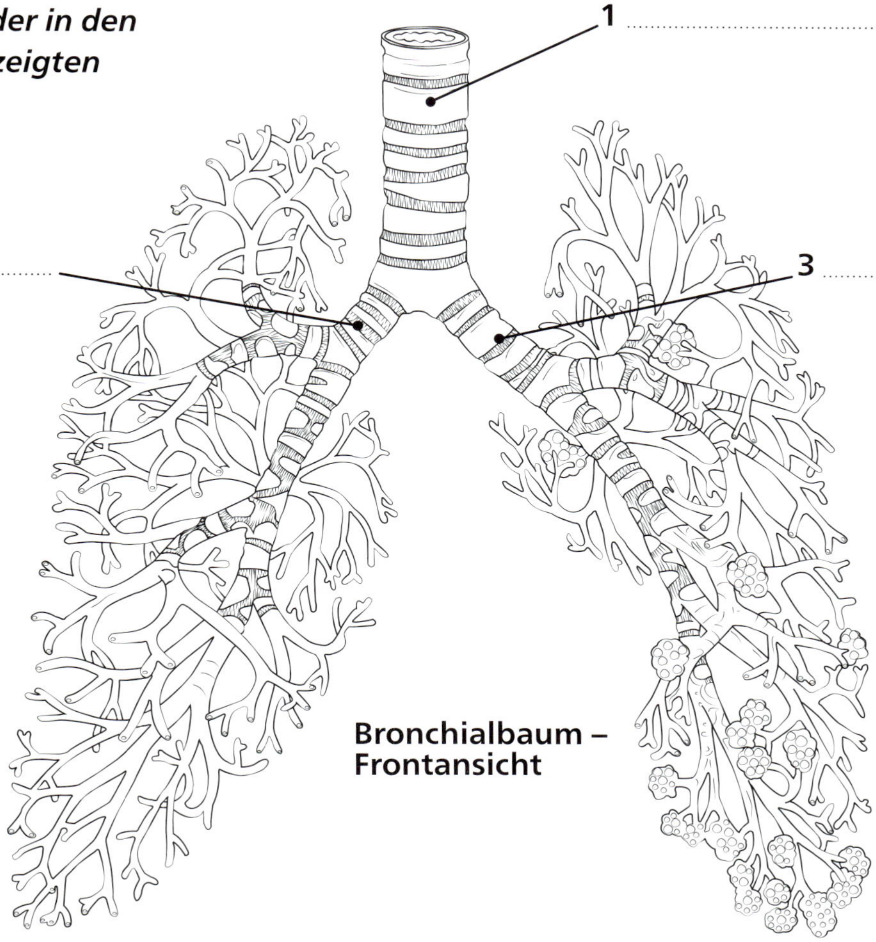

Bronchialbaum – Frontansicht

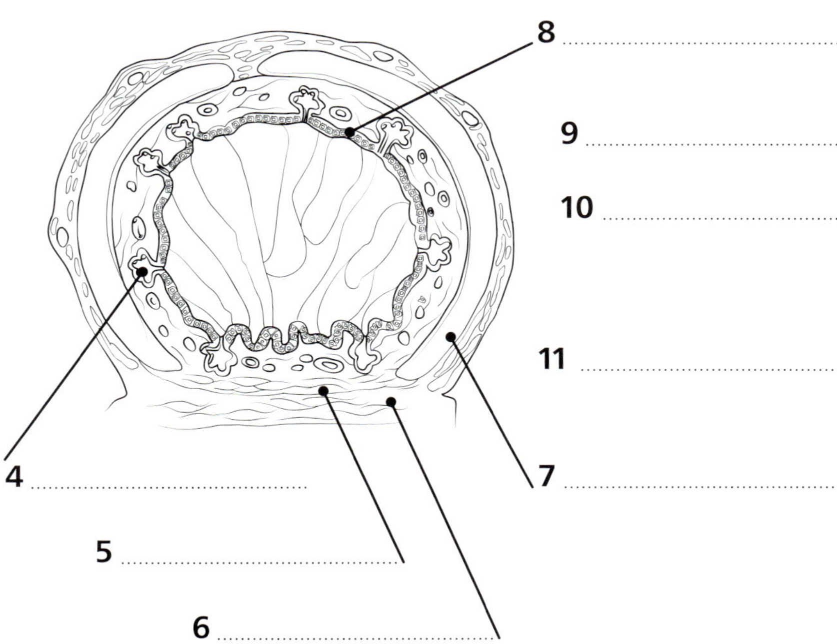

Trachea — Querschnitt

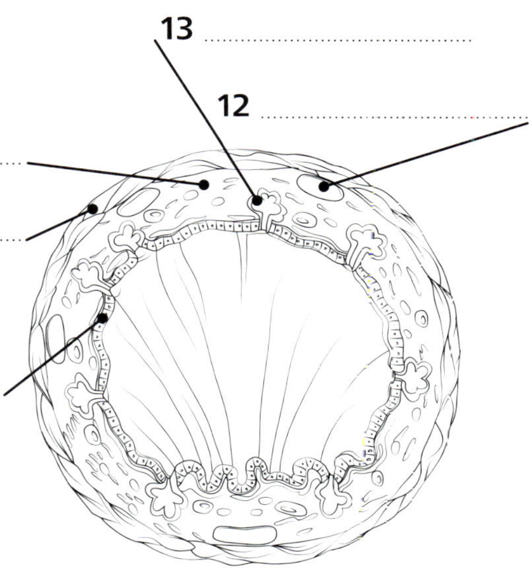

Bronchie — Querschnitt

Lücken füllen

1 *Der Musculus ____________________ ist eine glatte Muskelschicht, die die posteriore Wand der Trachea bildet.*

2 *Der ____________________ befindet sich unmittelbar posterior zur Trachea.*

3 *Die ____________________ ist eine innere Einkerbung an der Gabelung der Luftröhre.*

4 *Die Äste des Nervus ____________________ verlaufen entlang der Trachea hinauf.*

5 *____________________ ist ein häufig auftretender medizinischer Zustand, bei dem sich die glatte Atemwegsmuskulatur zusammenzieht, sodass sich die Atemwege verengen und Kurzatmigkeit entsteht.*

6 *Lungenkrebs entsteht meisten aus ____________________ epithel.*

7 *Die Pleura parietalis kann in eine ____________________, eine ____________________, eine ____________________ und eine ____________________ pleura eingeteilt werden.*

8 *Eine Stichwunde in die rechte posteriore Thoraxwand reicht möglicherweise bis in den ____________________ Lungenlappen.*

9 *Die ____________________ ist eine zungenförmige Fortsetzug des linken Lungenoberlappens zwischen dem Herz und der anterioren Thoraxwand.*

10 *Die ____________________ jedes Lungenflügels befindet sich auf der Zwerchfellkuppel.*

11 *Die ____________________ befindet sich an der anterioren Grenze der linken Lunge und ergibt sich aus der Verlängerung des Herzens in Richtung der anterioren Thoraxwand.*

12 *Die ________________ ist jener Teil der Pleura parietalis, der direkt oberhalb der Lungenspitzen liegt.*

13 *Die oberflächliche Kenneichnung der Fissura trancersalis ist eine horizontale Linie, die durch den ____________________ Rippenknorpel führt.*

14 *Der ____________________ des Herzens ist jener Teil des Herzens, der in direktem Kontakt mit der rechten Lunge steht.*

15 *Beim tiefen Einatmen senkt sich die untere Grenze der Lunge in den Recessus zwischen der Pleura ____________________ und der Pleura ____________________.*

16 *Die ____________________ bilden die letzte Generation der Atemwege.*

17 *Sauerstoff in den Alveolen muss durch das ____________________, die ____________________ und das ____________________ diffundieren, um ins Blut zu gelangen.*

18 *Die ____________________ bronchiolen haben Alveolen entlang ihrer Wände.*

19 *Die Lymphknoten der unteren Atemwege werden in folgende Gruppen unterteilt: ____________________, ____________________, ____________________ und ____________________.*

20 *Der in den Alveolen am häufigsten auftretende Zelltyp ist die ____________________.*

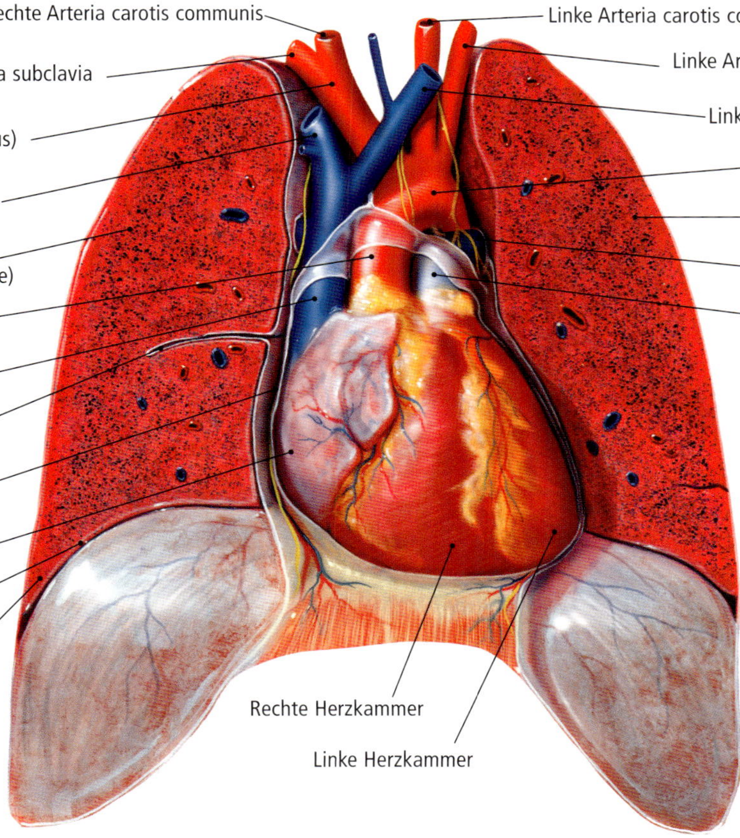

Lunge und Herz – Frontalansicht

Das Herz befindet sich im Mediastinum, der Region zwischen den beiden Lungen. Herz und Lunge arbeitet im Lungenkreislauf zusammen, wobei die beider Organe durch die Lungengefäße verbunden werden.

Verbinde die Aussage mit dem Grund

1 *Die posteriore Wand der Trachea ist weich und verformbar, weil...*

2 *Eingeatmete Fremdkörper gelangen eher in den rechten als in den linken Hauptbronchus, weil...*

3 *Die größeren Atemwegen werden von der Aorta durch eigene Arterien (Bronchialarterien) versorgt, weil...*

4 *Lymphknoten befinden sich entlang der Hauptatemwege, weil...*

5 *Der Eintritt von Luft in die Pleuralhöhle kann schwerwiegende Folgen haben, weil...*

a *das arterielle Blut der Lungen zu deoxygeniert ist, nachdem es durch die Gewebe des Körpers diffundiert ist und die Wände der großen Atemwege zu dick sind, um eine direkte Sauerstoffdifussion von den Atemwegen in die Wandgewebe zu ermöglichen.*

b *die meisten pathogenen Mikroorganismen (Viren, Bakterien, Pilze) durch die eingeatmete Luft in die Lungen gelangen.*

c *Der rechte Hauptbronchus weiter ist und vertikaler liegt, als der linke Hauptbronchus.*

d *Der Ausgleich des pleuralen Drucks mit jenem der Atmosphäre zu einem Lungenkollaps führen kann.*

e *beim Schlucken Raum für die Ausdehnung des Ösophagus innerhalb des knöchernen Rings des thorakalen Einlasses (erste Rippe und erster Brustwirbel) geschaffen werden muss.*

1 *Der Recessus costodiaphragmaticus ist ein potenzieller Raum, der wichtig ist, weil...*

2 *Lungenkennzeichen der Lungenunterlappen werden durch eine aufrechte Brusträntgen-Aufnahme besser sichtbar, weil...*

3 *Lungenkrebs kann häufig in der Nähe des Hilus gefunden werden, weil...*

4 *Im sogenannten anatomischen Totraum findet kaum Gasaustausch statt, weil...*

5 *Tumore an den Lungenspitzen kann zu Verletzungen der Nerven der oberen Extremität führen, weil...*

a *aufgrund der Ausdehnung der Lunge Raum für die unteren Lungengrenzen notwendig ist.*

b *die Lungenspitzen vor den unteren Wurzeln des Plexus brachialis vorbeilaufen.*

c *sich in diesem Bereich des Atemwegs keine Alveolen befinden.*

d *die größeren Atemwege eine große Oberfläche bieten, die Krebs begünstigen.*

e *sich Blut in den Lungenvene sammelt, wenn die Person aufrecht steht.*

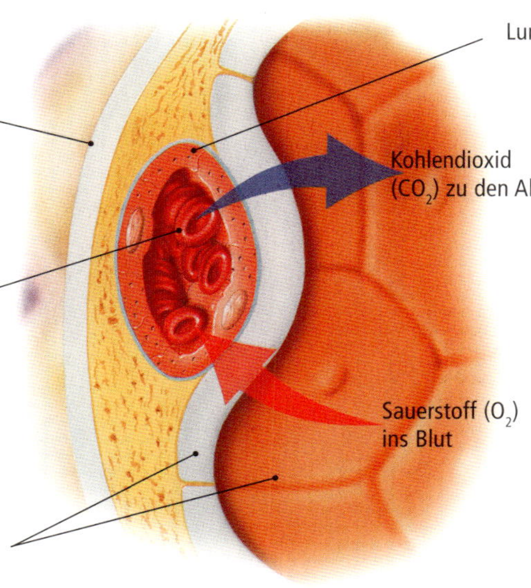

Gasaustausch

Der Gasaustausch findet in den kleinen Alveolen der Lungen statt. Sauerstoff aus der eingeatmeten Luft diffundiert durch die dünnen Septen der Alveolen, um durch ein kapillares Netzwerk in den Blutstrom zu gelangen. Gleichzeitig diffundiert Kohlendioxid aus dem sauerstoffarmen Blut durch die Septen in die Lungenbläschen, um über die Lungen ausgeatmet zu werden.

Malen und Bezeichnen

Atmungssystem – Frontansicht

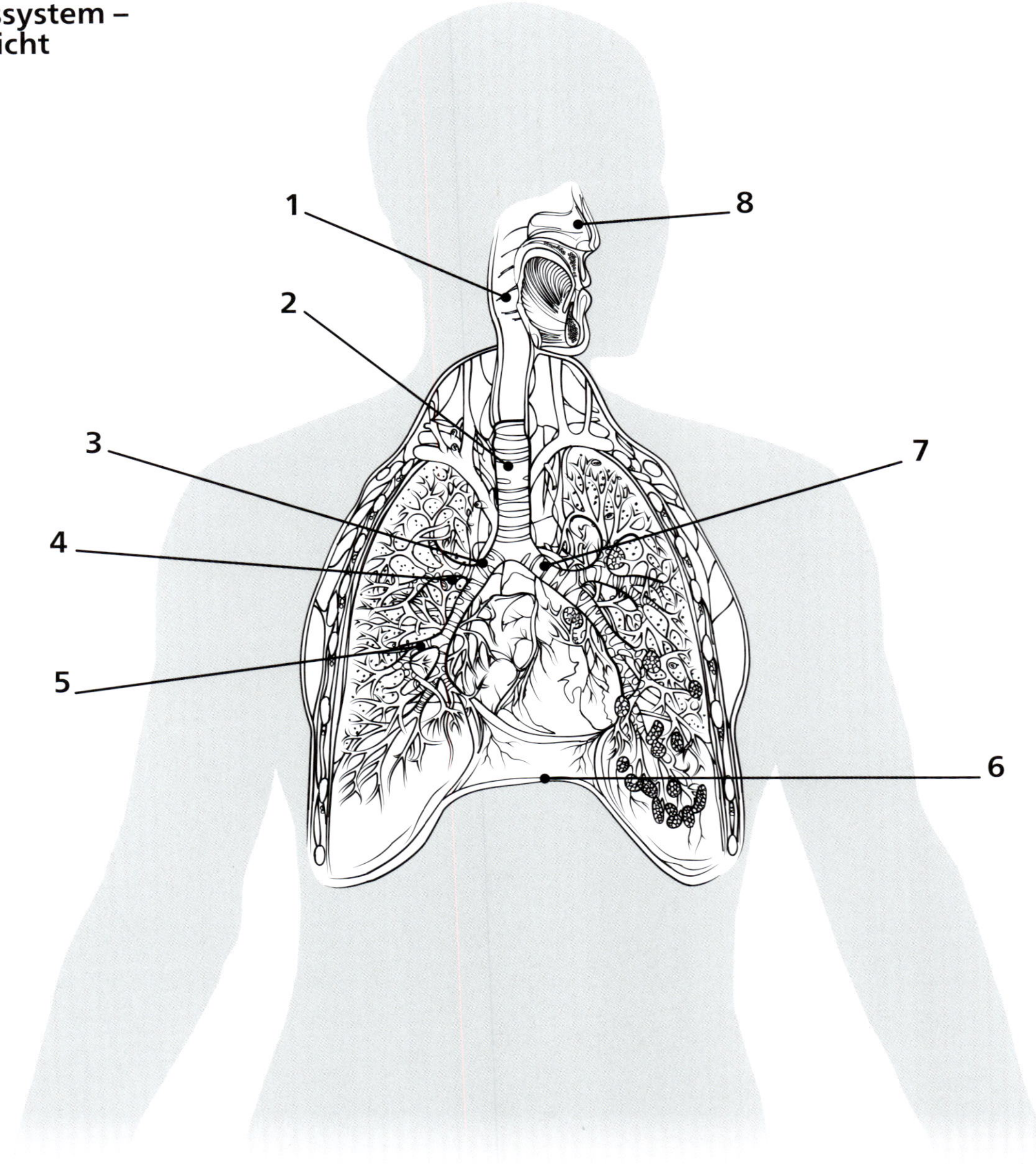

i) Nummeriere die untenstehenden Kästchen, um jede Bezeichnung dem korrekten Teil der Zeichnung zuzuordnen.

Bronchus principalis dexter	☐	Bronchus lobaris medius	☐
Trachea	☐	Bronchus lobaris superior	☐
Pharynx	☐	Nasenhöhle	☐
Diaphragma	☐	Bronchus principalis sinister	☐

i) Benenne jede der in den Abbildungen gezeigten Strukturen

ii) Male den Musculus rectus abdominalis rot an

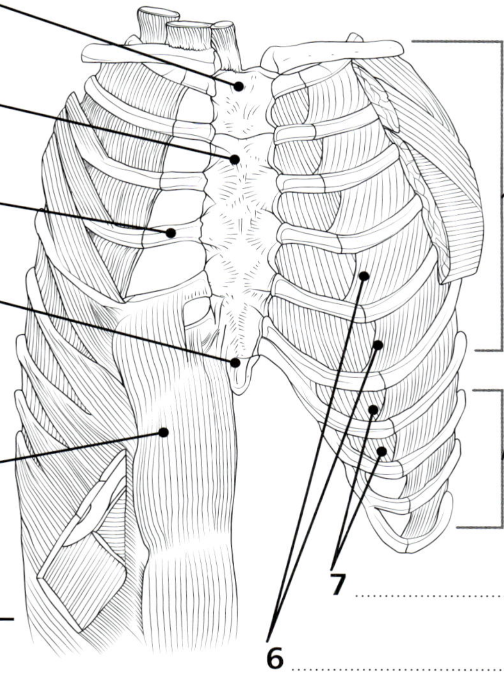

Atemmuskulatur: Interkostalmuskulatur – Frontansicht

Oberer Teil des Atmungssystems – Sagittalansicht

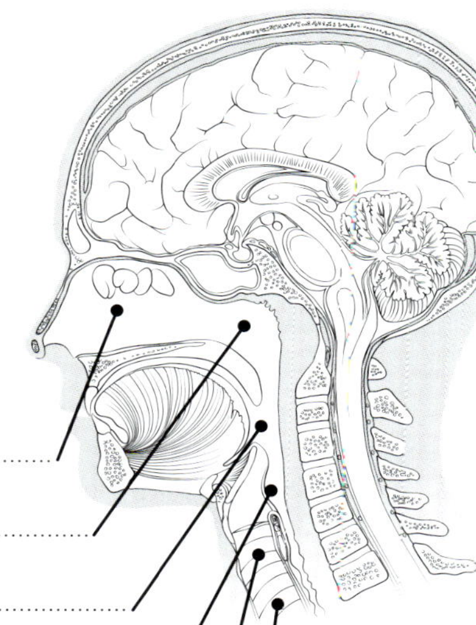

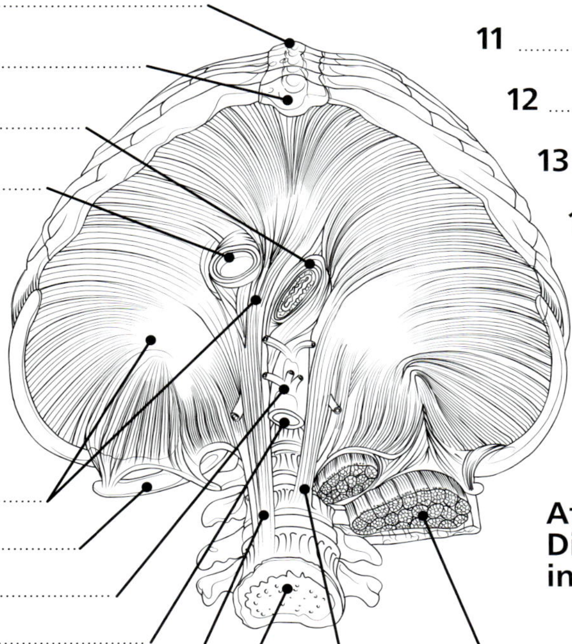

Atemmuskulatur: Diaphragma – inferiore Ansicht

Antworten

S. 22–23: 1. Wahr, 2. Wahr, 3. Falsch – Das Diaphragma trennt den Thorax und die Bauchhöhle, 4. Wahr, 5. Falsch – Das Diaphragma trennt den Thorax und die Bauchhöhle, 6. Falsch – Der dorsale Raum enthält Herz und Lungen, 7. Falsch – Der Großteil des Lymphsystems ist ein diffuses System aus Kanälen und kleinen Knoten, 8. Wahr, 9. Wahr, 10. Falsch – Der Nukleus enthält DNA, 11 Falsch – Der Nukleolus befindet sich innerhalb des Nukleus, 12. Wahr, 13. Falsch – Das Mineral in Knochen ist Hydroxyapatit (Kalziumphosphat), 14. Falsch – Sie sind von hyalinem Knorpel bedeckt, 15. Wahr, 16. Falsch – Die tubuläre Struktur bietet maximale mechanische Stärke für das Gewicht, 17. Falsch – Die äußere Knochenmemmbran ins faserig, nicht muskulös, 18. Falsch – Das Nervensystem handelt von Millisekunden bis Minuten, 19. Wahr, 20. Wahr.

S. 24–25: 1 – E, 2 – B, 3 – D, 4 – E, 5 – C, 6 – D, 7 – B, 8 – A, 9 – C, 10 – D, 11 – A, 12 – D, 13 – B, 14 – E.

S26: *i) Benenne jede der in der Abbildung gezeigten Strukturen:*
1. Nukleus, 2. Golgi-Apparat, 3. Zilie, 4. Mikrovilli, 5. Stelle des Chromatin, 6. Mitochondrium, 7. Endoplasmatisches Retikulum 8. Ribosom, 9 Peroxisome, 10. Nuklolus, 11. Zytoplasma, 12. Kernporen, 13. Lysosomen, 14. Zentriole, 15. Endknöpfchen (Bouton), 16. Axonterminal, 17. Axon, 18. Myelinschaft, 19. Dendrit, 20. Mitochondrium, 21. Nuklolus, 22. Kernmembran, 23. Golgi-Apparat, 24. Zellkörper.

ii) Verwende die Legende um die Strukturen auszumalen: siehe i), oben, für die Lösungen.

S. 27: *i) Nummeriere die untenstehenden Boxen, um jede Bezeichnung dem korrekten Teil der Zeichnung zuzuordnen:*
1. Rotes Blutkörperchen, 2. Blutplättchen, 3. Zytoplasma, 4. Nukleus, 5. Häm, 6. Proteinstrang eines Globins, 7. Eisenion, 8. Makrophage, 9. Monozyte, 10. Neutrophil, 11. Lymphozyt, 12. Basophil, 13. Eosinophil.

S. 28–29: 1 – D, 2 – C, 3 – E, 4 – C, 5 – A, 6 – E, 7 – A, 8 – D, 9 – E, 10 – B, 11 – A, 12 – D, 13 – C, 14 – E.

S. 30: *i) Benenne jede der in den Abbildungen gezeigten Strukturen:*
1. Epidermis, 2. Dermis, 3. Subkutanes Fett, 4. Schweißdrüse, 5. Ruffini-Endungen, 6. Freies Nervenende, 7. Nervenende, 8. Krause-Kolben, 9. Pacinisches Körperchen, 10. Dermale Papille 11 Tiefe Faszien, 12. Haarfollikel, 13. Talgdrüse, 14. Stratum spinosum and granulosum, 15. Stratum granulosum, 16. Stratum corneum, 17. Haare, 18. Meissnersches Körperchen, 19. Nagelwurzel, 20. Nagelhaut, 21. Lunula, 22. Nagel.

S. 31: *i) Nummeriere die untenstehenden Boxen, um jede Bezeichnung dem korrekten Teil der Zeichnung zuzuordnen:*
1. Epidermis, 2. Prekutikularepithel, 3. Innere Wurzelscheide, 4. Äußere Wurzelscheide, 5. Dermale Haarpapille, 6. Nerv, 7. Follikelscheide, 8. Melanozyt, 9. Haarbulbus, 10. Innere Wurzelscheide, 11. Äußere Wurzelscheide, 12. Follikelscheide, 13. Musculus arrector pili, 14. Talgdrüse, 15. Medulla, 16. Kortex, 17. Nagelhaut, 18. Haarschaft, 19. Schädelknochen, 20. Pericranium, 21. Lockeres areoläres Gewebe, 22. Apneurose, 23. Haut, 24. Haarfollikel, 25. Haar.

S. 32–33: 1. Brachium oder Oberarm, 2. Umbilicus, 3. inguinal, 4. Antebrachium oder Unterarm, 5. anatomische Position, 6.Crus oder Bein, 7.Axilla, 8. zervikal, 9. poplietal, 10. Pollex, 11. Pericranium, 12. endokrin, 13. plantar, 14. Haut, 15. cubital, 16. Ribosome, 17. Axon, 18. Chromatin, 19. Elastin, 20. Collagen.

S. 34: 1 – C, 2 – A, 3 – E, 4 – D, 5 – B.

S. 35: 1 – D, 2 – B, 3 – A, 4 – E, 5 – C.

S. 44–45: 1. Wahr, 2. Falsch – Das Os hyoideum hat keinen direkten Kontakt mit der Wirbelsäule. Das Zungenbein wird nur durch Muskeln und lange Bänder gestützt, 3. Falsch – Es gibt nur 2 Paare an Fliegenden Rippen, 4. Falsch – Die Form der Lendenwirbel erlaubt nur eine Flexion und Extension nach vorne, und ein wenig laterale Flexion, aber keine Rumpfrotation, 5. Wahr, 6. Flasch – Nur Scapula und Clavicula gehören zum Schultergürtel, 7. Wahr, 8. Wahr, 9. Wahr, 10. Falsch – Die Handknochen sind die Metacarpalknochen, 11. Wahr, 12. Falsch – Die drei Komponenten des Hüftknochens treffen sich am Acetabulum, 13. Falsch – Wir sitzen auf unserer Tunerositas ischiadicum, 14. Wahr, 15. Wahr, 16. Wahr, 17. Wahr.

S. 46–47: 1 – C, 2 – A, 3 – D, 4 – B, 5 – C, 6 – A, 7 – E, 8 – B, 9 – B, 10 – A, 11 – D, 12 – B, 13 – C, 14 – E.

S. 48: *i) Nummeriere die untenstehenden Boxen, um jede Bezeichnung dem korrekten Teil der Zeichnung zuzuordnen:*
1. Spongiöser Knochen, 2. Muskel, 3. Sehne, 4. Epiphysenfuge, 5. Markhöhle, 6. Knochenmark, 7. Substantia compacta, 8. Periosteum, 9. Endosteum, 10. Innere Generallamellen, 11. Volkmann-Kanal, 12. Schaltlamellen, 13. Äußere Generallamellen, 14. Speziallamellen, 15. Havers-Kanal, 16. Trabekel des spongiösen Knochen.

S. 49: *i) Benenne jede der in den Abbildungen gezeigten Strukturen:*
1. Scheitelbein, 2. Foramen mentale, 3. Mandibula, 4. Untere Zähne, 5. Obere Zähne, 6. Maxilla, 7. Nasenseptum, 8. Jochbein, 9. Großer Keilbeinflügel, 10. Schläfenbein, 11. Kleiner Keilbeinflügel, 12. Nasenbein, 13. Stirnknochen, 14. Sutura lamboidea, 15. Processus mastoideus, 16. Mandibula, 17. Äußere occipitale Protuberanz, 18. Hinterhauptbein, 19. Schläfenbein, 20. Lambda, 21. Scheitelbein, 22. Sagittalnaht.

S. 50–51: 1. Volkmann-Kanäle, 2. Havers-Kanäle, 3. Periosteum, 4. Periosteum, Endosteum, 5. Schädelgewölbe oder Hirnschädel, Gesichtsskelett, 6. Foramina nutricia, 7. Sieben; zwölf; fünf; fünf; drei bis fünf, 8. Zungenbein, 9. pelvin oder ventral, dorsal, 10. Tuberculum majus und minus, 11. Trochlea, 12. proximal und distal; proximal, mittel und distal, 13. Foramen obturatum; Darmbein; os ischii, 14. Ischias, 15. Ilium, 16. Linea aspera, 17. Fossa intercondylaris, 18. Malleolus medialis, 19. Talus; Ossa cuneiformia, 20. Talus.

S. 52: 1 – D, 2 – A, 3 – B, 4 – E, 5 – C.

S. 53: 1 – D, 2 – A, 3 – E, 4 – B, 5 – C.

S. 54: *i) Benenne jede der in den Abbildungen gezeigten Strukturen:*
1. Halswirbelsäule (C1–C7), 2. Brustwirbelsäule (T1-T12), 3. Lendenwirbelsäule (L1-L5), 4. Sakrum, 5. Coccyx, 6. Zervikalregion (C1–C7), 7. Thorakalbereich (T1-T12), 8. Lumbalregion (L1–L5), 9. Sakralregion (S1–S5), 10. Coccygealbereich, 11. Querfortsätze, 12. Dornfortsätze, 13. Axis (C2), 14. Atlas (C1).

ii) Verwende die Legende um die Strukturen auszumalen: siehe i), oben, für die Lösungen.

S. 55: *i) Benenne jede der in den Abbildungen gezeigten Strukturen:*
1. Körper, 2. Foramen transversarium, 3. Pedikel, 4. Lamina, 5. Dornfortsatz, 6. Foramen vertebrale, 7. Processus articularis superior (Facette), 8. Tuberculum posterius, 9. Tuberculum anterius, 10. Processus articularis inferior (Facette), 11. Sulcus für den vorderen Ast des Spinalnervs, 12 Körper, 13. Querfortsatz, 14. Pedikel, superiore Kerbe, 15. Dornfortsatz, 16. Lamina, 17. Transverse Rippenfacetten, 18. Processus articularis superior (Facette), 19. Superiore Rippendemifacette, 20. Körper, 21. Processus articularis inferior

(Facette), 22. Inferiore Rippendemifacette, 23. Processus articularis superior (Facette), 24. Lamina, 25. Dornfortsatz, 26. Querfortsatz, 27. Zitzenfortsatz, 28. Pedikel, 29. Foramen vertebrale, 30. Körper, 31. Processus articularis inferior (Facette), 32. Pedikel.

S. 56: 1. Falsch – Bindegewebsgelenke sind die stabilsten, 2. Wahr, 3. Wahr, 4. Falsche – Eigelenke erlauben Bewegungen auf zwei Achsen, 5. Wahr, 6. Falsch – Der Nucleus pulposus befindet sich im Anulus fibrosus, 7. Falsch – Es ist ein sattelförmiges Gelenk, 8. Falsch – Das Knie ist bicondylär und erlaubt Rotation um die lange Achse des Femur, sowie Fexion/Extension, 9. Wahr, 10. Wahr.

S. 57: 1 – A, 2 – E, 3 – E, 4 – C, 5 – E, 6 – C, 7 – D.

S. 58: 1. Coronal; sagittal, 2. Condylus der Mandibula; temporal, 3. atlantoaxial oder C1/C2 Zwischenwirbelgelenk, 4. atlanto-occipital, 5. parasaggital; Flexion und Extension; Rotation, 6. Pronation; Supination, 7.Flexion; Extension; Rotation, 8. Flexion; Extension; mediale und laterale Rotation, 9. Inversion; Eversion, 10. talofibular; calcaneofibular.

S. 59: 1 – C, 2 – E, 3 – A, 4 – B, 5 – D.

S. 66–67: 1. Wahr, 2. Falsch – Es ist die Interaktion zwischen Aktin und Myosin, die die Kontraktion verursacht, 3. Wahr, 4. Wahr, 5. Falsch – Die richtige Reihenfolge ist M. Obliquus externus, M. Obliquus internus und M. transversus abdominis, von außen nach innen, 6. Wahr, 7. Wahr, 8. Wahr, 9. Wahr, 10. Falsch – Der M. Triceps brachii entspringt dem Tuberculum infraglenoidale, 11. Falsch – Der M. Biceps brachii supiniert den Unterarm auch und flektiert die Schulter, 12. Falsch – Der M. Triceps brachii entspringt dem Olekranon der Ulna, 13. Wahr, 14. Wahr, 15. Falsch – Intrinsische Muskeln findet man auch in der Handfläche, 16. Falsch – der M. Gluteus maximus ist hauptsächlich ein Hüftextensor. Die M. Gluteus medius und minimus sind die Muskeln, die die Hüfte beim Gehen stützen, 17. Wahr, 18. Wahr, 19. Falsch – Der M. gastrocnemius (medialer und lateraler Kopf) flektiert auch das Knie, 20. Falsch – Es gibt 4 Muskelschichten im Fuß.

S. 68: *i) Benenne jede der in den Abbildungen gezeigten Strukturen:*
1. Sarkoplasmatisches Retikulum, 2. Transverse Tubuli, 3. Sarkomer, 4. Myofibrill, 5. Myosin, 6 Aktin, 7. Myosinkopf, 8. Myosinbrücke, 9. Aktin, 10. Myosinschwanz, 11. Muskelfaser, 12. Myofibrill, 13. Nuclei.

S. 69: *i) Nummeriere die untenstehenden Boxen, um jede Bezeichnung dem korrekten Teil der Zeichnung zuzuordnen:*
1. Einfach gefiedert, 2. Doppelt gefiedert, 3. Mehrfach gefiedert, 4. Spiralförmig, 5. Strahlenförmig, 6. Quadratisch, 7. Band, 8. Gekreuzt, 9. Triangulär, 10. Multicaudal, 11. Digastrisch, 12. Ringmuskel, 13. Spindelförmig, 14. Zweiköpfig, 15. Dreiköpfig, 16. Vierköpfig.

S. 70–71: 1 – D, 2 – B, 3 – A, 4 – C, 5 – E, 6 – A, 7 – C, 8 – D, 9 – B, 10 – E, 11 – E, 12 – C, 13 – A, 14 – C.

S. 72–73: 1. M. Masseter; M. Temporalis; M. Pterygoideus lateralis, 2. Nackenflexion; auf die gegenüberliegende Seite, 3. Sternum; Rippen; Lendenwirbel, 4. Os pubis; Os ilium; Os ischii; Coccyx, 5. M. Pubococcygeus; M. Iliococcygeus, M. Puborectalis Coccygeus, 6. M. Pectoralis major; M. Triceps brachii, 7. M. Pronator quadratus; M. Pronator teres, 8. Flexion; Flexion; Supination, 9. M. Biceps brachii; Supinator, 10. Intrinsisch, 11. Oberflächlicher und tiefer Flexor, 12. Hüftabduktoren, 13. Adduktoren; Kniesehnen, 14. Tuber ischiadicum, 15. M. Rectus femoris, 16. M. Biceps femoris; M. Semimembranosus; M. Semitendinosus, 17. M. Piriformis; M. Gemellus; M. obtrurator; M. Quadratus, 18. M. Adductor magnus; M. Adductor longus; M. Adductor brevis; M. Pectineus; M. Gracilis; M. Obtrurator externus.

S. 74: *i) Nummeriere die untenstehenden Boxen, um jede Bezeichnung dem korrekten Teil der Zeichnung zuzuordnen:*
1. M. Temporalis, 2. M. Masseter, 3. M. Scalenus anterior, 4. M. Scalenus medius, 5. M. Levator scapulae, 6. M. Trapezius (abgeschnitten), 7. M. Trapezius, 8. M. Sternocleidomastoideus, 9. M. Sternohyoideus, 10. M. Frontalis.

S. 75: *i) Benenne jede der in den Abbildungen gezeigten Strukturen:*
1. M. Trapezius, 2. M. Latissimus dorsi, 3. M. Obliquus externus, 4. Faszia thoracolumbalis.

ii) Male den M. Trapezius rot und den M. Latissimus dorsi orange aus, siehe i) oben für die Lösungen.

S. 76: 1 – C, 2 – B, 3 – A.

S. 77: 1 – C, 2 – E, 3 – A, 4 – B, 5 – D.

S. 84: 1. Falsch – Die aufsteigenden und Absteigenden Bahnen befinden sich in der weißen Substanz, 2. Wahr, 3. Wahr, 4. Falsch – Dorsale Wurzelganglionzellen haben eine rein sensorische Funktion, 5. Wahr, 6. Wahr, 7. Fasch – Der Ischiasnerv ist der größte Nerv im Körper, 8. Wahr, 9. Falsch – Der Nervus ulnaris ist dort verletzlich, wo er posterior zum Epycondylus medialis verläuft, 10. Wahr.

S. 85: 1 – A, 2 – C, 3 – C, 4 – B, 5 – D, 6 – A, 7 – E.

S. 86: 1. Zentralkanal, 2. graue Substanz, 3. C5; T1, 4. M. Deltoideus; Schulterspitze, 5. Musculocuntaneus, 6. Thorakal (T) 1; Lumbal (L) 1 oder 2, 7. Sphlanchici pelvici, 8. obtruratorius, 9. saphenus; femoralis, 10. tibialis, ischiadicus.

S. 87: 1 – D, 2 – B, 3 – A, 4 – C.

S. 88: *i) Nummeriere die untenstehenden Boxen, um jede Bezeichnung dem korrekten Teil der Zeichnung zuzuordnen:*
1. Nervus radialis, 2. Nervus medianus, 3. Nervus ulnaris, 4. Nervus musculocutaneus, 5. Nervus interosseus anterior, 6. Digitale Äste des Nervus radialis, 7. Oberflächlicher Ast des Nervus radialis, 8. Tiefer Ast des Nervus radialis, 9. Nervus axillaris, 10. Gemeine palmare digitale Äste des Nervus medianus, 11. Oberflächlicher Ast des Nervus ulnaris, 12. Retinaculum flexorum, 13. Nervus medianus, 14. Oberflächlicher Ast des Nervus radialis, 15. Nervus ulnaris.

S. 89: *i) Nummeriere die untenstehenden Boxen, um jede Bezeichnung dem korrekten Teil der Zeichnung zuzuordnen:*
1. Nervus cutaneus femoris lateralis, 2. Nervus femoralis, 3. Nervus obturatorius, 4. Ischiasnerv, 5. Nervus saphenus, 6. Nervus fibularis communis, 7. Nervus fibularis superficialis, 8. Nervus proneus profundis, 9. Nervus plantaris lateralis, 10. Nervus plantaris medialis, 11. Nervus cutaneus femoris lateralis 12 Nervus cutaneus femoris medial 13 Nervus tibalis, 14. Äste des Nervus femoralis, 15. Nervus cutaneus femoris posterior.

S. 94–95: 1. Wahr, 2. Falsch – Das Axon übermittelt Informationen an andere Nervenzellen, 3. Wahr, 4. Falsch – Das Hauptneuron des Cerebralen Kortex ist das Pyramidalneuron, 5. Falsch – Der primäre motorische Kortex ist am Gyrus precentralis, 6. Wahr, 7. Wahr, 8. Wahr, 9. Wahr, 10. Wahr, 11. Falsch – Der Tractus corticospinalis steuert die Motoneuronen des Rückenmarks, 12. Falsch – Der Nucleus caudatus und Putamen beschäftigen sich hauptsächlich mit motorischer Funktion und Sprache. Der Nucleus accumbens und septal beschäftigen sich mit Belohnung und Sucht, 13. Wahr, 14. Falsch – Der

Geruchssinn wird vom medialen Temporallappen gesteuert, 15. Falsch – Normalerweise sind die Sprachzentren in der linken Gehirnhälfte, 16. Wahr, 17. Wahr, 18. Falsch – Das sympathische Nervensystem trägt das autonome motorische Signal für die Pupillenerweiterung, 19. Wahr – Man nennt dies Prosopagnosie, 20. Wahr.

S. 96–97: 1 – A, 2 – D, 3 – E, 4 – B, 5 – A, 6 – E, 7 – C, 8 – A, 9 – A, 10 – E, 11 – B, 12 – C, 13 – D, 14 – A.

S. 98: *i) Nummeriere die untenstehenden Boxen, um jede Bezeichnung dem korrekten Teil der Zeichnung zuzuordnen:*
1. Frontallappen, 2. Temporallappen, 3. Occipitallappen, 4. Parietallappen, 5. Primärer somatosensorischer Kortex, 6. Primärer motorischer Kortex, 7. Brocas Areal (motorische Sprache), 8. Auditorisches Assoziationsareal, 9. Auditorischer Kortex, 10 Sensorisches Sprachzentrum (Wernicke-Areal), 11. Leseverstehensareal, 12. Visueller Kortex, 13. Visuelles Assoziationsareal, 14. Somatosensorisches Assoziationsareal, 15. Zentraler Sulkus.

S. 99: *i) Benenne jede der in den Abbildungen gezeigten Strukturen:*
1. Riechkolben (I), 2. Sehnerv (II), 3. Okulomotorischer Nerv (III), 4. Nervus trochlearis (IV), 5. Trigeminusnerv (V), 6. Nervus abducens (VI), 7. Gesichtsnerv (VII), 8. Nervus vestibulocochlearis (VIII), 9. Der Glossopharyngealnerv (IX), 10. Vagusnerv (X), 11. Nervus accessorius (XI), 12. Nervus Hypoglossus (XII).

S. 100–101: 1. Plexus choroideus, 2. lateralen, 3. cerebrospinale, 4. durale venöse Sinus, 5. Fornix, 6. Corpus callosum, 7. innere Kapsel, 8. Chiasma opticum, 9. hypoglossus, 10. oculomotorius; trochlearis; abducens, 11. Nucleus geniculatum laterale, 12. Nucleus geniculatum mediale, 13. Mittzerebellär, 14. trigeminus; facialis, 15. glossopharyngeus; vagus, 16. zentraler Sulcus, 17. sulcus calcarinus, 18. lateralis, 19. vierte.

S. 102: 1 – D, 2 – A, 3 – B, 4 – E, 5 – C.

S. 104: *i) Benenne jede der in den Abbildungen gezeigten Strukturen:*
1. Thalamus, 2. Choroider Plexus des lateralen Ventrikels, 3. Zirbeldrüse, 4. Zerebraler Pedunkel, 5. Nervus trochlearis (IV), 6. Zerebellare Pedunkel, 7. Atlas (C1), 8. Zweiter Zervikalnerv, 9. Nervus accessorius (XI), 10. Sulcus limitans, 11. Fazialer Colliculus, 12. Sulcus medianus dorsalis, 13. Pons, 14. Colliculus inferior, 15. Colliculus superior, 16. Körper des Nucleus geniculatum laterale, 17. Körper des Nucleus geniculatum mediale, 18. Pulvinar, 19. Habenula.

ii) Verwende die Legende um die Strukturen auszumalen: siehe i), oben, für die Lösungen.

S. 105: *i) Benenne jede der in den Abbildungen gezeigten Strukturen:*
1. Spinalnerven C1–C8, 2. Spinalnerven T1–T12, 3. Spinalnerven L1–L5, 4. Spinalnerven S1–S5, 5. Nervus coccygeus, 6. Solarplexus, 7. Periphere Nerven, 8. Rückenmark, 9. Sympathisches Ganglion, 10. Aortenbogen.

S. 110–111: 1. Wahr, 2. Wahr, 3. Falsch – The Riechbahn bringt sensorische Information zum Gehirn, 4. Wahr, 5. Falsch – Die Geschmacksknospen liegen in der umgebenden Furche der papilla circumvallatae, 6. Wahr, 7. Falsch – Geruch ist wichtig für die Feinheiten des Geschmacks, da Geschmacksrezeptoren eine beschränkte Reaktionsreichweite haben (süß, sauer, bitte, salzig, umami), 8. Falsch – Die Tränendrüse befindet sich im oberen lateralen Teil des Orbit, 9. Wahr, 10. Wahr, 11. Wahr, 12. Falsch – Die Glaskörperflüssigkeit füllt den hinteren Bulbus des Auges, 13. Wahr, 14. Falsch – Die Fovea liegt lateral zum Sehnervenkopf, 15. Wahr, 16. Falsch – Das Mittelohr ist mit Luft gefüllt, 17. Falsch – die Eustachische Röhre verbindet das Mittelohr mit dem Nasenrachenraum, 18. Wahr, 19. Wahr, 20. Falsch – Der M. stapedius ist wichtig für das Dämpfen der Bewegungen der Gehörknöchelchen während lauten Geräuschen.

S. 112–113: 1 – A, 2 – D, 3 – E, 4 – A, 5 – C, 6 – B, 7 – D, 8 – C, 9 – E, 10 – E, 11 – D, 12 – B, 13 – D, 14 – D.

S. 114: *i) Nummeriere die untenstehenden Boxen, um jede Bezeichnung dem korrekten Teil der Zeichnung zuzuordnen:*
1. Helix, 2. Pinna, 3. Knorpel, 4. Ohrläppchen, 5. Äußerer Gehörgang (Meatus), 6. Schläfenbein, 7. Mittelohr (Paukenhöhle), 8. Eustachische Röhre, 9. Cochlea, 10. Ast des Nervus cochlearis, 11. Ast des Gleichgewichtsnervs, 12. Bogengänge, 13. Gehörknöchelchen (Hammer, Amboss und Steigbügel), 14. Trommelfell.

S. 115: *i) Benenne jede der in den Abbildungen gezeigten Strukturen:*
1. Stirnhöhle, 2. Nasenbein, 3. Nasenknorpel, 4. Flügelknorpel, 5. Naseneingang (Nasenloch), 6. Maxilla (harter Gaumen), 7. Weicher Gaumen, 8. Concha nasalis inferior, 9. Concha nasalis medius, 10. Concha nasalis superior, 11. Sinus sphenoidales, 12. Olfaktorische Zentren im Gehirn, 13. Olfaktorische Rezeptoren, 14. Os sphenoidale, 15. Nasenhöhle, 16. Riechkolben, 17. Frontallappen des Gehirns, 18. Nasenschleimhaut Bowman-Drüse, 20. Zilie, 21. Riechzelle, 22. Lamina cribrosa des Os ethmoidale, 23. Riechbahn.

S. 116–117: 1. Parasympathisch; Sympathisch, 2.Iris, 3.Parasympathisch, Akkomodation, 4. Aderhaut, 5. Stäbchen; Zapfen, 6. Photorezeptoren; Retinale Ganglienzellen, 7. Fovea, 8. Vestibulum; knöchernes Labyrinth, 9. innere Haarzellen; äußere Haarzellen, 10. Endolymphe, 11. Eustachische Röhre; akute Mittelohrentzündung, 12. Stria vascularis, 13. halbrund, Ampulle, 14. hohe Frequenz, 15. vestibulär; vestibulocochlear, 16. basilar, 17. knopfartigen Enden; Zillien, 18. olfaktorischer Teil des Temporallappens, 19. Nukleus des Tractus solitarius; Insula, 20. Chorda tympani; Gesichtsnerv.

S. 118: 1 – C, 2 –D, 3 – A, 4 – E, 5 – B.

S. 119: 1 – E, 2 – C, 3 – A, 4 – D, 5 – B.

S. 126–127: 1. Falsch – Das Herz liegt zentral hinter dem Sternum, aber das linke Ventrikel zeigt nach unten und links, 2. Falsch – Das Pericardium fibrosum liegt außerhalb des Pericardium serosum, 3. Wahr, 4. Falsch – Die linke Seite des Herzens (linkes Atrium) erhält Blut von den Lungenvenen, 5. Wahr, 6. Wahr, 7. Falsch – Es gibt zwei Lungenvenen auf jeder Seite, 8. Falsch – Die Muskelwand der linken Herzkammer ist dicker als die der Atrien (links oder rechts), da die linke Herzkammer während der Systole einen hohen Druck erreicht, 9. Wahr, 10. Falsch – Das Septum zwischen den linken und rechten Ventrikeln ist die dickste Wand, 11. Wahr, 12. Falsch – Relativ sauerstoffarmes Blut fließt durch die Lungenarterien auf dem Weg zur Lunge, 13. Falsch – Die Mitralklappe kontrolliert das Loch zwischen dem linken Vorhof und der linken Herzkammer. Es gibt keine Klappe zwischen dem rechten und linken Vorhof, 14 Wahr, 15. Falsch – Die Herzkammern sind mit Endokarn ausgekleidet. Der Perikard befindet sich auf der Außenseite des Herzens, 16. Falsch – Der anteriore Teil des rechten Vorhofs hat muskuläre Erhebungen im Inneren, die man Musculi pectinti nennt, 17. Wahr, 18. Wahr, 19. Falsch – das rechte Atrium liegt an der Herzbasis, 20. Wahr.

S. 128–129: 1 – C, 2 – A, 3 – B, 4 – C, 5 – E, 6 – D, 7 – D, 8 – E, 9 – C, 10 – D, 11 – B, 12 – A, 13 – D, 14 – E, 15 – A.

S. 130: *i) Nummeriere die untenstehenden Boxen, um jede Bezeichnung dem korrekten Teil der Zeichnung zuzuordnen:*
1. Arteria brachiocephalica, 2. Rechte vena brachiocephalica, 3. Obere Hohlvene, 4. Aufsteigende Aorta, 5. Rechte Lungenarterie, 6. Rechte obere Pul-

monalvene, 7. Rechte untere Pulmonalvene, 8. Rechtes Atrium, 9. Segel der Trikuspidalklappe, 10. Rechtes Ventrikel, 11. Papillarmuskeln, 12. Vena cava inferior, 13. Absteigende (thorakale) Aorta, 14. Sehnenfäden, 15. Segel der Mitralklappe, 16. Pulmonalklappe, 17. Linkes Atrium, 18. Linke untere Lungenvene, 19. Linke obere Lungenvene, 20. Ligamentum arteriosum, 21. linke Pulmonalarterie, 22. Aortenbogen, 23. Linke Vena brachiocephalica, 24. Linke Schlüsselbeinarterie, 25. Linke gemeine Halsschlagader.

S. 131: *i) Benenne jede der in den Abbildungen gezeigten Strukturen:*
1. Linke Vena brachiocephalica, 2. Truncus brachiocephalicus, 3. Rechte gemeine Halsschlagader, 4. Rechte Schlüsselbeinarterie, 5. Rechte vena brachiocephalica, 6. Rechte Lunge (oberer Lappen), 7. Aufsteigende Aorta, 8. Obere Hohlvene, 9. Perikard, 10. Rechtes Atrium, 11. Rechtes Ventrikel, 12. Pleura, 13. Rechte Lunge (oberer Lappen), 14. Diaphragma, 15. Linkes Ventrikel, 16. Truncus pulmonalis, 17. linke Pulmonalarterie, 18. Linke Lunge (oberer Lappen), 19. Aortenbogen, 20. Linke Schlüsselbeinarterie, 21. Linke gemeine Halsschlagader.

S. 132: 1. Koronarvenensinus, 2. Aorta, 3. Apex, 4. muskulär, membranös, 5. trikuspidal, 6. Lungenarterie, 7. rechter Vorhof, 8. aufsteigende Aorta, 9. Trabeculae carneae, 10. Musculi pectinati, 11. rechte Herzkammer, 12. linke Herzkammer.

S. 133: 1 – C, 2 – E, 3 – A, 4 – D, 5 – B.

S. 138–139: 1. Falsch – sauerstoffreiches Blut zum Gehirn verläuft durch die inneren Halsschlagadern, 2. Wahr, 3. Wahr, 4. Falsch – Die Arteria iliaca externa versorgt die unteren Extremitäten. Die Arteria iliaca interna versorgt die Beckenorgane und den Po, 5. Wahr, 6. Falsch – Die arteria coeliaca versorgt normalerweise Magen, Milz, Leber, Gallenblase und einen Teil des Duodenums, 7. Wahr, 8. Falsch die Arteria ulnaris findet man auf der medialen palmaren Seite des Handgelenks, 9. Falsch – Die Arteria iliaca externa wird an der Basis des Oberschenkels zur Arteria femoralis, 10. Falsch – Die Arteria femoralis begleitet den Nervus femoralis, 11. Wahr, 12. Wahr, 13. Wahr, 14. Wahr, 15. Falsch – Renalarterien sind Äste der Bauchaorta, unter dem Diaphragma, 16. Wahr, 17. Falsch – Die Arteria femoralis wird im Adduktorenkanal zur Arteria poplitea. Die Arteria poplitea liegt posterior zum Kniegelenk, 18. Wahr, 19. Wahr, 20. Falsch – es ist die Arteria dorsalis pedis, die am Dorsum des Fußes palpabel ist. Die Arteria tibialis posterior kann man nur hinter dem Malleolus medialis spüren.

S. 140–141: 1 – D, 2 – B, 3 – C, 4 – A, 5 – E, 6 – B, 7 – D, 8 – B, 9 – A, 10 – B, 11 – E, 12 – A, 13 – D, 14 – D

S. 142: *i) Benenne jede der in den Abbildungen gezeigten Strukturen:*
1. Vena cava inferior, 2. Leber, 3. Pfortvene, 4. Duodenum, 5. Vena pancraticaduodenalis, 6. Vena mesenterica superior, 7. Vena colica dextra, 8. Vena appendiularis, 9. Colon, 10. Rektum, 11. Dünndarm, 12. Venae colicae sinistrae, 13. Vena mesenterica inferior, 14. Pankreas, 15. Vena splenica, 16. Milz, 17. Vena gastrica sinistra, 18. Magen, 19. Aorta thoracalis, 20. Arteria pancreaticoduodenalis, 21. Arteria colica dextra, 22. Aorta ileocolica, 23. Arteria appendicularis, 24. Arteria rectalis, 25. Arteria sigmoidea, 26. Arteria jejunales, 27. Arteria colica sinistra, 28. Arteria mesenterica inferior, 29. Arteria mesenterica superior, 30. Arteria splenica, 31. Arteria gastroduodenalis, 32. Gemeine Leberarterie, 33. Truncus coeliacus, 34. Arteria hepatica propria, 35. Aorta thoracalis, 36. Vena cava inferior.

ii) Verwende die Legende um die Strukturen auszumalen: siehe i), oben, für die Lösungen.

S. 143: *i) Nummeriere die untenstehenden Boxen, um jede Bezeichnung dem korrekten Teil der Zeichnung zuzuordnen:*
1. Truncus coeliacus, 2. Arteria mesenterica superior, 3. Segmentarterie, 4. Rechte Arteria renalis, 5. Linke Arteria renalis, 6. Uretraler Ast der Arteria renalis, 7. Rechte Gonadenarterie, 8. Ureter, 9. Bauchaorta, 10. Arteria mesenterica inferior, 11. Arteria arcuata, 12. Arteria interlobularis, 13. Nierenmark, 14. Kortex, 15. Linke Nebenniere, 16. Gemeine Beckenarterie, 17. Arteria iliaca interna, 18. Arteria iliaca externa, 19. Hüftlochartrie, 20. Obliterierte Arteria umbilicalis, 21. Arteria vesicalis superior, 22. Arteria unterina, 23. Arteria vaginalis, 24. Arteria rectalis media, 25. Arteria pudenda interna, 26. Arteria glutea inferior, 27. Arteria glutea superior, 26. Arteria sacralis lateralis, 29. Arteria iliolumbalis.

S. 144: 1. Aorta, 2. interne Halsschlagader; vertebral, 3. externe Halsschlagader, 4. Truncus brachiocephalicus, 5. intercostal, 6. lumbal, 7. iliaca interna, 8. poplietalis, 9. radialis und ulnaris, 10. coeliaca; mesenterica superior und mesenterica inferior.

S. 145: 1 – E, 2 – D, 3 – A, 4 – C, 5 – B.

S. 148: 1. Wahr, 2. Wahr, 3. Wahr, 4. Falsch – Die lange oder große Vena saphena verläuft an der Innenseite des Oberschenkels. Die kurze Vena saphena endet am Fibulahals, 5. Falsch – Die Vena cava superior entleere Kopf, Nacken, obere Extremitäten und oberen Brustkorb, 6. Wahr, 7. Wahr, 8. Falsch – die linke Nierenvene ist länger als die rechte, da die Vena cava inferior (in die beide entleeren) auf der rechten Seite des Abdomen verläuft, 9. Wahr, 10. Wahr.

S. 149: 1 – B, 2 – C, 3 – A, 4 – E, 5 – C, 6 – B, 7 – D.

S. 150: 1. Vena cava superior; Vena cava inferior, 2. Äußere Halsvene; Innere Halsvene, 3. Vena basilica; Vena cephalica, 4. Nierenvene, 5. saphena kurz/lang; saphena magna, 6. femoralis, 7. brachialis, 8. tibialis posterior; tibialis anterior; 9. Pfortvene, 10. Vena mediana cubiti.

S. 151: 1 – A, 2 – B, 3 – E, 4 – D, 5 – C, 6 – G, 7 – F.

S. 152: *i) Benenne jede der in den Abbildungen gezeigten Strukturen:*
1. Gemeine Halsschlagader, 2. Äußere Halsvene, 3. Achselvene, 4. Oberarmarterie, 5. Obere Hohlvene, 6. Gemeine Beckenvene, 7. Radialarterie, 8. Ellenarterie, 9. Hintere Unterschenkelvene, 10. Große Rosenvene, 11. Arteria tibialis anterior, 12. Wadenbeinarterie, 13. Kurze/lange Rosenvene, 14. Vena poplitea (Kniekehlenvene), 15. Oberschenkelarterie, 16. Hüftlocharterie, 17. Hüftlochvene, 18. Gemeine Beckenarterie, 19. Armvene, 20. Vena cava inferior, 21. Vena cephalica, 22. Herz, 23. Aortenbogen, 24. Schlüsselbeinvene.

ii) Verwende die Legende um die Strukturen auszumalen: siehe i), oben, für die Lösungen.

S. 153: *i) Nummeriere die untenstehenden Boxen, um jede Bezeichnung dem korrekten Teil der Zeichnung zuzuordnen:*
1. Arteria supraorbitaria, 2. Posteriorer Ast der Oberflächlichen Arteria temporalis, 3. Arteria supratrochlearis, 4. Anteriorer Ast der Oberflächlichen Arteria temporalis, 5. Arteria occipitalis, 6. Oberflächliche Arteria temporalis, 7. Transverse Arteria facialis, 8. Arteria facialis, 9. Transverse Arteria cervicalis, 10. Äußere Halsschlagader, 11. Anteriorer Ast der Oberflächlichen Vena temporalis, 12. Vena supraorbitalis, 13. Vena supratrochlearis, 14. Vena facialis, 15. Vena submentalis, 16. Innere Halsvene, 17. Vena brachiocephalica, 18. Schlüsselbeinvene, 19. Äußere Halsvene, 20. Vena retromandibularis, 21. Vena auricularis posterior, 22. Vena occipitalis, 23. Posteriorer Ast der Oberflächlichen Vena temporalis.

S. 154: 1. Falsch – Arterien haben von allen Gefäßen die dicksten Wände, 2. Wahr, 3. Falsch – Obwohl es Taschenklappen an der Stelle gibt, an der der

Truncus pulmonalis und die Aorta vom Herzen aufsteigen, gibt es keine Klappen in den Arterien. Der hohe Druck und die Flussgeschwindigkeit in den Arterien machen Klappen unnötig, 4. Falsch – nicht alle Kapillaren haben Fenestrierungen. Fenestrierungen gibt es dort, wo große Moleküle durch die Gefäßwand müssen, wie z.B.: in endokrinen Drüsen, Därmen Pankreas, 5. Wahr, 6. Falsch – Der Druck ist in der Arteria femoralis viel höher, 7. Wahr, 8. Wahr, 9. Falsch – Glatte Muskeln findet man hauptsächlichi n der Tunica media, 10. Wahr.

S. 155: 1 – D, 2 – E, 3 – A, 4 – D, 5 – B, 6 – E, 7 – C.

S. 156: 1. Endothel, 2. media, 3. intima, 4. media, 5. Perizyten, 6. Adventitia, 7. Fenestrierungen, 8. Lumen, 9.interne elastische Lamina, 10.externa elastische Lamina.

S. 157: 1 – D, 2 – A, 3 – E, 4 – B, 5 – C.

S. 162–163: 1. Falsch – Es sind für gewöhnlich drei Nasenmuscheln auf jeder Seite, 2. Wahr, 3. Wahr, 4. Falsch – Die Keilbeinhöhle öffnet hin zur posterioren Dachregion, 5. Wahr, 6. Wahr, 7. Falsch – Der respiratorische Teil der Nasenhöhle ist mit pseudo-gestreiftem columnarem Flimmerepithel mit Becherzellen ausgekleidet, 8. Falsch – Die Kieferhöhle öffnet hin zum mittleren Meatus unter der mittleren Muschel, 9. Wahr, 10. Falsch – Die harten Bestandteile der Larynx sind Knorpel, 11. Wahr, 12. Falsch – Der Kehlkopfeingang wird durch die Epiglottis und andere kleine Knorpel verstärkt, 13. Wahr, 14. Falsch – Das Taschenband liegt über der Stimmlippe, 15. Falsch – Die Stimme wird durch Vibration der Stimmlippen verursacht, 16. Falsch – Die Stellknorpel rotieren und schieben die Stimmlippen, 17. Falsch – Der Sacculus laryngis sorgt für die Schierung der Stimmlippen, 18. Falsch – Die Epiglottis ist superior und anterior zur superioren Larynx, 19. Wahr, 20. Falsch – Die Kehlkopfmuskeln werden vom Vagusnerv innerviert.

S. 164–165: 1 – E, 2 – D, 3 – C, 4 – A, 5 – C, 6 – B, 7 – D, 8 – E, 9 – D, 10 – B, 11 – C, 12 – A, 13 – E.

S. 166: *i) Benenne jede der in den Abbildungen gezeigten Strukturen:*
1. Stirnhöhle, 2. Keilbeinhöhle, 3. Siebbeinzellen, 4. Kieferhöhle, 5. Tränendrüse, 6. Tränenkanäle, 7. Ductus nasolacrimalis.

S. 167: *i) Nummeriere die untenstehenden Boxen, um jede Bezeichnung dem korrekten Teil der Zeichnung zuzuordnen:*
1. Schädelbasis, 2. Mittlere Nasenmuschel, 3. Concha nasalis inferior, 4. Weicher Gaumen, 5. Uvula, 6. Gaumenmandel, 7. Dorsum der Zunge, 8. Epiglottis, 9. Aryepiglottische Falte, 10. Ösophagus, 11. Nebenschilddrüsen, 12. Schilddrüse (lateraler Hirnlappen), 13. M. Constrictor inferior, 14. M. Constrictor medius, 15. Ende des Cornu major des Os hyoideum, 16. M. Stylopharingeus, 17. Kieferwinkel, 18. M. Stylohyoideus, 19. M. Constrictor superior, 20. Ohrspeicheldrüse.

S. 168: 1. Erektiles, 2.mittlerer nasaler Meatus, 3. sphenoidale, 4. mittlere Nasenmuschel, 5. Nasenvorhof, 6. Supraglottis, 7. Stimmlippen, 8. Schutz der Luftwege; Lautbildung (Stimmproduktion), 9. Epiglottis; Cartilago corniculata; Cartila cuneiforme, 10. Os hyoideum.

S. 169: 1 – D, 2 – C, 3 – A, 4 – B, 5 – E.

S. 172–173: 1. Falsch – Trachealknorpel sind keine kompletten Ringe, sondern U-förmig, 2. Falsch – Die posteriore Wand der Trachea ist ein glatter Muskel (M. Trachealis), 3. Wahr, 4. Wahr, 5. Falsch – Die viszerale oder pulmonale Pleura bedeckt jede Lunge, 6. Falsch – Die Verästelung der Trachea geschieht auf Höhe des Brustbeinkörpers (Brustwirbel 5-6), 7. Wahr, 8. Falsch – Normalerweise ist die Pleuraflüssigkeit weniger als 20 ml, 9. Wahr, 10. Falsch – Die Unterteilung der Lungen in Lappen ist variabel. Die linke Lunge kann eine parietale horizontale Fissura haben, und die rechte Lunge kann bei manchen Menschen eine unvollständige horizontale Fissura haben, 11. Falsch – Die zwei Lappen der linken Lunge sind durch die Fissura obliqua getrennt, 12. Falsch – Der Angulus sterni ist auf der Höhe des zweiten Rippenknorpels, und die horizontale fissura befindet sich normalerweise auf Höhe des vierten Rippenknorpels, 13. Wahr, 14. Wahr, 15. Falsch – Der anteriore Rand der linken Lunge hat eine Kerbe, die man Impressio cardiaca nennt, 16. Wahr, 17. Wahr, 18. Wahr, 19. Wahr, 20. Wahr.

S. 174–175: 1 – A, 2 – B, 3 – E, 4 – A, 5 – E, 6 – D, 7 – D, 8 – A, 9 – C, 10 – B, 11 – A, 12 – B, 13 – E, 14 – B.

S. 176: *i) Nummeriere die untenstehenden Boxen, um jede Bezeichnung dem korrekten Teil der Zeichnung zuzuordnen:*
1. Trachea, 2. Linker primärer Bronchus, 3. Rechter primärer Bronchus, 4. Bronchis lobaris superior, 5. Bronchis lobaris medius, 6. Bronchis lobaris inferior, 7. Rechte Lunge, 8. Linke Lunge.

S. 177: *i) Benenne jede der in den Abbildungen gezeigten Strukturen:*
1. Trachea, 2. Rechter primärer Bronchus, 3. Linker primärer Bronchus, 4. Submucosa-Drüse, 5. M. Trachealis, 6. Ligamentum anulare, 7. Knorpel, 8. Atemwegsepithel, 9. Submucosa, 10. Glatter Muskel, 11. Atemwegsepithel, 12. Knorpel, 13. Submucosa-Drüse.

S. 178–179: 1. Trachealis, 2. Ösophagus, 3. Carina tracheae, 4. Nervus laryngeus recurrens, 5.Asthma, 6. Bronchail, 7. zervikal, costal, mediastinal, diaphragmatisch, 8. inferiorer oder unterer, 9. Lingula, 10. Basis, 11. Impressio cardiaca, 12. Lungenhilus, 13. 4., 14. rechter Vorhof, 15. costal; diaphragmatisch, 16. Terminalbronchien, 17. Typ 1 Pneumozyte/Alveolarepithel; Basalmembran; alveoläres Kapillarepithel, Bronchioli respiratori; pulmonalis; bronchopulmonalis (hilar); tracheobrachialis; paratrachealis, 20. Typ 1 Pneumozyte oder Alveolarzelle.

S. 180: 1 – C, 2 – E, 3 – A, 4 – B, 5 – D.

S. 181: 1 – A, 2 – E, 3 – D, 4 – C, 5 – B.

S. 182: *i) Nummeriere die untenstehenden Boxen, um jede Bezeichnung dem korrekten Teil der Zeichnung zuzuordnen:*
1. Pharynx, 2. Trachea, 3. Rechter primärer Bronchus, 4. Bronchis lobaris superior, 5. Bronchis lobaris medius, 6. Diaphragma, 7. Linker primärer Bronchus, 8. Nasenhöhle.

S. 183: *i) Benenne jede der in den Abbildungen gezeigten Strukturen:*
1. Manubrium, 2. Sternumkörper, 3. Rippenknorpel 4 Processus xiphoideus, 5. M. Rectus abdominis, 6. Externe Zwischenrippenmuskeln, 7. Interne Zwischenrippenmuskeln, 8. Rippen 8-10 („Fliegende Rippen"), 9. Rippen 1–7 ('wahre' Rippen), 10. Nasenhöhle, 11. Nasenrachenraum, 12. Oropharynx, 13. Laryngopharynx, 14. Larynx, 15. Trachea, 16. Sternumkörper, 17. Processus xiphoideus, 18. Ösophagus, 19. Vena cava inferior, 20. Zentralsehne, 21. Zwölfte Rippe, 22. Truncus coeliacus, 23. Bauchaorta, 24. Rechtes Crus des Diaphragmas, 25. Wirbelsäule, 26. Linkes Crus des Diaphragmas, 27. M. quadratus lumborum.

ii) Male den M. rectus abdominis rot aus, siehe i) oben für die Lösung.

Register